Solutions for Dental Esthetic
Look the Nature

クインテッセンス出版株式会社

Solutions for Dental Esthetic

Look the Nature

クインテッセンス出版株式会社

目に見えるものが全てではない。
本質とは、積み上げられた真実の上に
見えてくるものである。

Toyohiko Hidaka

Solutions for Dental Esthetic 出版にあたって

　美しい人、美しい顔への憧れは洋の東西を問わず、また人類の歴史が始まって以来いつも最大の関心事であったに違いない。しかし何が美しいのかとなると地域により、時代により大きく異なることは明らかである。日本人の審美感も他の地域の人々とは随分見方が違うと思われるし、時代によって大幅に変わってきているはずである。顔に関する美意識はいつも最大の関心事であろうが、わが国の伝統は顔の輪郭、眼、鼻と比べると口は最も関心の低いものとランクづけされるそうだ（村沢博人著：顔の文化誌）。明治元年に廃止されるまでお歯黒が伝統的に教養人の嗜みで、歯はなるべく目立たないように配慮することがエチケットであったのであろう。明眸皓歯は中国の発想である。

　ところが戦後、特に最近10年で日本人の審美感は一変し、口元に関心が集中するようになった。それと同時に日本人の口、特に歯の汚さが世界の揶揄の対象となり、日本の国際化にとって大きな見えざる障害となっている。無表情の日本文化が急速に笑顔の文化と交わらなければならなくなったのである。西洋風の習慣に従いハグをしたために、「日本の政治家は口が臭い」とキッシンジャーにいわれてしまったことも忘れられないエピソードである。

　髪を染めたり、耳や鼻に穴をあけたり、奇抜な化粧によって「変貌」することは比較的簡単なことで服装と同じ感覚で対応でき、流行を追って「皆おんなじ恰好」になるのは難しいことではない。しかし顎や歯のかたちを変えるのはそう簡単ではなく、繊細で高度な歯科医療の裏づけを必要とする。そこで問題となるのは現代の歯科医療水準が果たして日本人の口元の審美に対応し得ているかどうかである。つい先日まで前歯部に金属を光らせ、歯周炎を放置し、タバコのヤニで汚染した歯をあまり気にしていなかった歯科医療現場からは急速な進展は期待できない。

　その上平均値に近づける医療のあり方にも多くの疑問が残る。例えば顎変形症に対する矯正と外科手術の連携によりかなり高度な発展がなされ、今は確実な治療コンセプトが確立されている。しかしこの治療体系はあくまでも日本人の平均値をゴールとしているので、これがそのまま個人の口元の審美につながらないこともある。そうなってくるといったい審美って何なのかということになり、このことこそ審美歯科の原点といえるのではないだろうか。

　日髙豊彦氏はインプラント、補綴、外科、歯周など全ての最先端の歯科医療技術に習熟した上で、日本人の、そして何よりも個々人の美しさを、顔のかたちや性格あるいは心との調和の中で追求しながら演出している誠実な歯科医師である。このアトラスも多くを語らず、審美感を模索している作品である。審美性をつくりだすのに一般法則を編み出すのは容易なことではない。日髙氏はあえてそのようなことをせず、蘊蓄をかたむけた洗練された審美眼をこのアトラスに披露している。読者の皆様にはその中から明日の審美歯科学のコンセプトを模索していただきたい。

日本学術会議会員
鶴見大学歯学部長
瀬戸暁一

Solutions for Dental Esthetic 出版によせて

　かつてない、自由で画期的なデザインの本の登場である。本書の構成は読み手の「何を見たいか」「何を知りたいか」という個々の要求に柔軟に応じ、読み手が自由に利用することができるものとなっている。

　確実に読者にとって、審美的な要素を取り入れるためのひとつの教則本となるであろう本書の情報には、特筆すべき特徴が二点ある。第一に、審美に関して科学的なエビデンス・ベースであることを考慮し、実験・研究に基づいた記述となっていること。第二に、年代別に天然歯の特徴を分析していることである。貴重な天然歯の情報を年代別にまで分類するには、大変な努力をされて写真を収集されたことと思う。患者の各年代にあわせた審美修復治療を行おうとするとき、本書の分析は大きな参考となるであろう。

　このような研究を踏まえたデータをまとめあげ、収集が困難とされている天然歯の年代別の歯・歯列の特徴をとらえた本は、いまだかつてなかったと思う。

　非常に忙しいなか、日髙氏がなされたこれらの多大な努力は、本書によって評価されるであろう。

インターナショナル SJCD 会長
東京 SJCD 最高顧問
山﨑長郎

序

　歯科治療の目標となるものは、機能的で健全な歯と周囲組織である。機能的で健全な顎口腔は人間が本来持っている自然な美を兼ね備えている。つまり、審美歯科とは特別な歯科医学ではなく、妥協せず、細微に至って問題を解決しようとする歯科医学のことである。しかし、美しさとは時代や文化に左右されると共に主観による知覚の現象でもあり、われわれは常に、患者個々の求める美しさを具現化する努力をしなければならない。本書はさまざまな希望を持つ患者と歯科治療に従事する者とが共通の治療ゴールを見いだす過程での参考となることを目的としている。

　自然界において、完全な左右対称は存在せず、完全なる不完全（perfect imperfection）とでも言うべき美しさを創り出している。しかしながら、対称と均衡（Symmetry and Balance）は、顔貌の審美にとってもっとも重要なことである。なぜならば、多くの患者は歯列や歯の配列が自然に近くなくとも、自分たちの理想とする審美外観に適合するものを好む傾向にあり、その注目点は対称と均衡に置かれている場合が多いからである。従ってわれわれは患者が自分たちで作り上げた基準に基づき、彼らが心地よいと感じる願望を大事にしながら歯の構成を組み入れなければならない。

日髙豊彦

1 Checkpoint 1
Harmony of a face , lip and tooth ……1
顔貌と口唇、歯の調和

2 Checkpoint 2
Dentogingival complex ……11
歯と周囲組織の構造体

3 Checkpoint 3
Axial crown contours ……21
歯の豊隆

4 Checkpoint 4
Pontic to edentulous ridge relationship ……25
ポンテイックと欠損部顎堤との関係

5 Checkpoint 5
Biologic width around implant ……31
インプラントにおける生物学的幅径

6 **Esthetic integration** ……37
審美性の統合

7 **Intact tooth** ……47
健全歯

8 **Material** ……55
修復材料

9 **Case** ……81
症例

10 **Intact teeth** ……101
健全歯

■…引用図。P145に文献を表記。

Contents

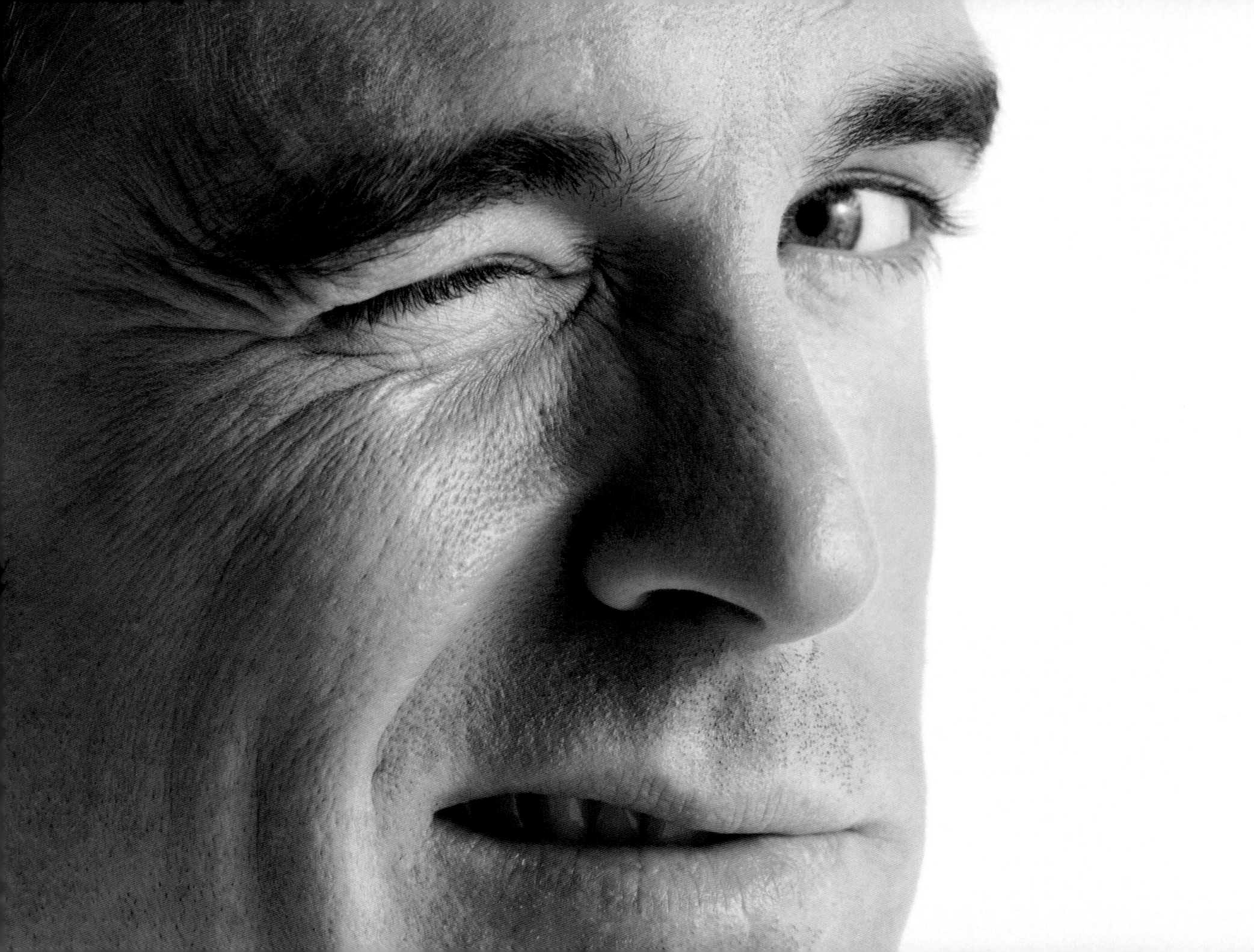

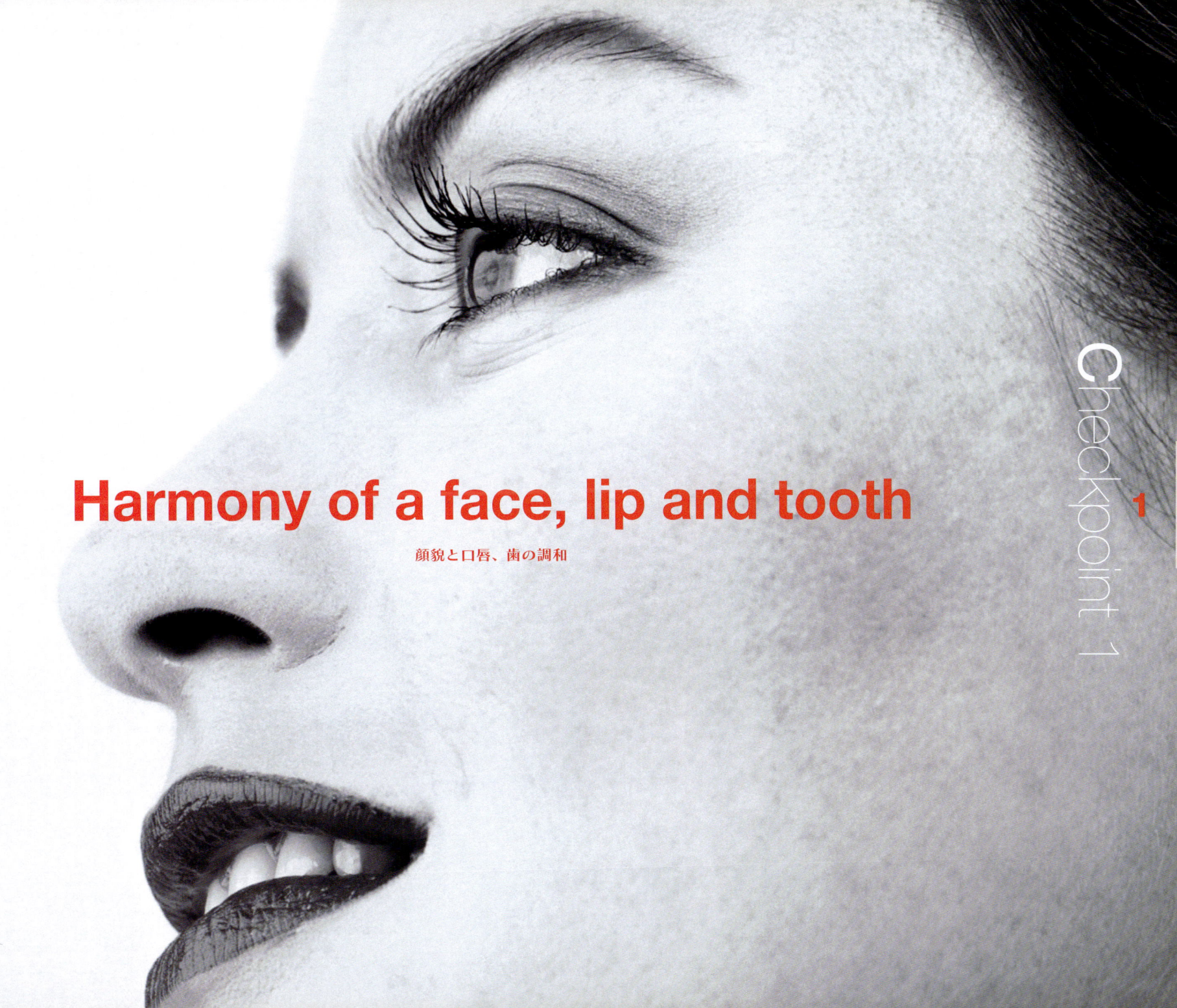

Harmony of a face, lip and tooth

顔貌と口唇、歯の調和

Checkpoint 1

修復治療における診断の第 1 歩は顔貌、口唇と歯の関係を観察することである。

Front face assessment

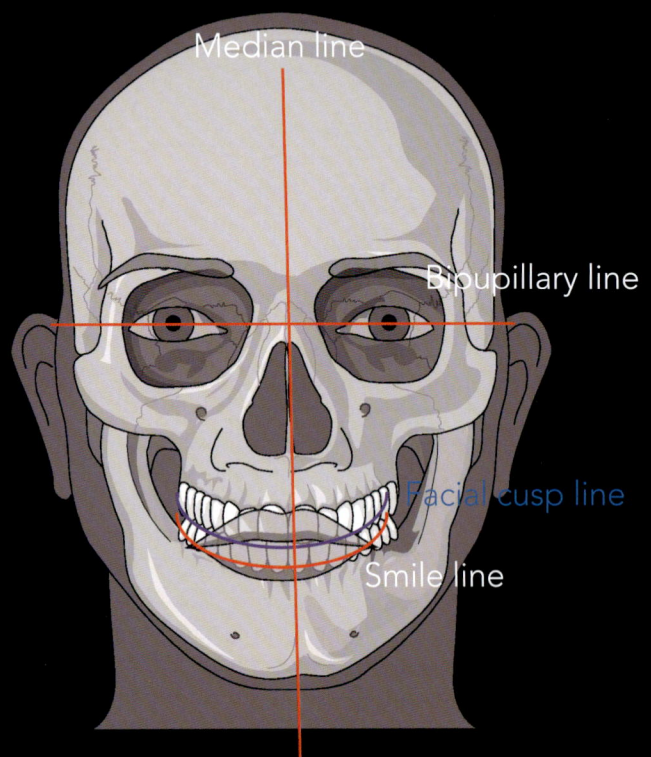

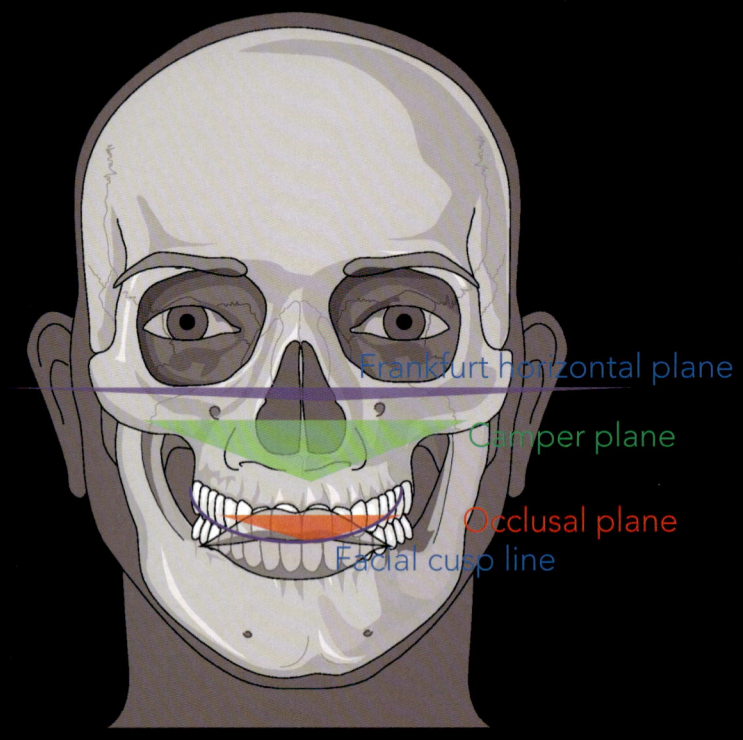

正面からの評価

Median line（正中線）と Bipupillary line（瞳孔線）が垂直関係にあり、瞳孔線と下唇の作る Smile line（スマイルライン）が平行関係にあることが審美的には望ましい。スマイルラインと相似形に、前歯切縁と臼歯咬頭頂を結んだ仮想線を Facial cusp line（フェイシャルカスプライン）と呼び、治療の目標とする。

Facial cusp line は Occlusal plane（咬合平面）と相似形であり、Camper plane（カンペル平面）とほぼ並行であるか後方に向かってやや下方に傾斜する。Frankfurt horizontal plane（フランクフルト平面）に対しては約 8～12°後上方に向かって傾斜する。

Lateral face assessment

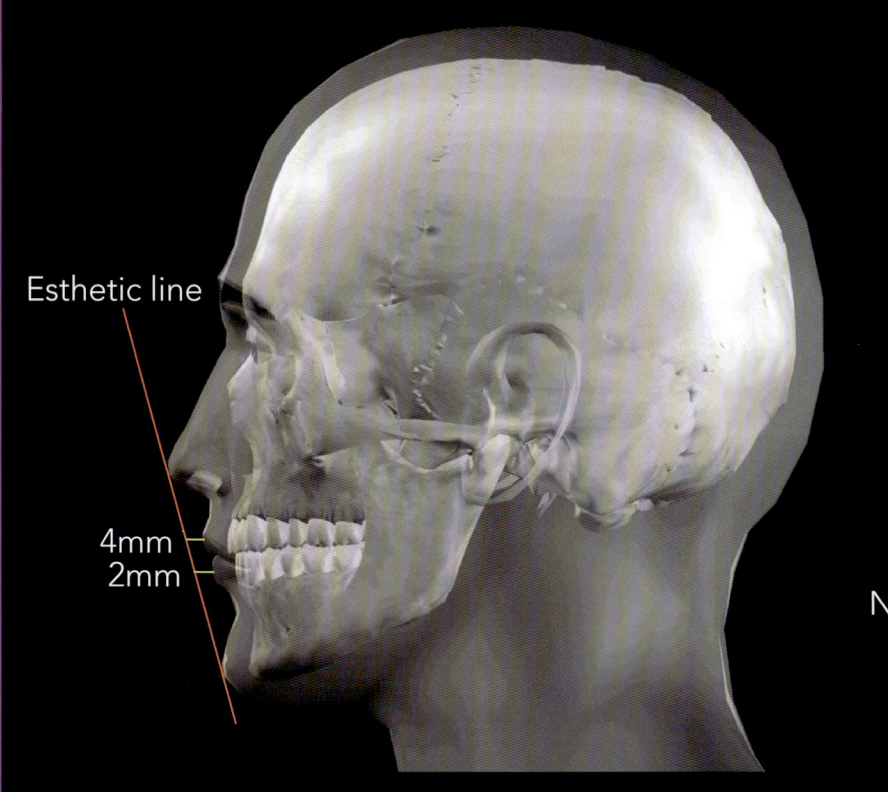

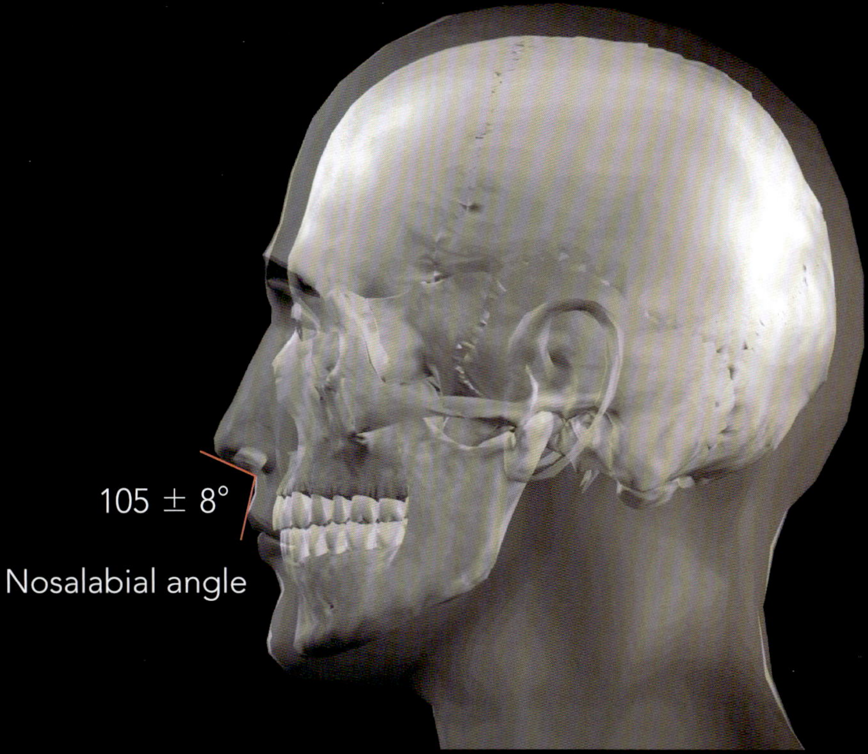

Ricketts は鼻の先からオトガイに至るライン（Esthetic line）から上口唇に約4mm、下口唇に約2mmの時に審美的バランスが得られているとしている。

Olwyn によると平均の鼻唇の角度（Nosalabial angle）は、102度であるが、日本人では105±8度を標準値ととらえた方が良い。

Frontal imaginable line

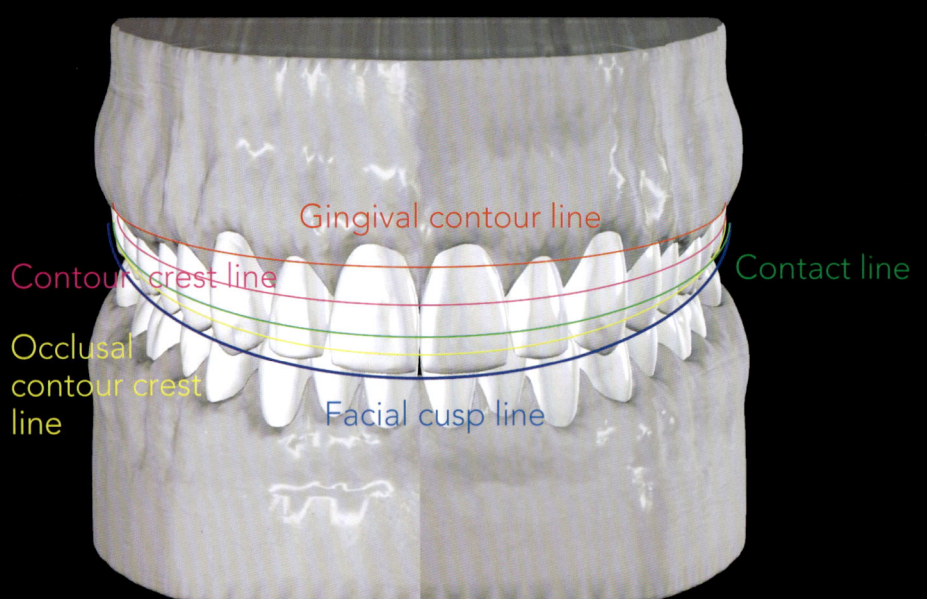

Gingival contour line（ジンジバルカンターライン：歯肉縁を結ぶ線、あるいは辺縁歯肉の頂点を結ぶ線）、Contour crest line（カンタークレストライン：歯冠頬側の最大豊隆部を結ぶ線）、Contact line（コンタクトライン：近遠心の接触点を結ぶ線）、Occlusal contour crest line（オクルーザルカンタークレストライン：上顎前歯と上顎頬側咬頭の最大豊隆部を結ぶ線）と Facial cusp line はそれぞれ平行関係であることが望ましい。

Occlusal imaginable line

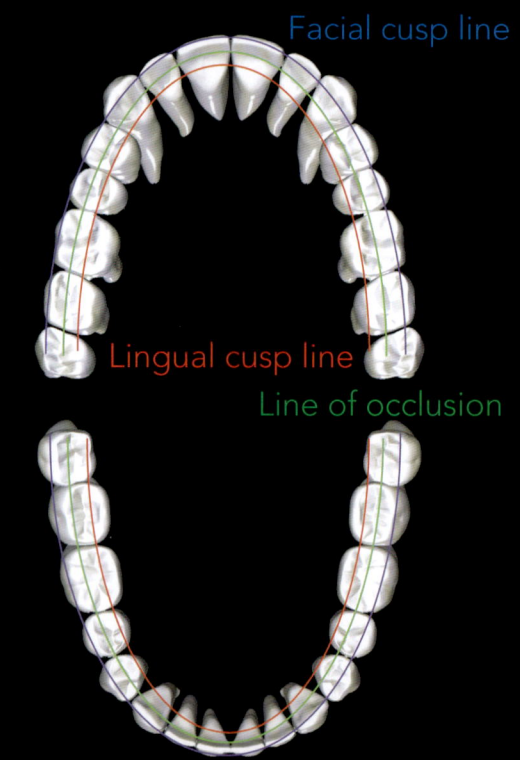

Line of occlusion（ラインオブオクルージョン：臼歯部中央窩、中央溝の咬合接触点および前歯部の咬合接触点を結ぶ線）、Lingual cusp line（リンガルカスプライン：臼歯部舌側咬頭頂および前歯基底結節を結ぶ線）は Facial cusp line（フェイシャルカスプライン：咬合面観からは臼歯部頬側咬頭頂および前歯切縁を結ぶ線）と相似形に位置させる。

Anterior Tooth Axis
Incisal Height & Gingival Height

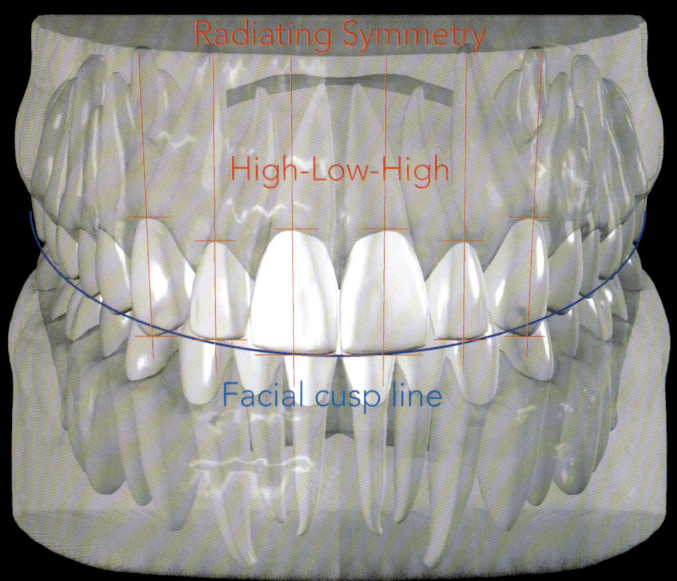

Posterior Tooth Axis

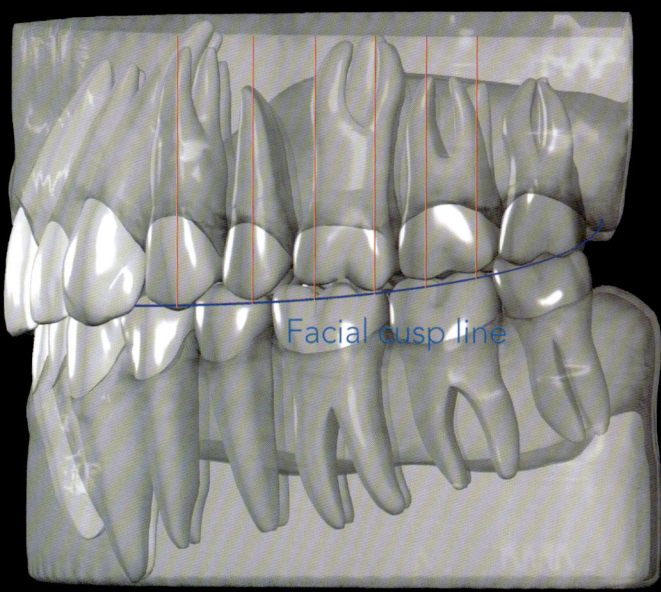

見た目の前歯歯冠の歯軸は本来の歯軸と違い、正中を境に末広がりに見える（Radiating Symmetry）。側切歯は切端部でも歯頸部でも中切歯、犬歯より短く、いわゆる High・Low・High の関係が保たれることが理想である

臼歯歯冠の歯軸は歯本来の歯軸とほぼ同一で、Facial cusp line に対し垂直に並ぶ。

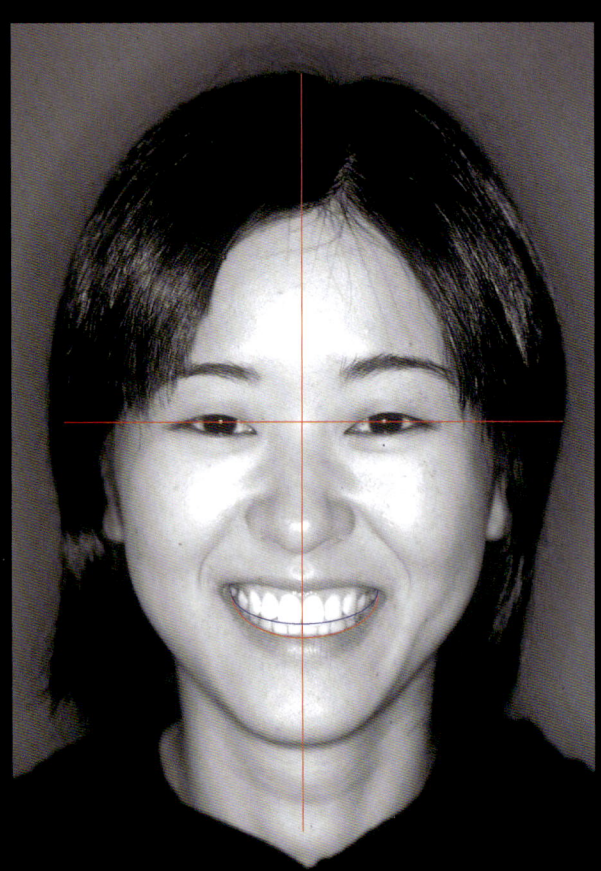
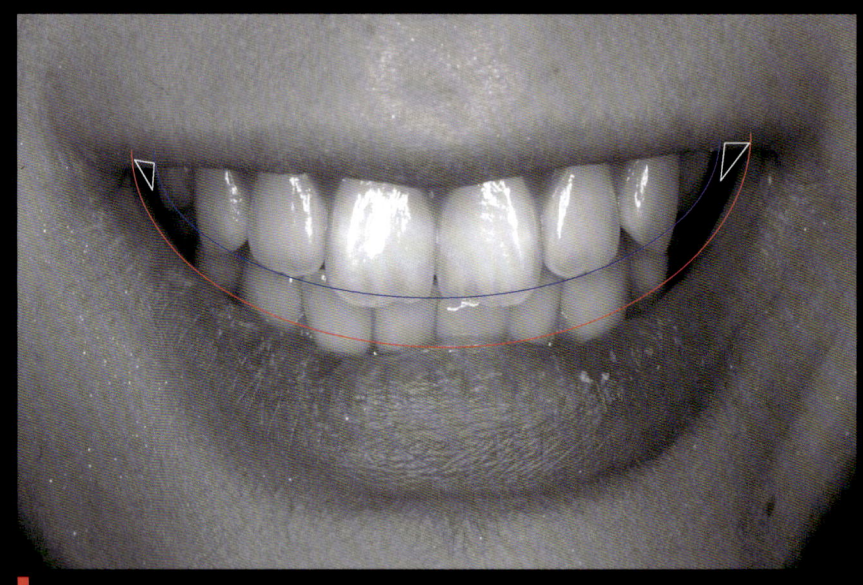

歯科医による治療を受けていない患者
健康で美しいと感じられる表情は、おおよそ客観的審美の基準を満たしている。buccal corridor（微笑み時にできる口角と歯との間の暗く見えるスペース：白三角で示す）も歯列に立体感を与え、笑顔に深さと魅力を与える重要な審美的要素である。

All intact teeth

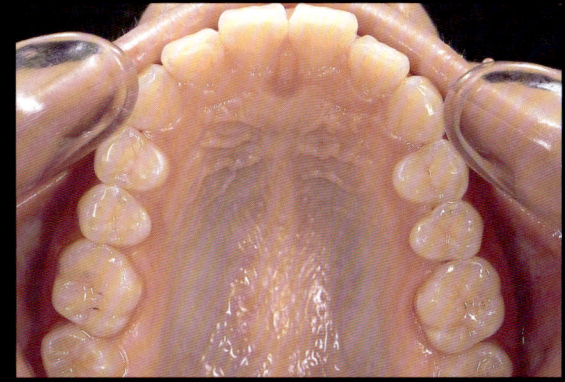
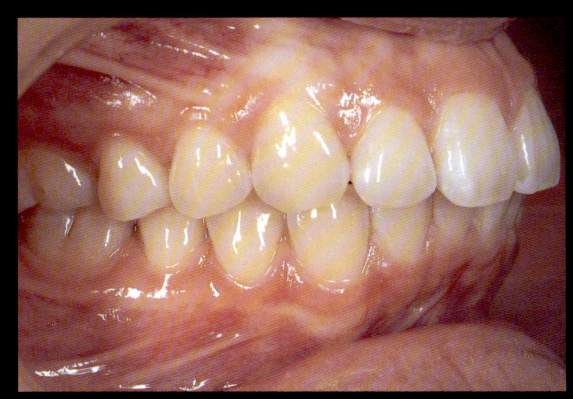
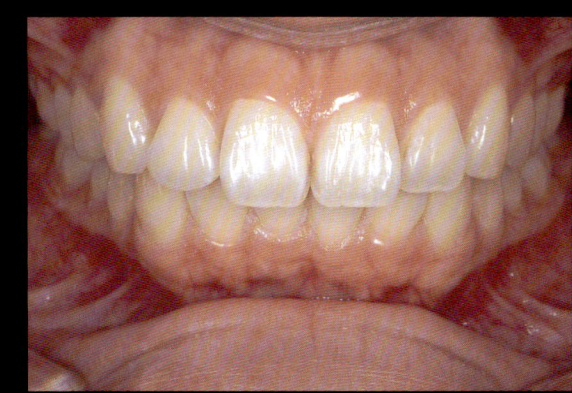
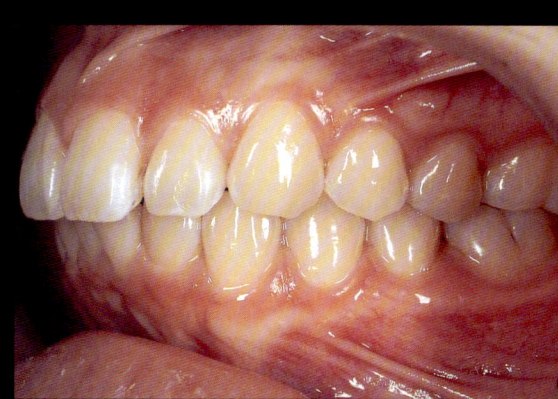
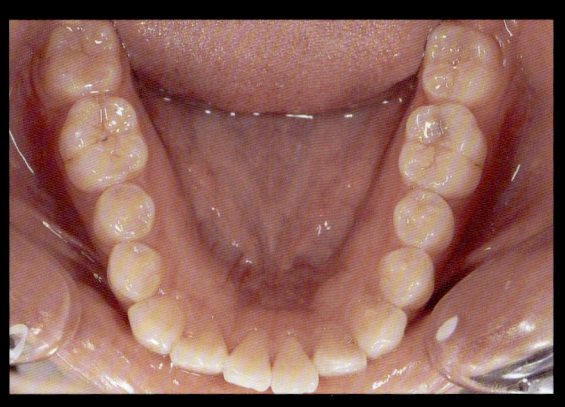

歯科治療を受けていない天然歯列
健全な歯と歯列はおおよそ客観的審美の基準を満たしている。

Feminine

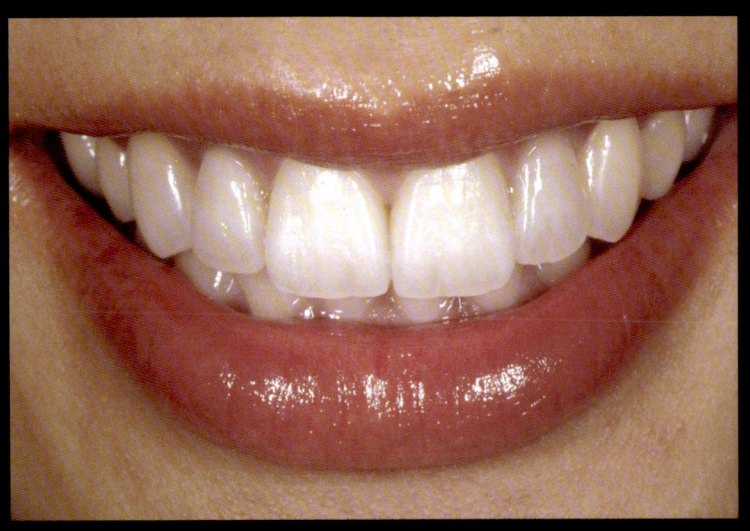
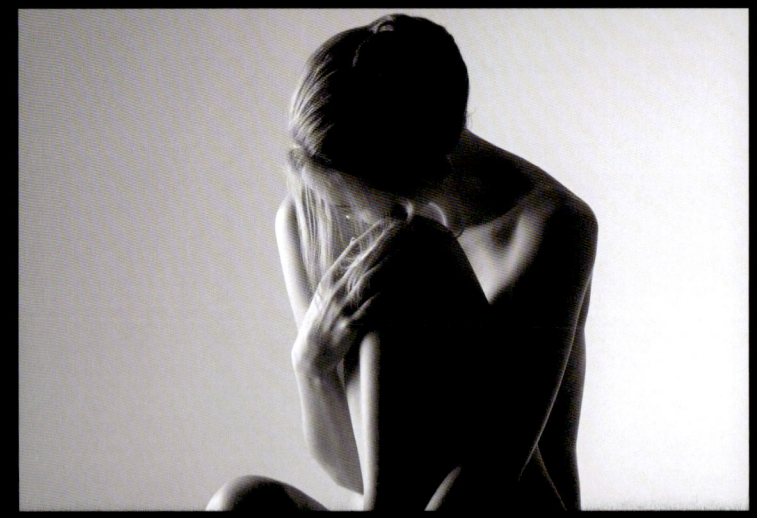

女性らしさ
女性的スマイルラインは、下唇の湾曲に一致した上顎の歯の切端線により特徴づけられる。
一般的にハイ・スマイルは女性の特徴である。

Masculine

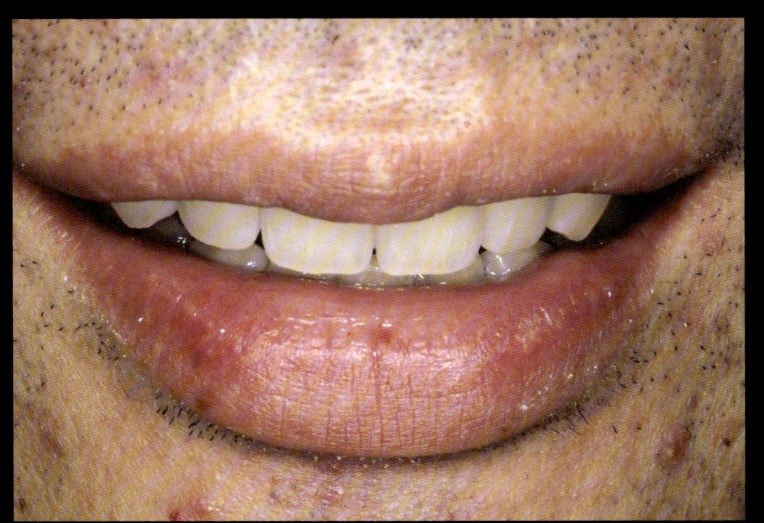
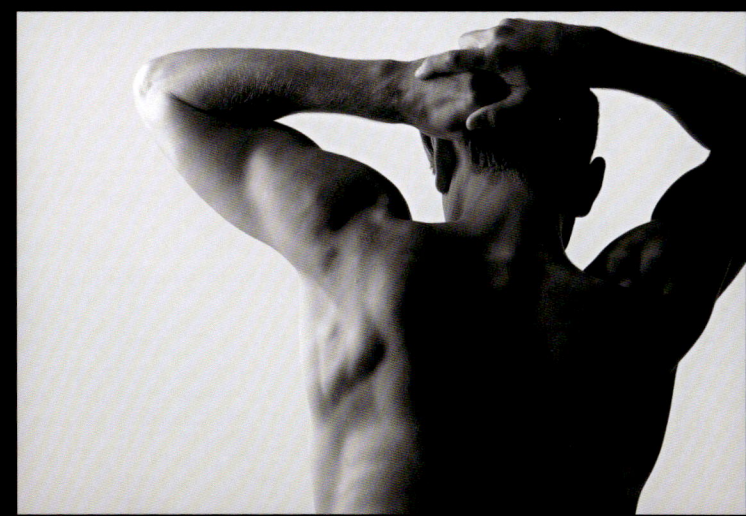

男性らしさ
男性的スマイルラインは直線的な切端線をし、強健な印象を作り出す。
一般的に、ロー・スマイルは男性の特徴である。

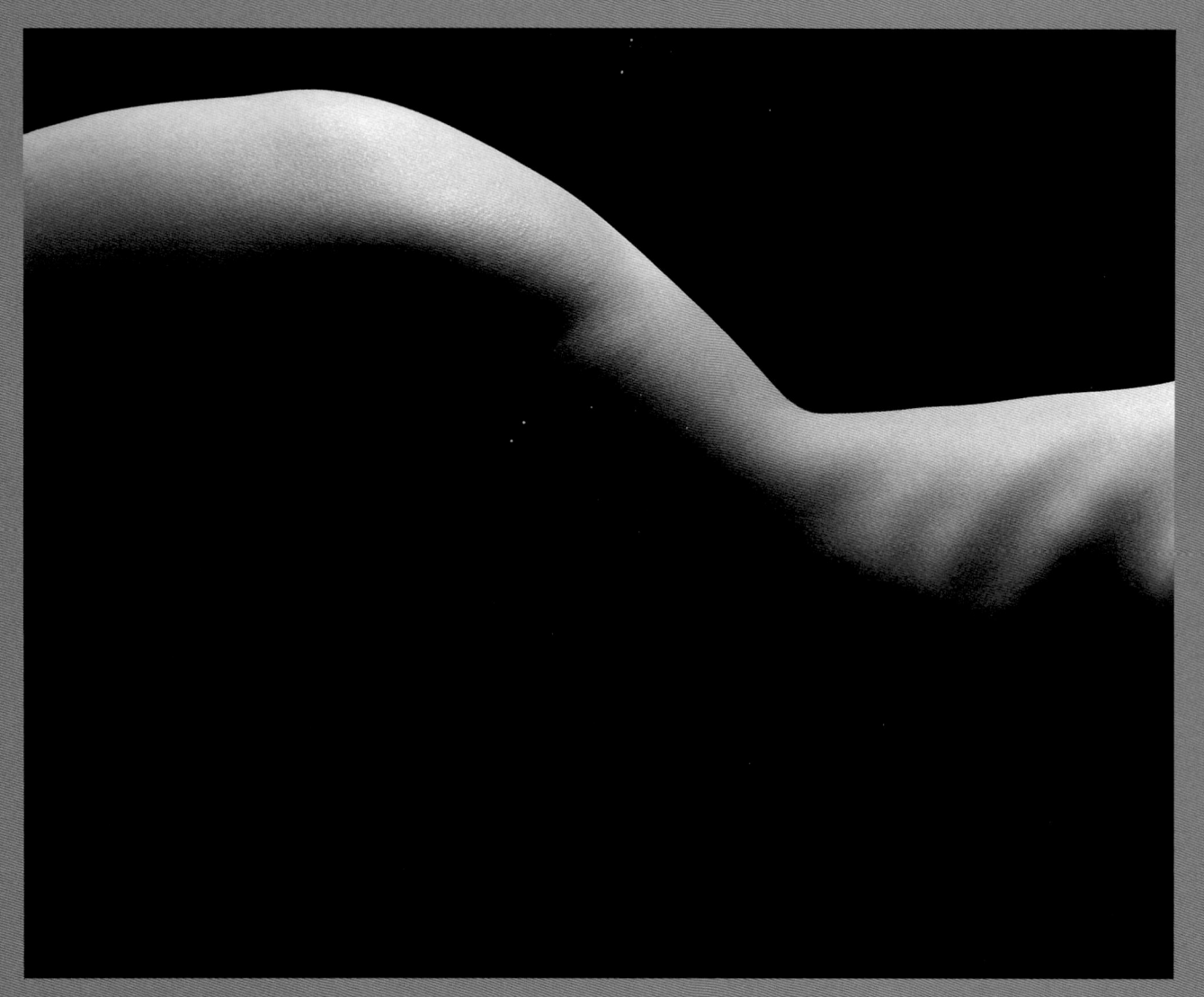

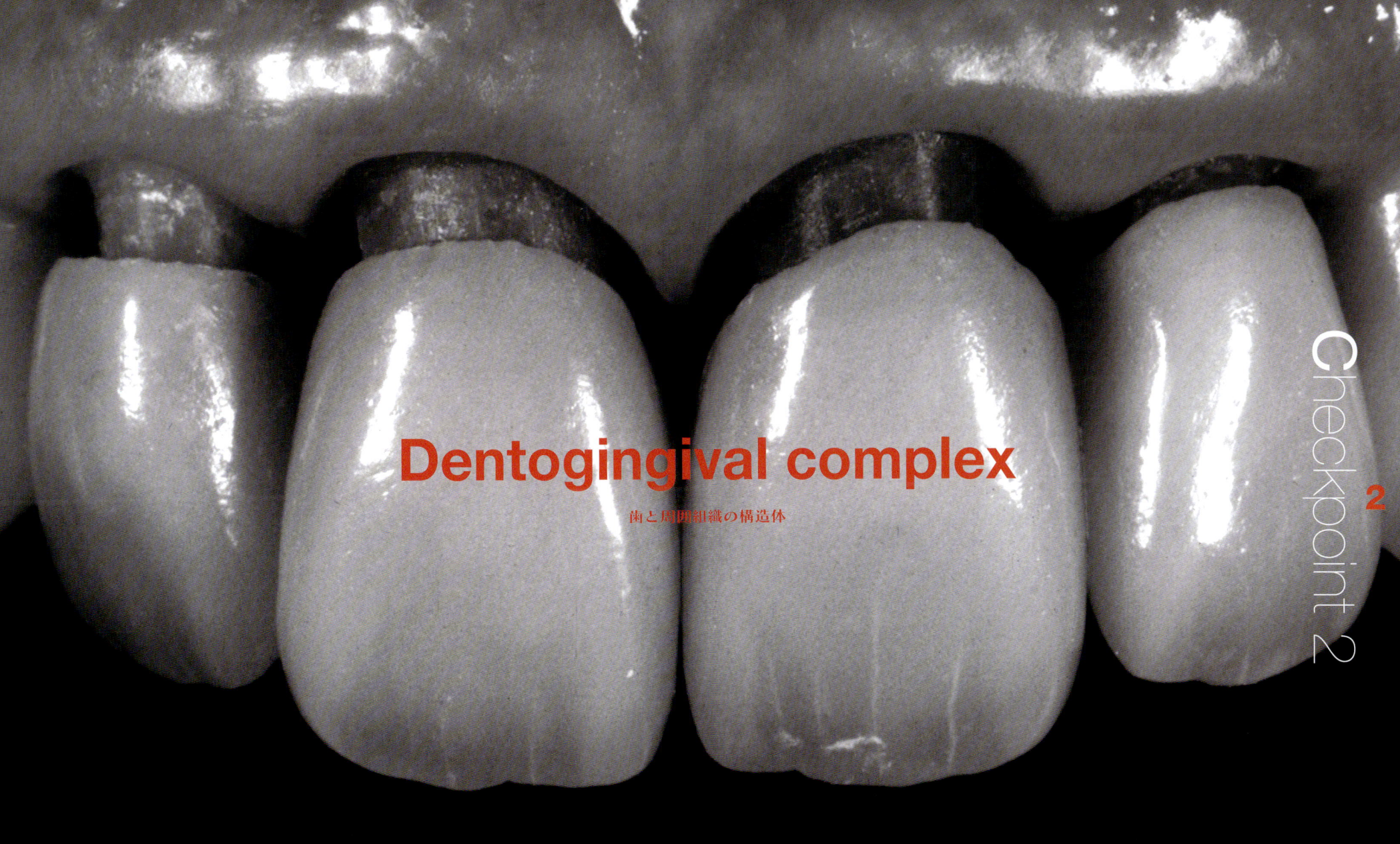

Dentogingival complex
歯と周囲組織の構造体

Checkpoint 2

歯と周囲組織の構造体　歯の修復を行う場合、歯と周囲組織の構造体を理解する必要がある。

Biologic width

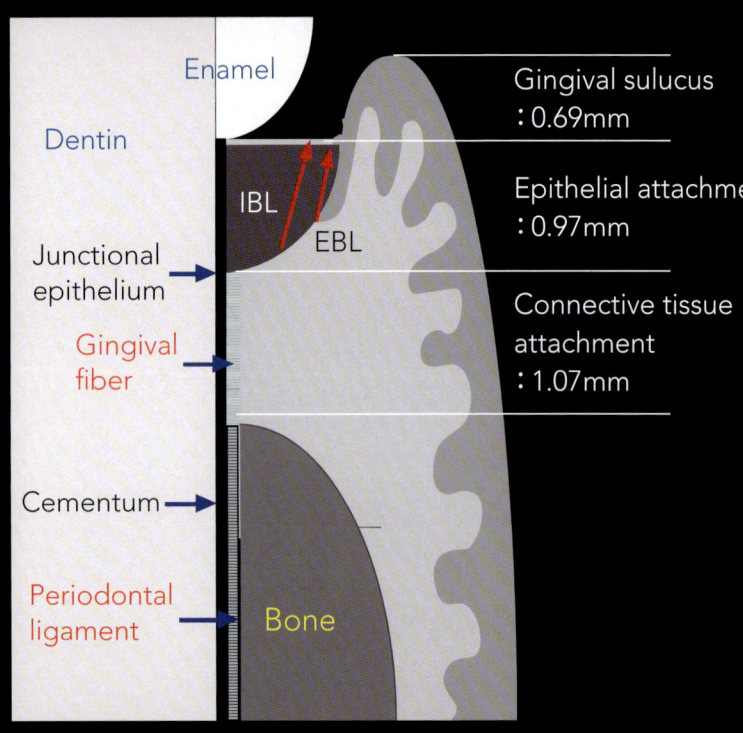

Gargiulo 1961

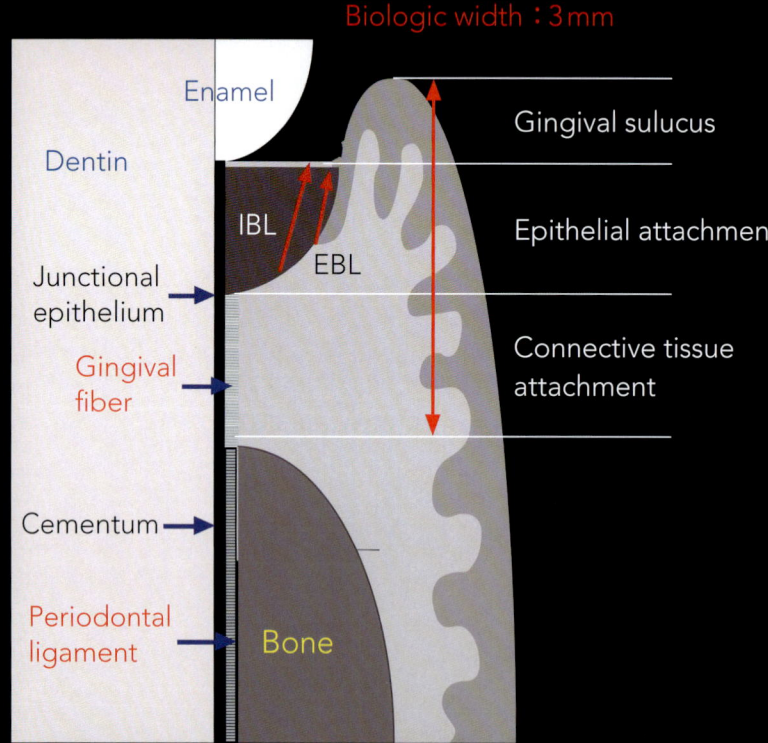

Nevins 1984

Tooth / Tissue Concerns

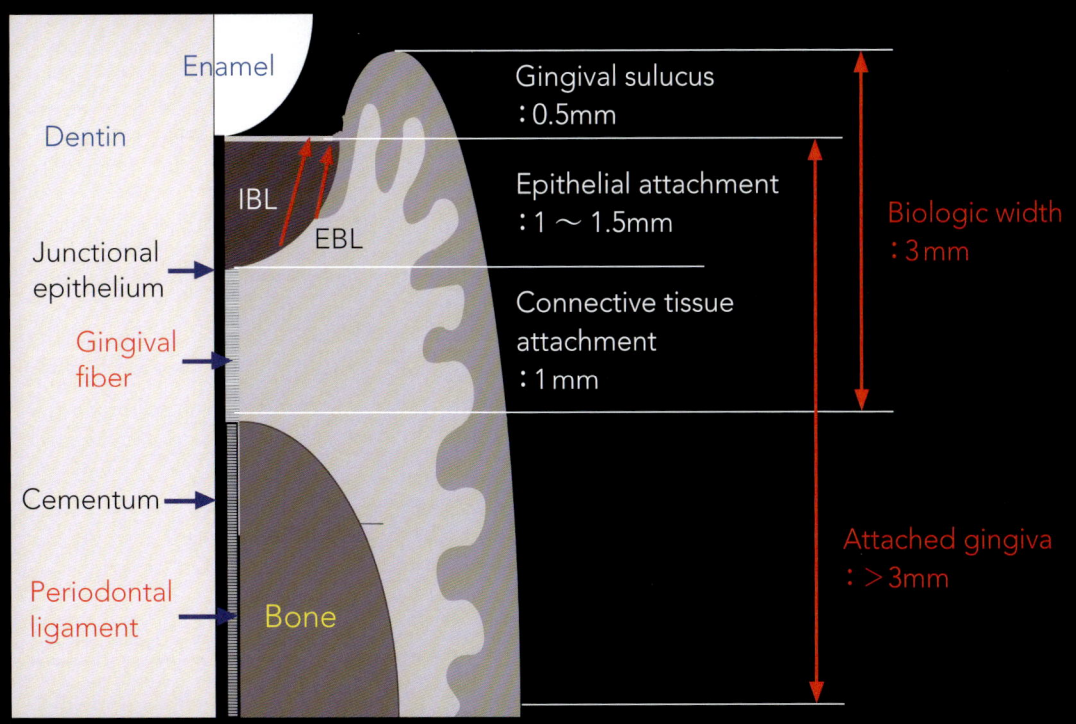

Biologic width（生物学的幅径）P12
1961年にGargiuloらは19歳から50歳の死体から287本の歯を調べ、Gingival sulcus（歯肉溝の深さ）0.69mm（0.00～5.36mm）、Epithelial attachment（上皮付着）0.97mm（0.16～3.72mm）、Connective tissue attachment（結合組織付着）1.07mm（0.00～6.52mm）と報告している。
Nevinsらは臨床的にはその合計を約3mm程度と報告し、各歯面におけるこの歯周組織の幅をBiologic widthと呼ぶ。何らかの侵襲が起こると、生体は常にこの構造を守ろうとし、歯周組織の吸収や造成などの反応を起こす。

Tooth / Tissue Concerns （歯と周囲組織の関係）P13
筆者は臨床実感として、アジア人ではGingival sulcusは平均的に、0.5mm程度と考えている。つまり審美的要求で修復物のマージンを歯肉縁下に設定する場合0.5mm程度が限界であると考えている。

Attached gingiva（付着歯肉）P13
歯の周囲に、必ずしも付着歯肉を必要としないという報告もあるが、少なくとも修復歯には3mm以上の角化歯肉があるほうが臨床的に歯周組織の健康が維持されやすい。

Physiologic dimensions of periodontium

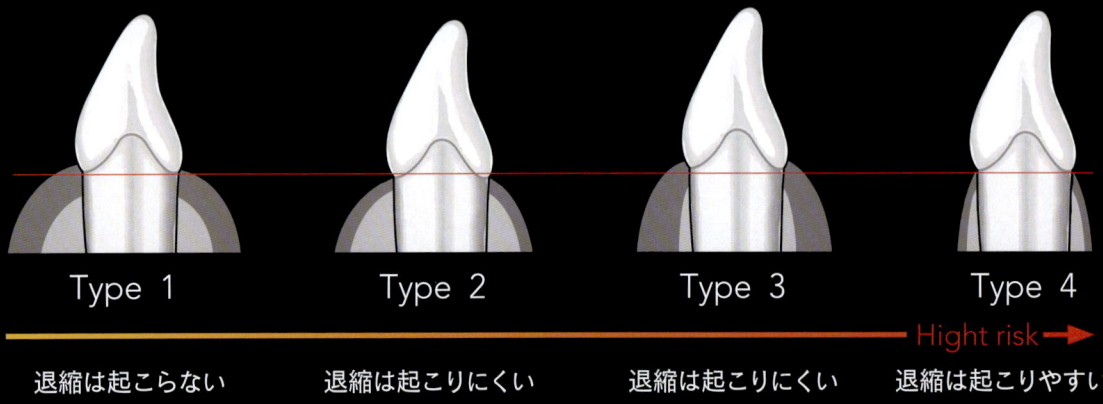

Maynard は歯周組織を硬組織と軟組織の厚みで分類している。タイプ4のように硬組織も軟組織も薄い場合は、修復物のマージンを歯肉縁下に設定することは、容易に歯肉退縮を起こすため禁忌であろう。
また、厚いバイオタイプほど遊離歯肉縁は高くなる。

Biologic variables

Kois は骨頂の位置で歯周組織を分類している。ハイクレストの場合歯肉退縮を起こす危険性が高いため修復物のマージンを歯肉縁下に設定することは避けるべきである。

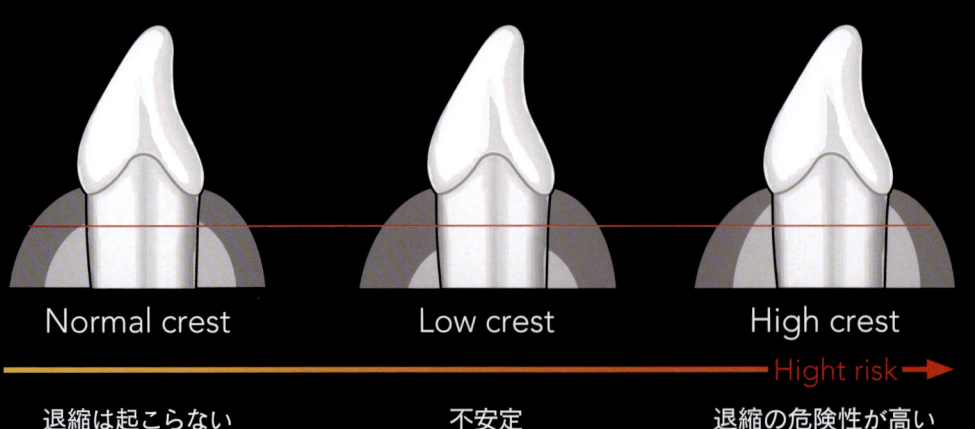

修復治療を行おうとしている歯の周囲組織がどのような特徴を持っているのか診断した後に、
修復物の選択、マージンの設定位置を決定する必要がある。

Clinical Guidelines
Gingival Esthetic Components

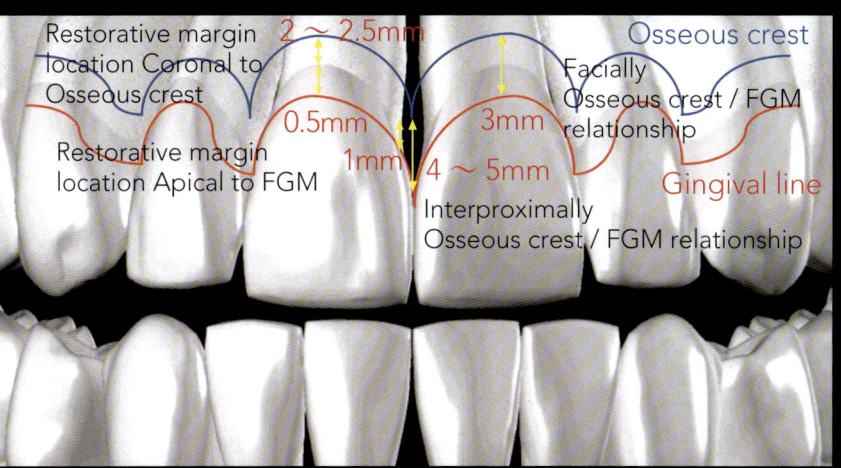

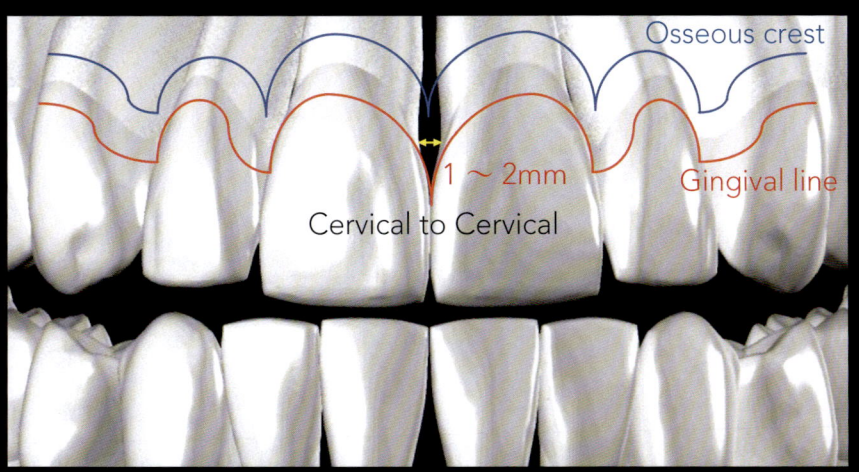

歯周軟組織における審美的構成要素のガイドライン

修復物のマージンを歯肉縁下に設定する必要がある場合、唇側は歯肉縁から0.5mm、骨頂から 2～2.5mm、隣接面は歯肉縁から 1mm、骨頂から 2mm の位置まで設定することが一般的に可能である。この時歯肉側弧形空隙が軟組織で埋められているためには修復物の隣接面コンタクトの位置を骨頂から 4～5mm の位置に設定する。以上の基準で修復物が審美的に成功するためには隣接する支台歯の歯頚部間距離が 1～2mm の位置にコントロールされていなければならない。

Clinical case

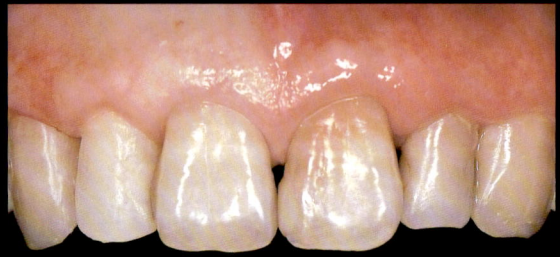
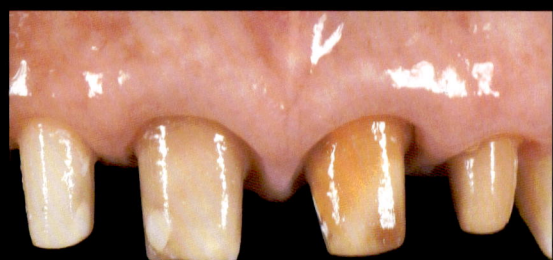
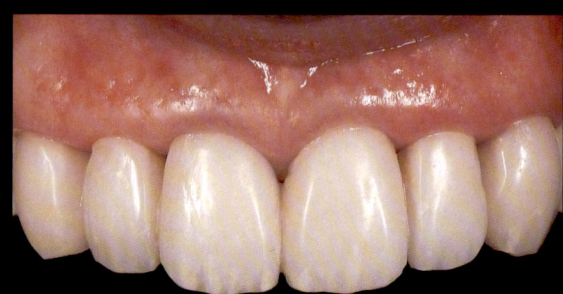

Provisional restoration

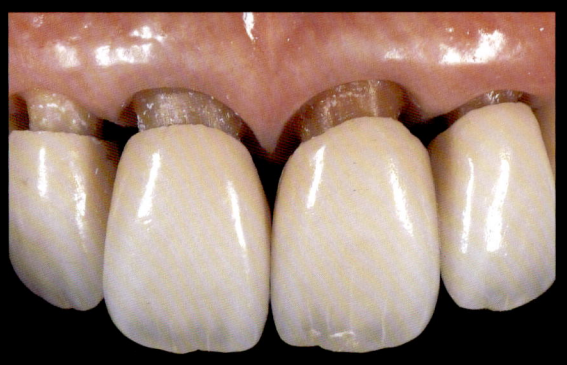
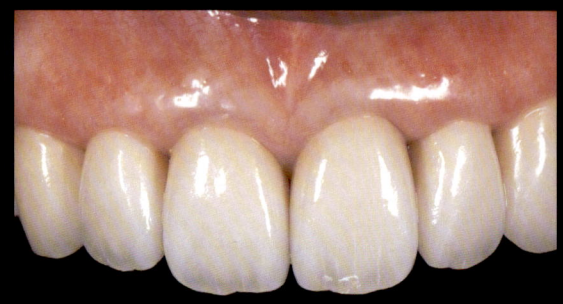

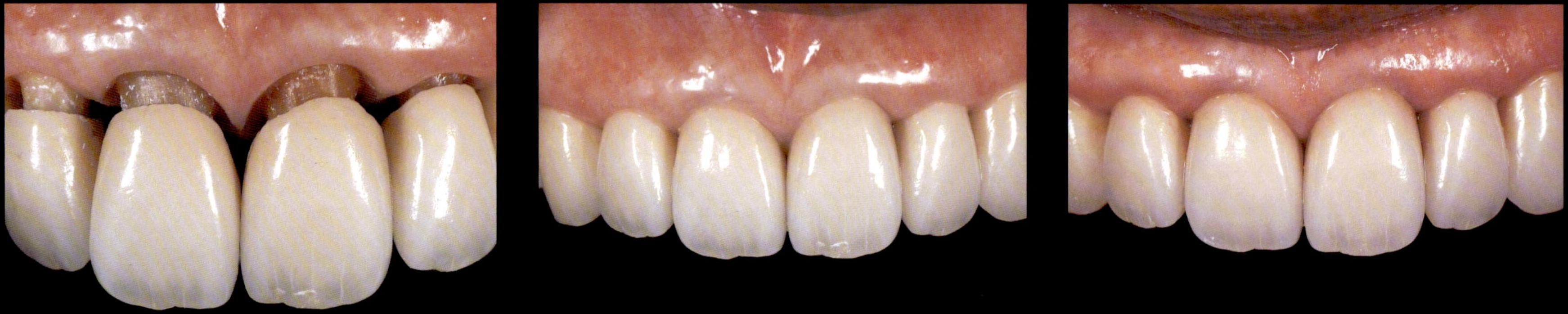

Final restoration

10 years later

臨床例
臨床においては、ガイドラインに従い、プロビジョナルレストレーションにより、
経過を観察し必要があれば微調整を行った後、最終修復に移行する。

Gingival Levels Preparation for Crown Placement

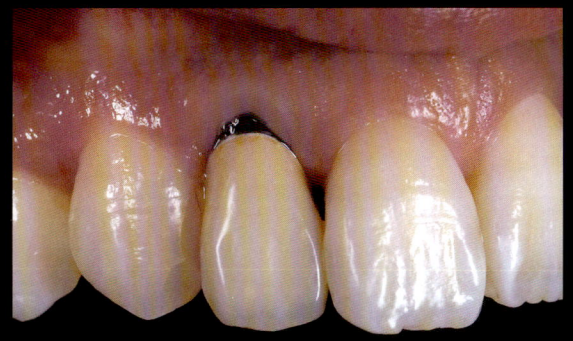
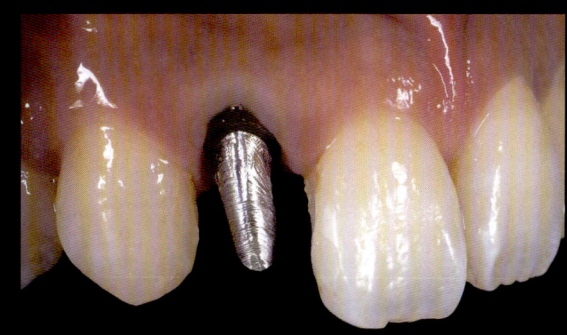
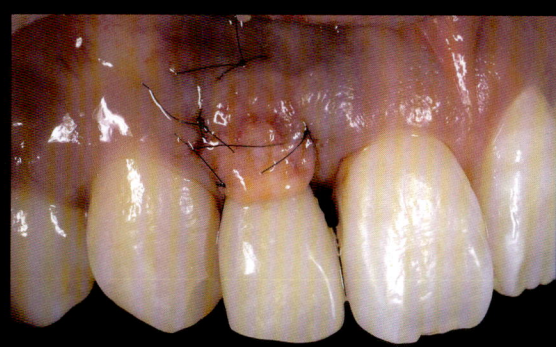
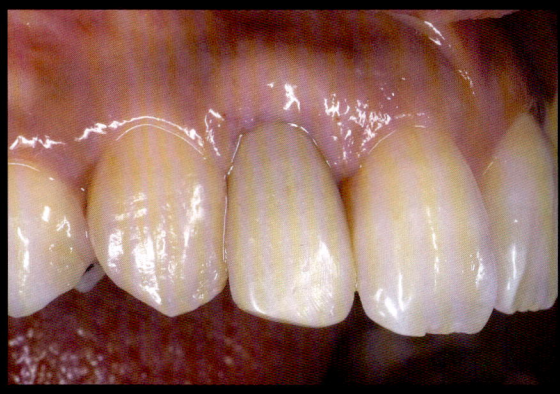
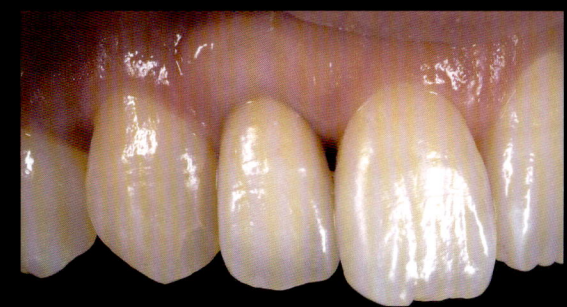
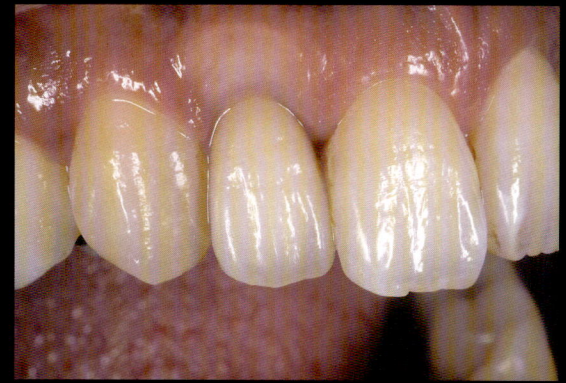

Final restoration　　　　　　　　　5 years later

周囲環境の整備

Wennstromは歯肉の高さはその幅と一定の関係（1：1.5）を保つ傾向があると報告している。このことは、歯周形成外科によりMaynardの分類のType 2をType 1に、Type 4をType 3に、Koisの分類のHigh crestをNormal crestに変更できる可能性を示し、より抵抗性のある歯周環境を構築できる可能性がある。症例は変色した歯根の露出を、結合組織移植により根面被覆と同時に軟組織の厚みを増やすことで解決した。

Enhanced precision through magnification

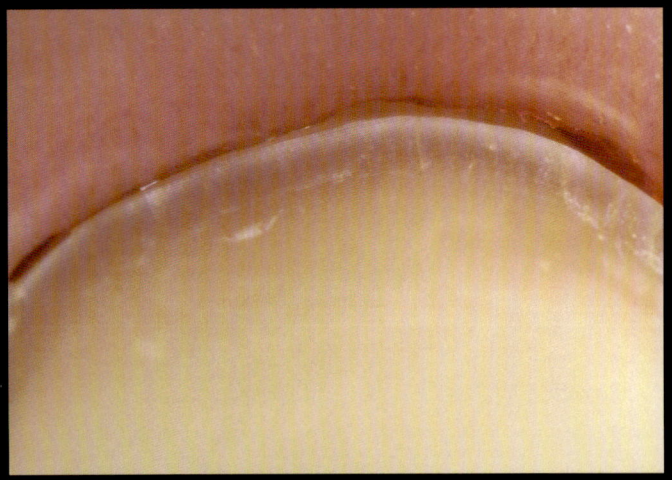
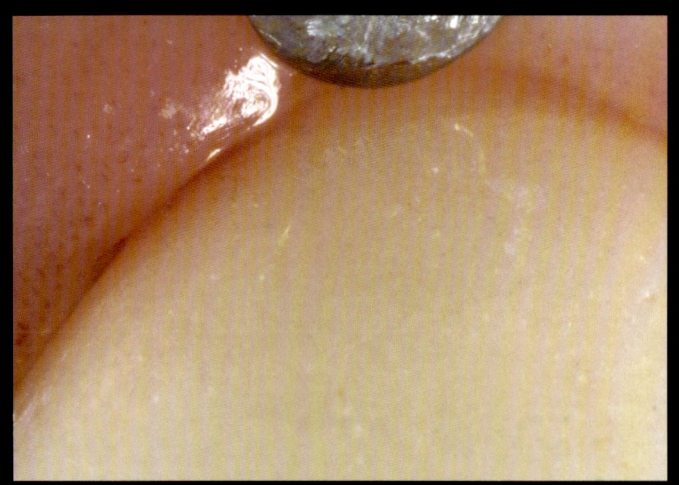
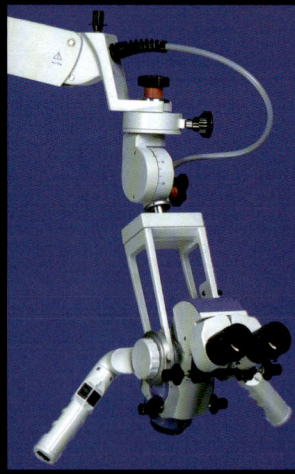

Margin of a tooth prepared

Adaptation of the restoration margin

拡大による精度の向上
実体顕微鏡を用いることにより、高精度の形成限界面が得られ、修復物の精密な装着が行える。

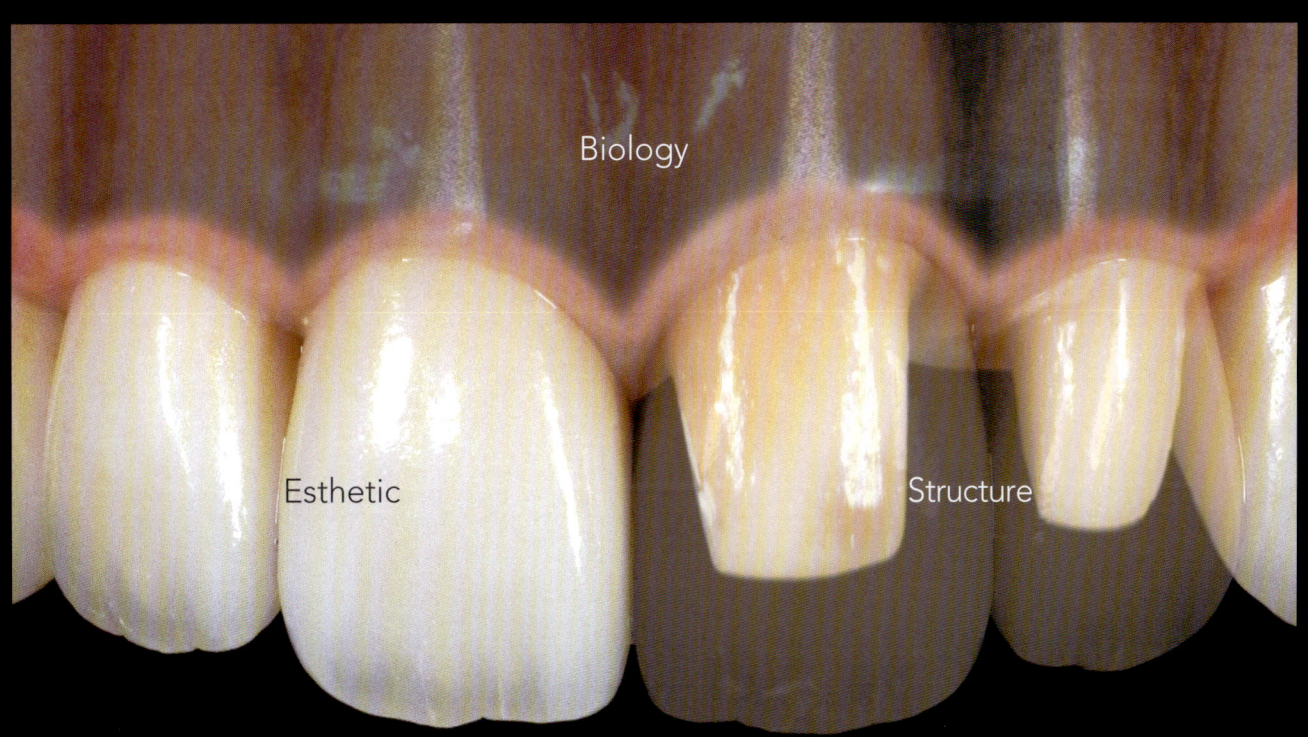

修復治療は Function（機能）、Esthetic（審美）、Structure（構造）、
Biology（生物学）の 4 つの項目に対し、常に整合性がなくてはならない。

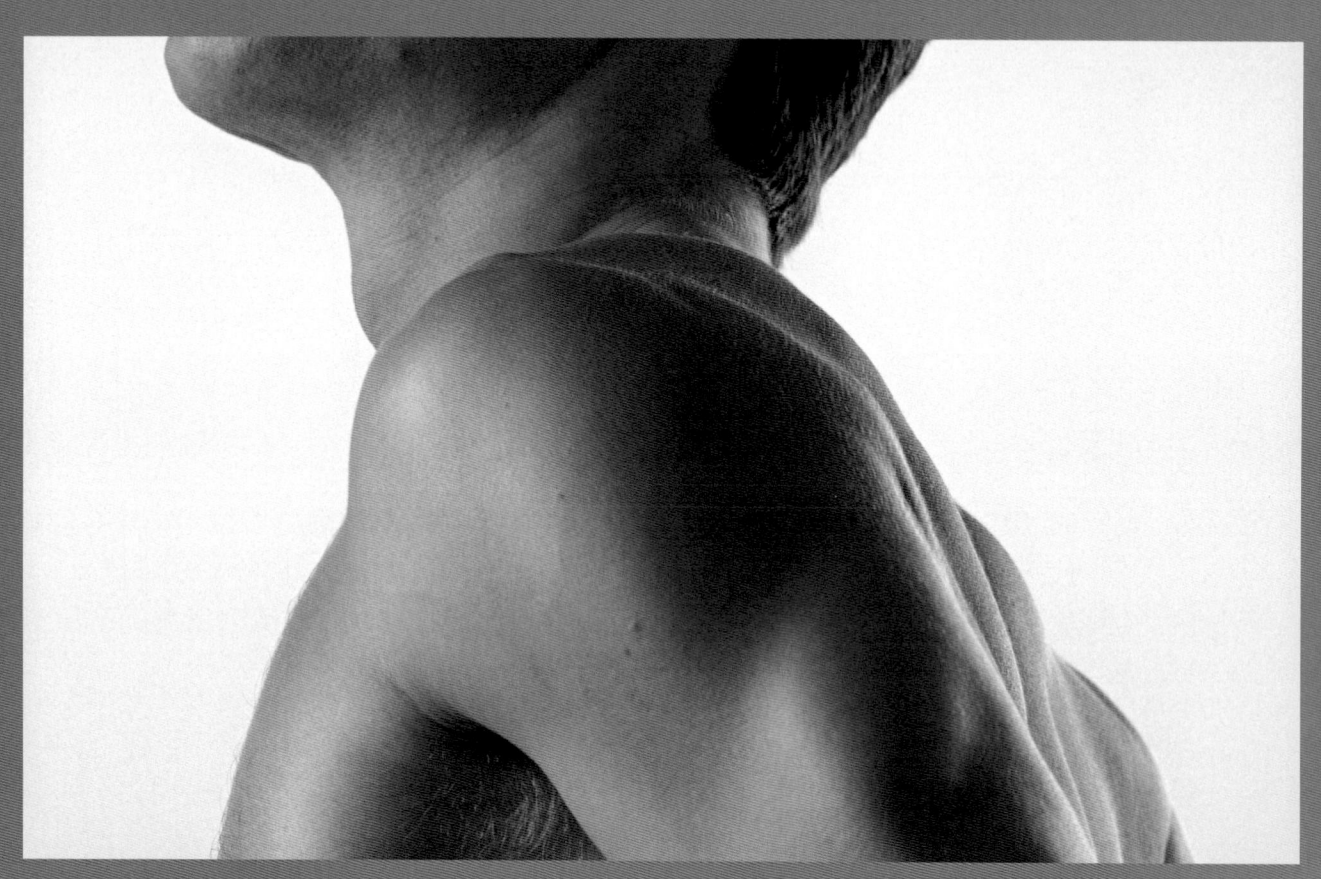

Axial crown contours

南の豊隆

Checkpoint 3

歯の修復を行う場合、それぞれの歯のcontour（豊隆）を理解する必要がある。
前項左より中切歯、側切歯、犬歯。3前歯だけでもそれぞれcontourは違っている。

Axial crown contours
Gull wing

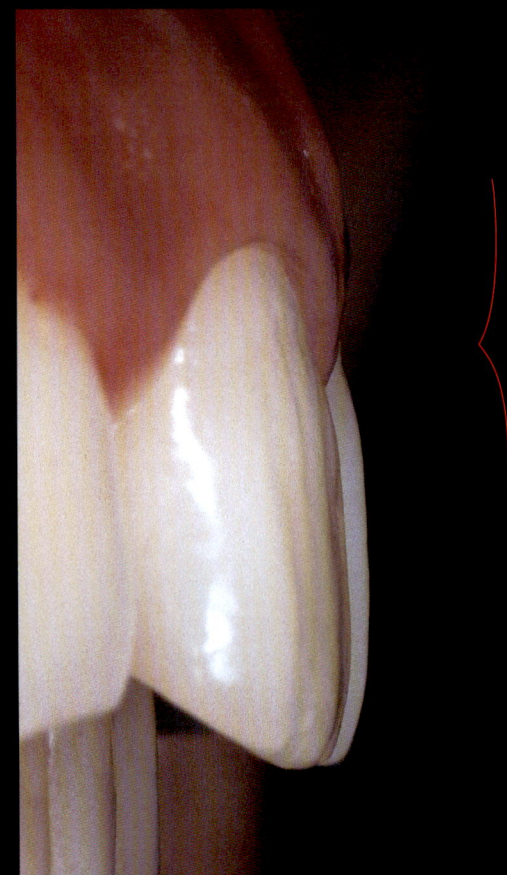

Intact Teeth

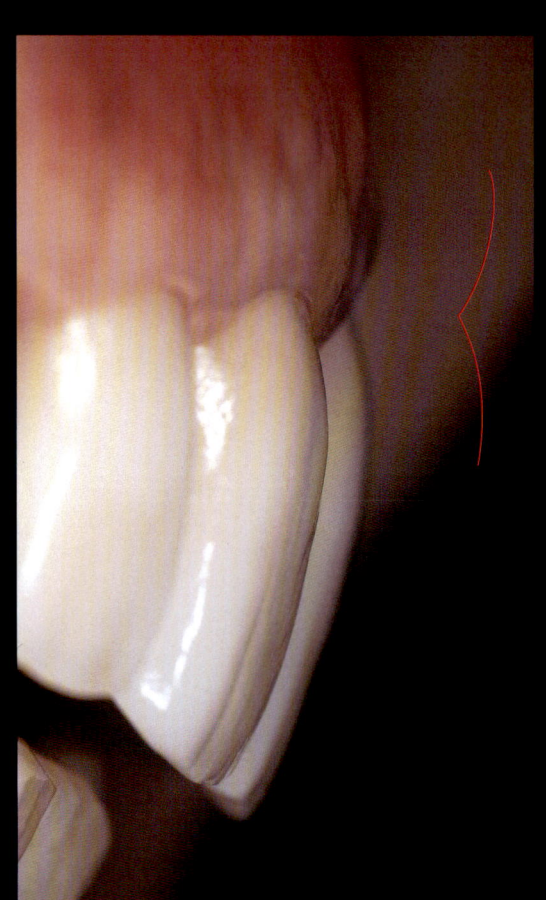

P.f.m. Crowns

天然歯と周囲組織を観察すると歯の周囲組織から歯冠方向への豊隆と周囲組織の歯頸部から根尖側方向への豊隆はおおよそ相似形である。
この相似形態をDragooらはgull wing（カモメの翼）と呼称しており、修復物のcontourを決定する参考となる。

Axial crown contours
Restorative margin

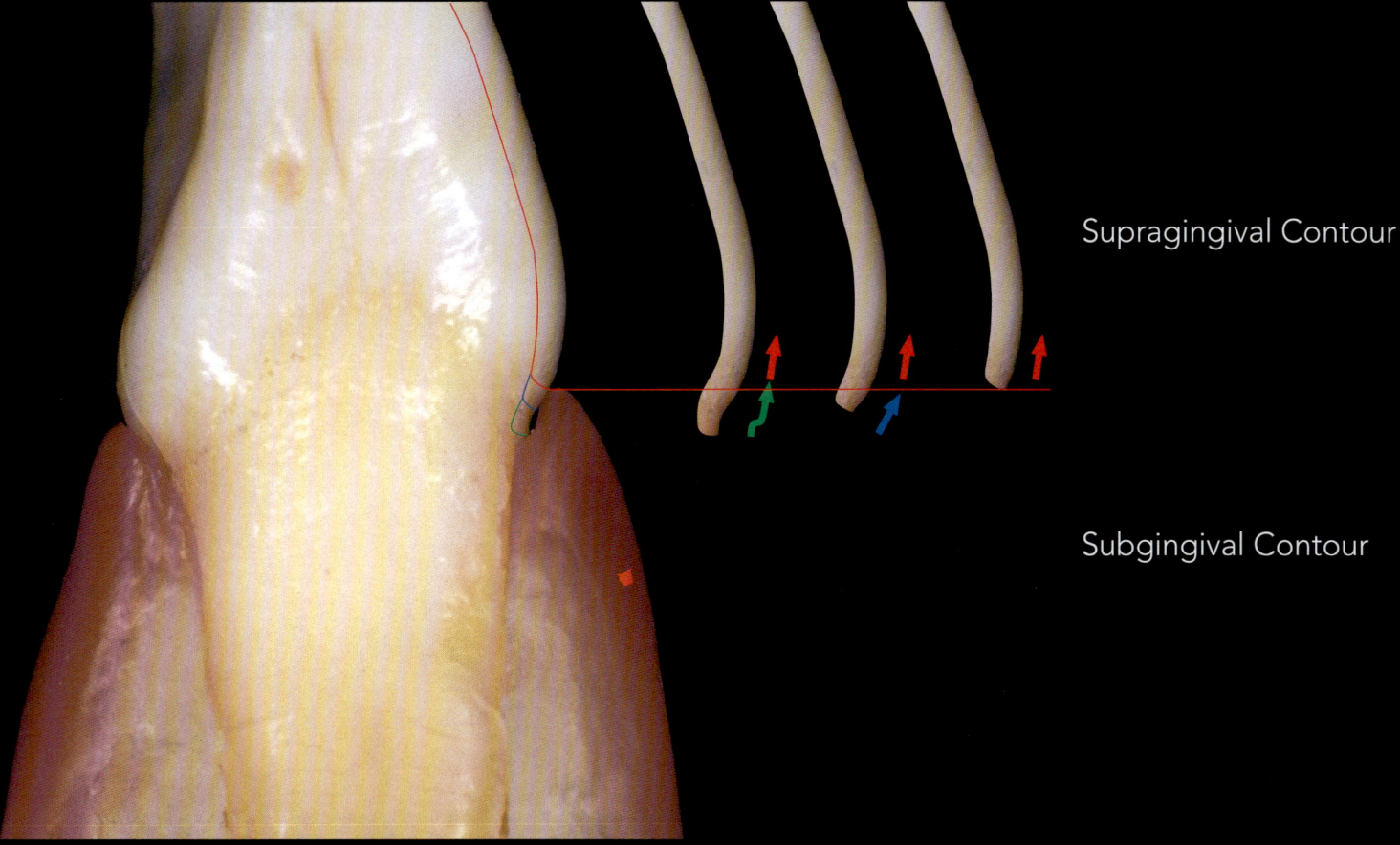

Supragingival Contour

Subgingival Contour

修復物の contour は、Supragingival Contour（歯肉縁上の豊隆）と Subgingival Contour（歯肉縁下の豊隆）とに分けて考える必要がある。
マージンの設定位置により修復物に再現する contour は違ってくるが、Supragingival Contour は同じである。

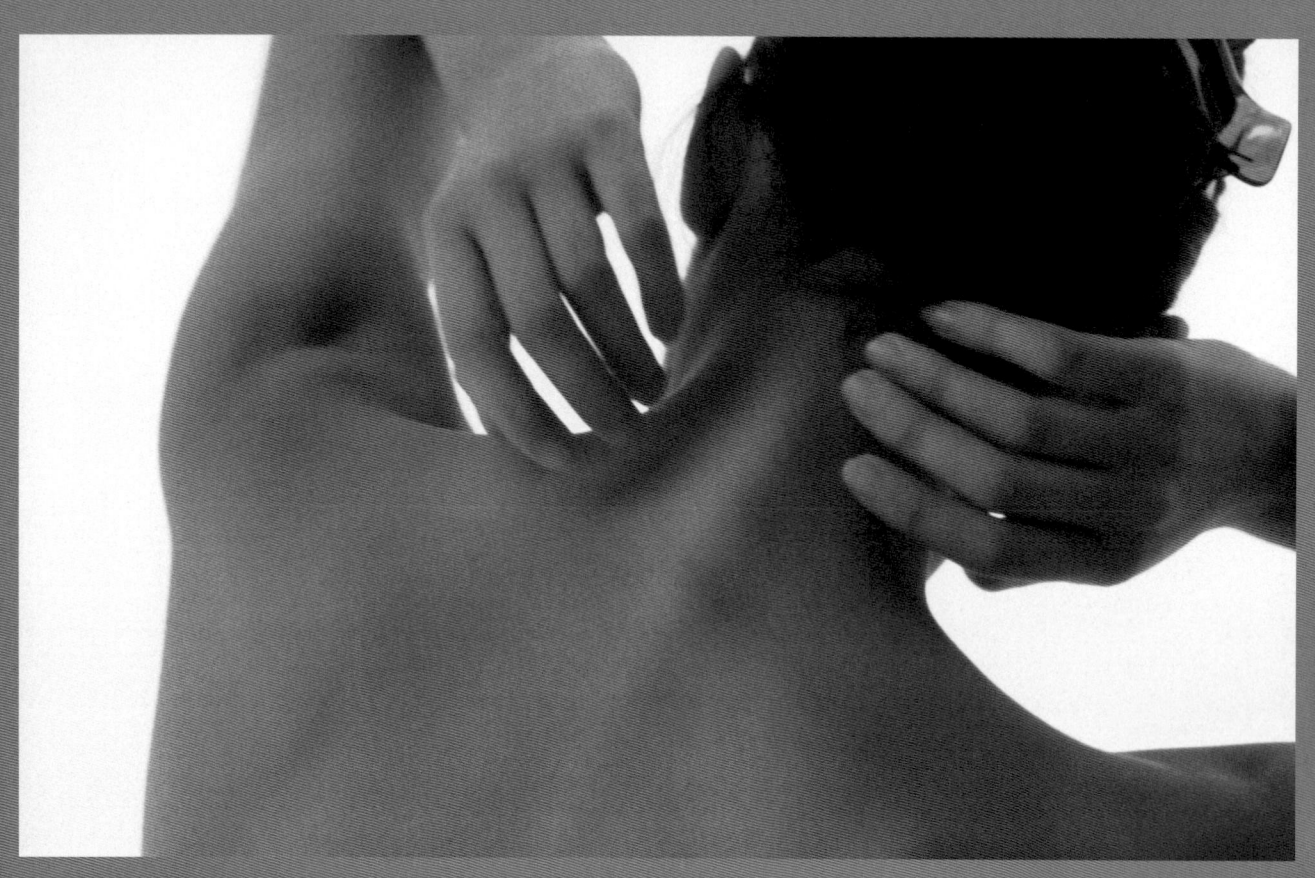

Pontic to edentulous ridge relationship
ポンティックと欠損部顎堤との関係

Checkpoint 4

Ovate pontic

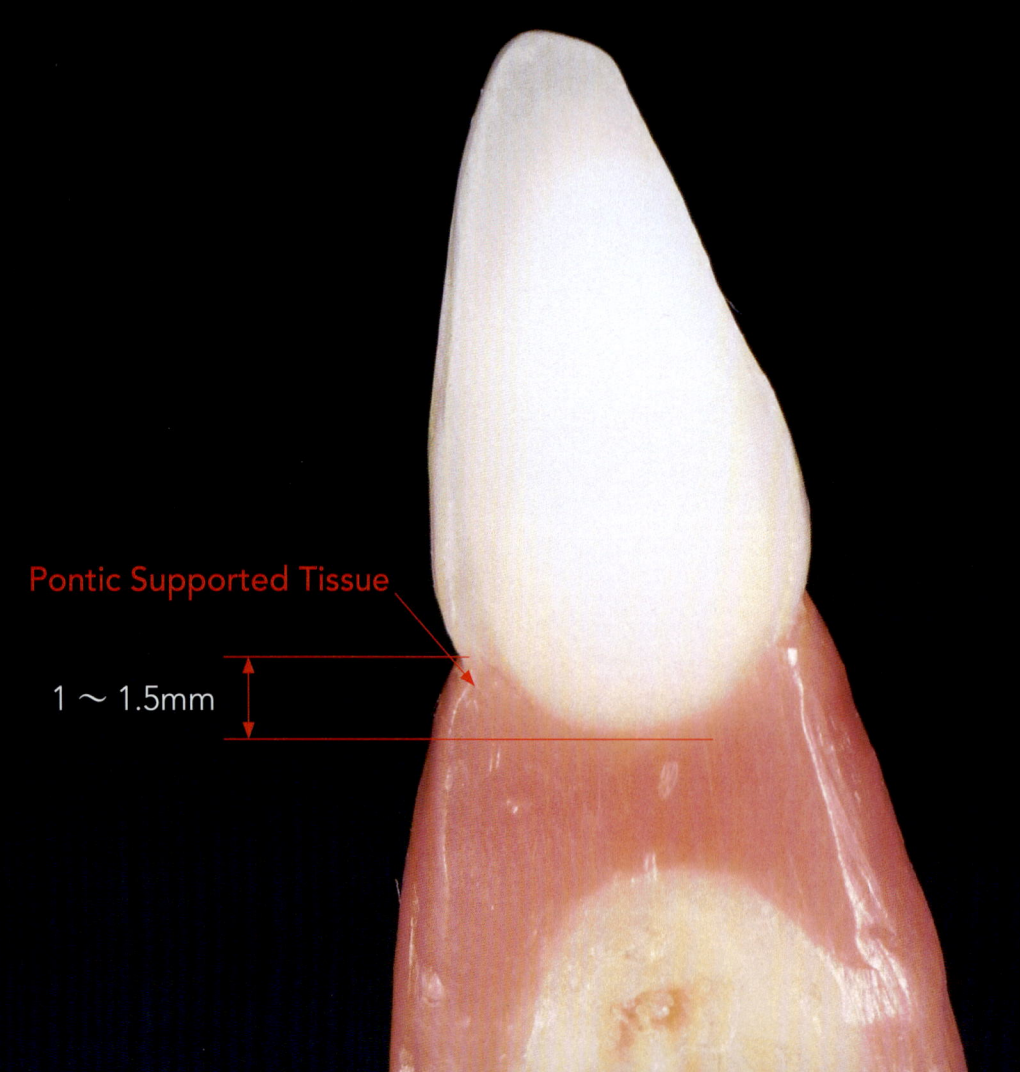

Pontic Supported Tissue

1〜1.5mm

オベートポンテイック
凸型の基底面を持つ Ovate pontic は清掃性に優れるだけではなく、審美的にも優位性を持つ。Pontic 歯頸部相当部から頬舌径の中心部、近遠心径の中心部を 1〜1.5mm 凸型に突出させ、なだらかに仕上げる。

Clinical case 1

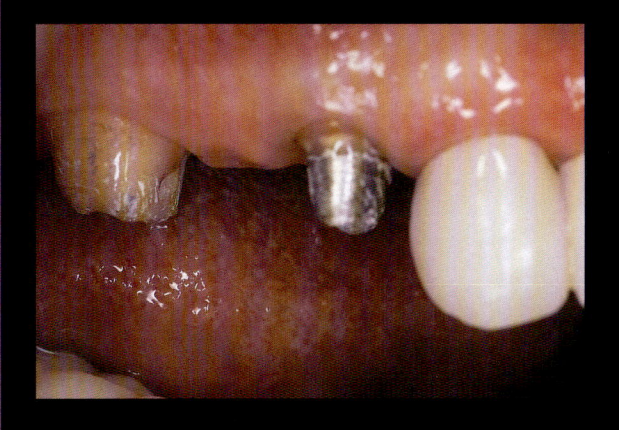

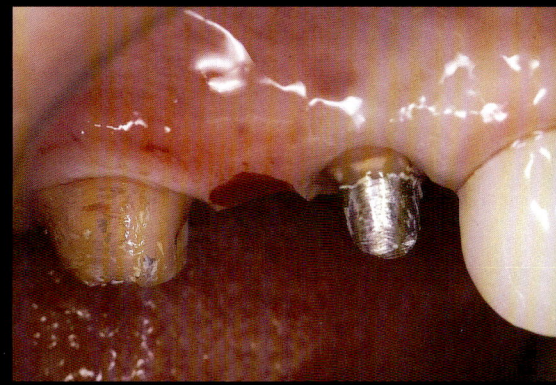

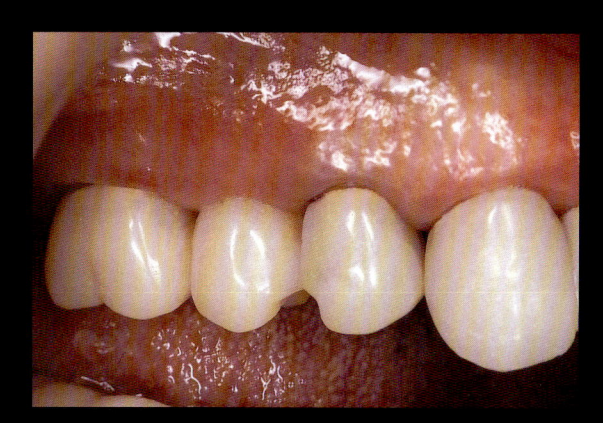

Provisional restoration

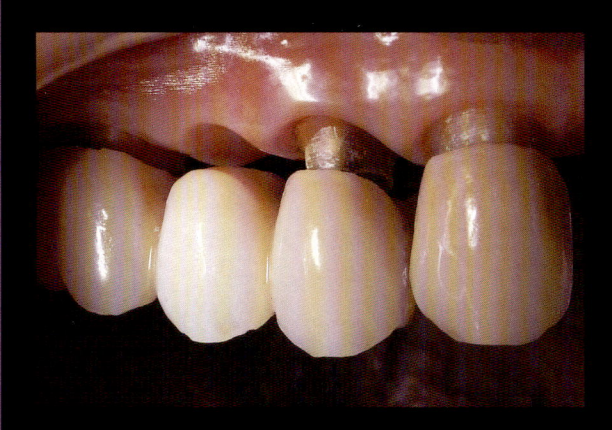

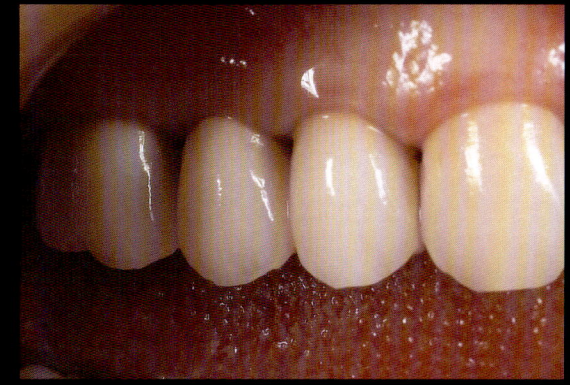

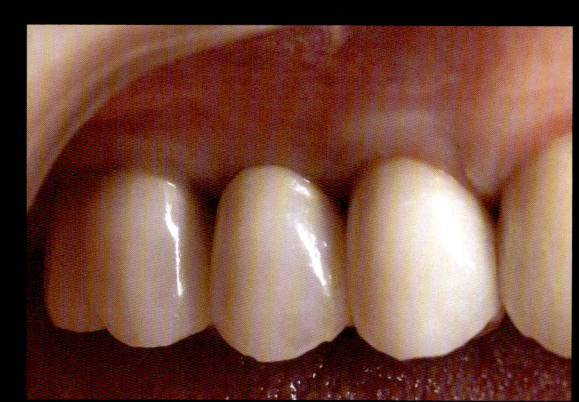

Final restoration

9 years later

臨床例 1
ダイヤモンドバーを用いて欠損部顎堤を Ovate 状に形成し、プロビジョナルのポンティック基底部に即時集合レジンを添加し適合させ、軟組織の治癒を待つ。軟組織の治癒を確認し、最終修復を行う。ポンティック基底部は軟組織と緻密に適合し、疑似歯冠乳頭が形成されるため、プラークの侵入が無く、清掃性に優れている。

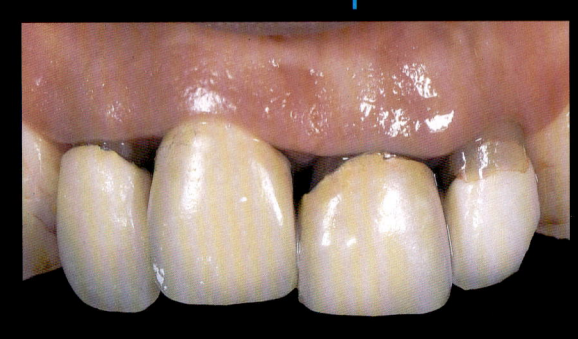

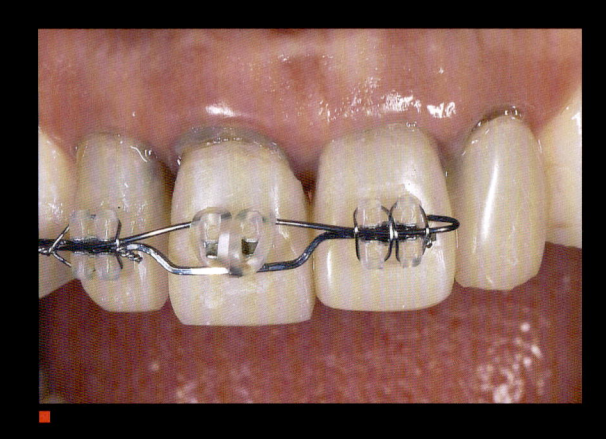

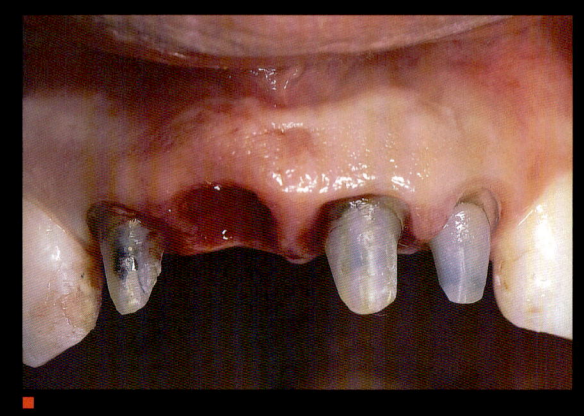

Clinical case 2
Fresh Ovate pontic

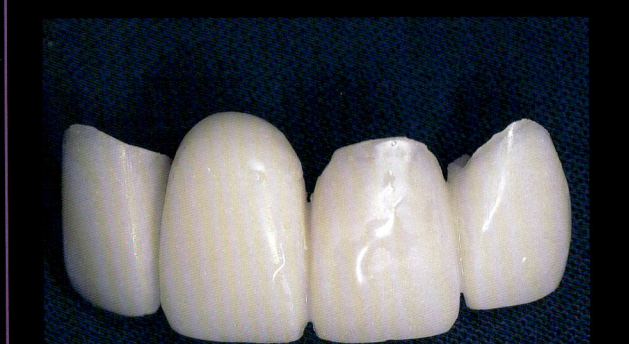

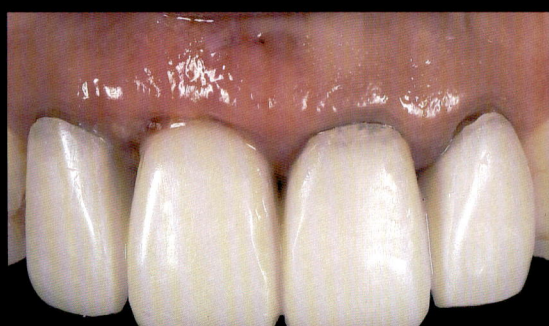

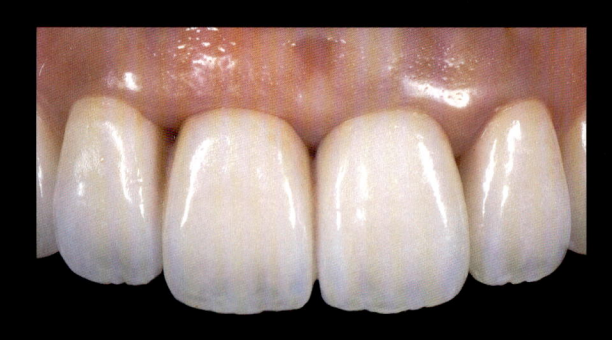

Clinical case 3
Immediate Ovate pontic

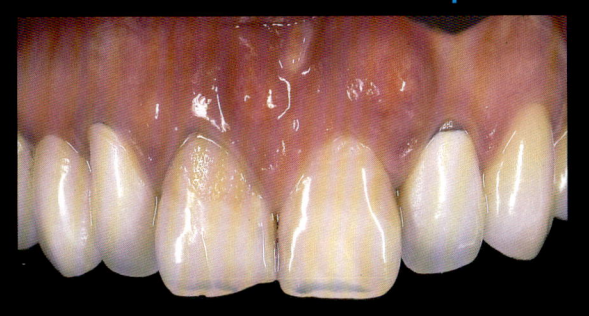

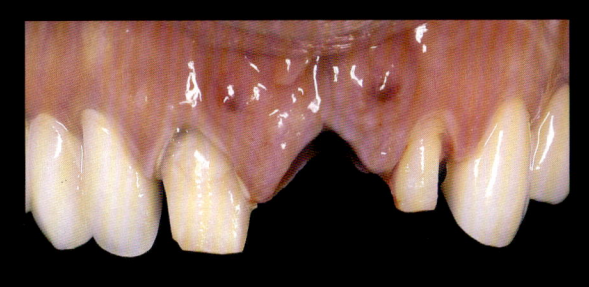

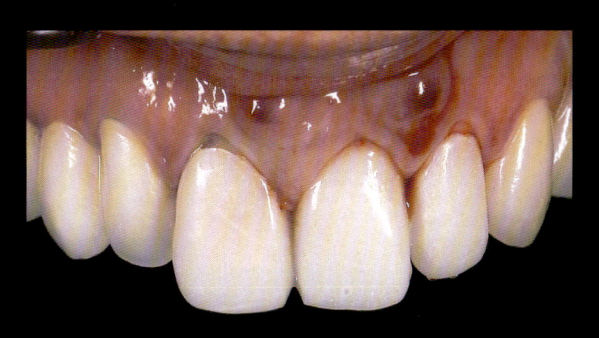

Provisional restoration

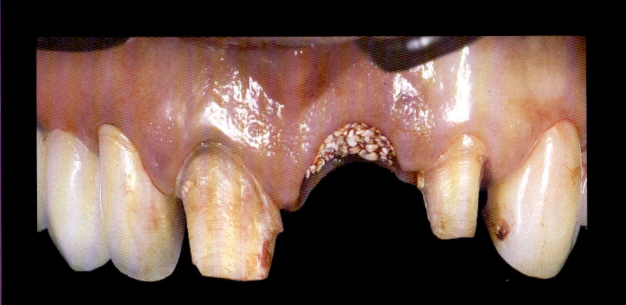

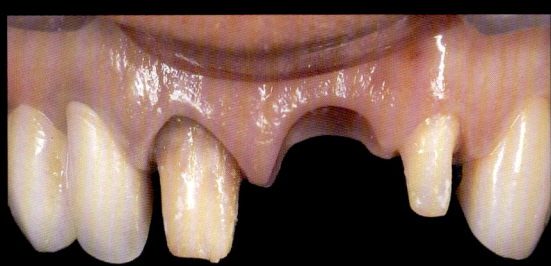

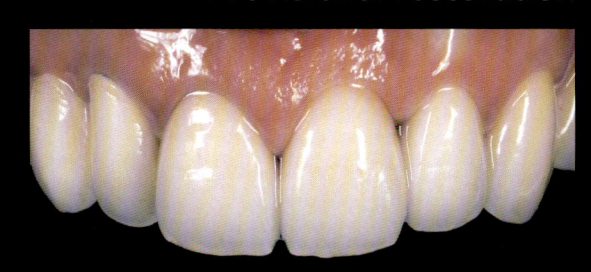

1 week later 3 months later 8 years later

臨床例 3
抜歯部位に硬組織が存在しない場合は自家骨または人工骨を移植することで、欠損部顎堤の吸収を防ぐ。
臨床例3は抜歯部位が感染しているため、抜歯時には Fresh Ovate pontic のみ装着し、抗生物質を1週間投与した後、再度、抜歯窩を掻爬し人工骨を填入した。

Clinical case 4
Staged Ovate pontic

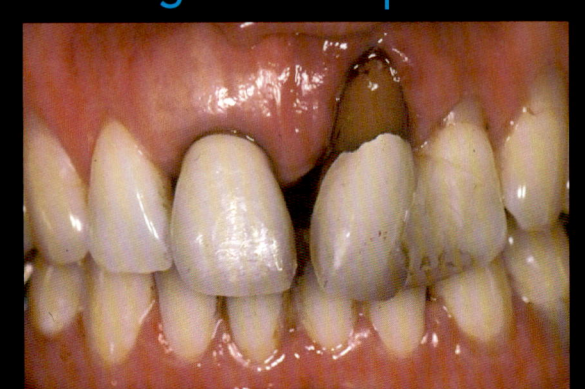

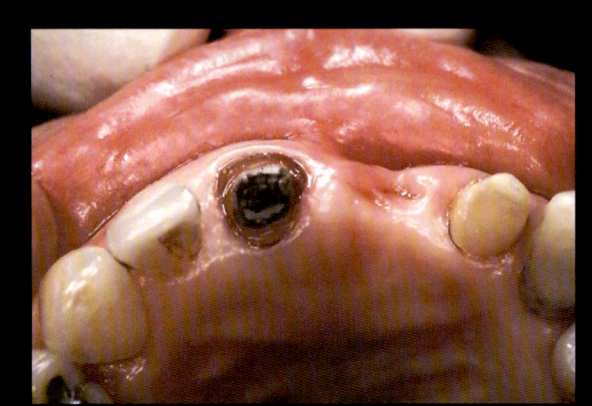

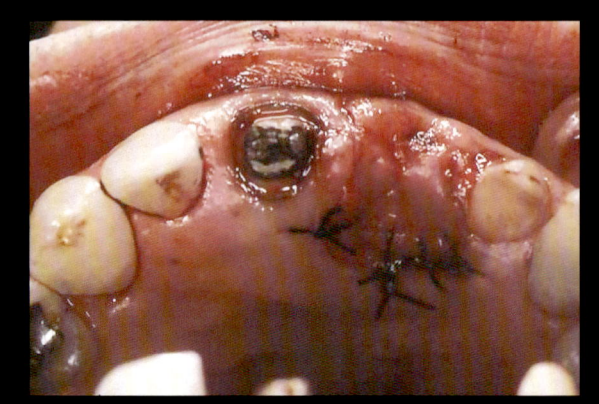

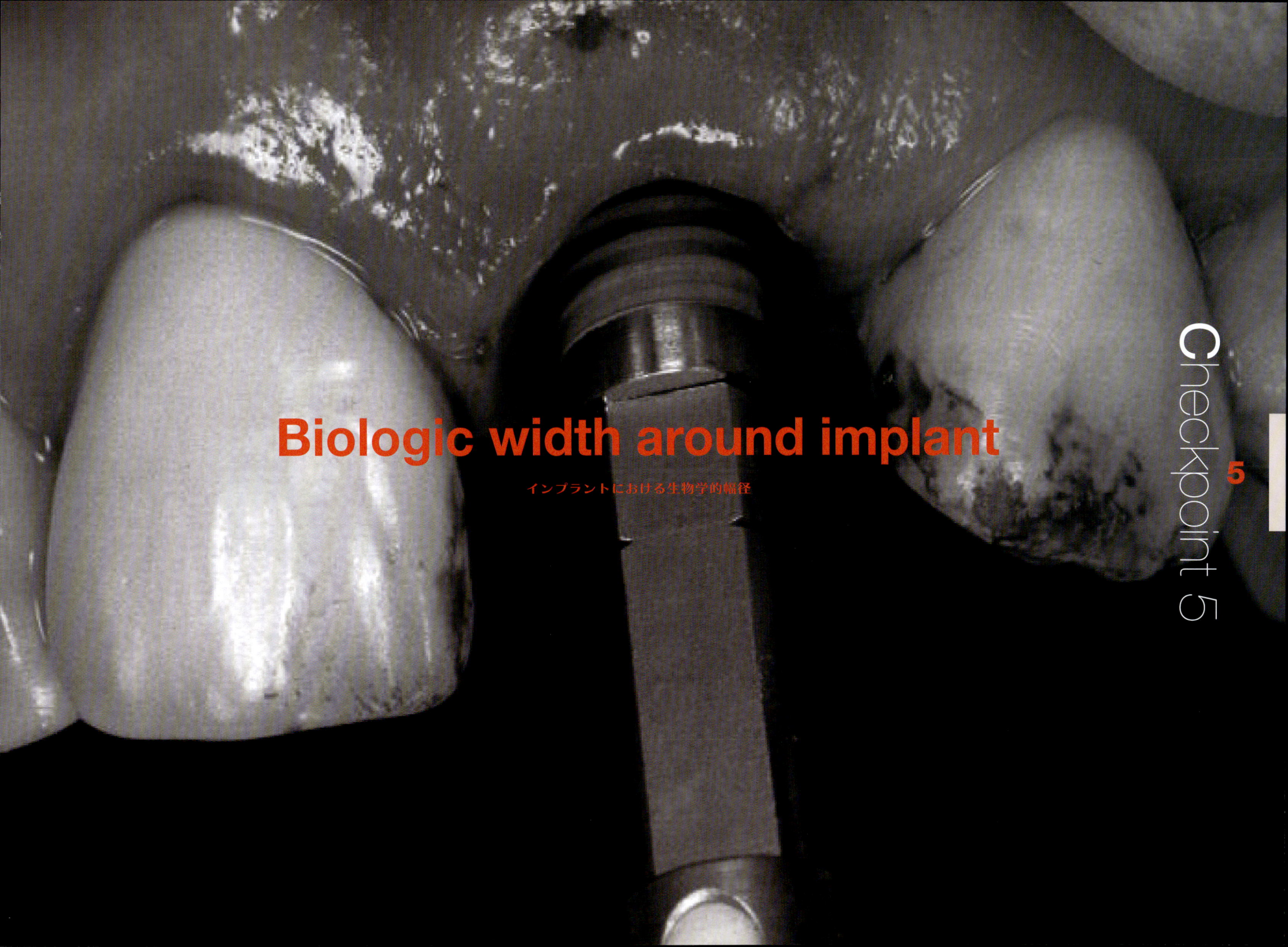

Biologic width around implant

インプラントにおける生物学的幅径

Checkpoint 5

インプラントとインプラント周囲組織との関係、いわゆるインプラントの生物学的幅径とでも呼ぶべき事に関する論文は1990年代から2000年代初頭に多く見られる。これらの論文の結果は手術方法、手術時期、インプラントの種類により差はあるが、多くは1mm以下のわずかなものである。
結果をおおまかに整理すると
①インプラントの生物学的幅径は約4.0mm。
　（Sulucus：1mm、J.E.：1.5mm、C.T.A.：1.5mm）

②陳旧症例（prolonged case）でも抜歯即時埋入（immediate placement）でも、修復物装着時には硬組織、軟組織共に最大1mm程度吸収する可能性がある。
③生物学的幅径はインプラントタイプや表面性状の違いにより変化しない。
④生物学的幅径は機能圧をかける前後により変化しない。
以上の4点に要約することができる。

Clinical Guidelines

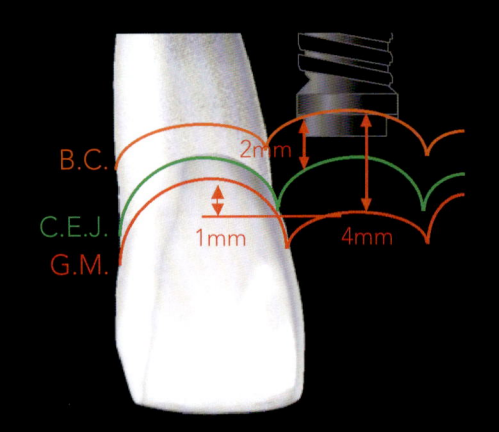

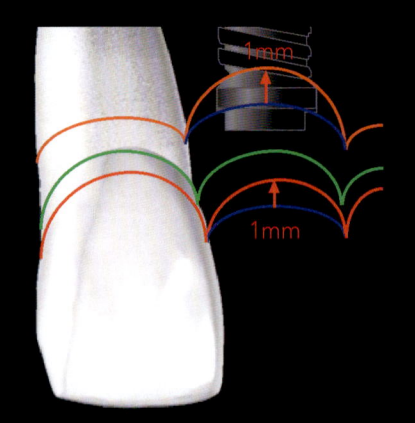

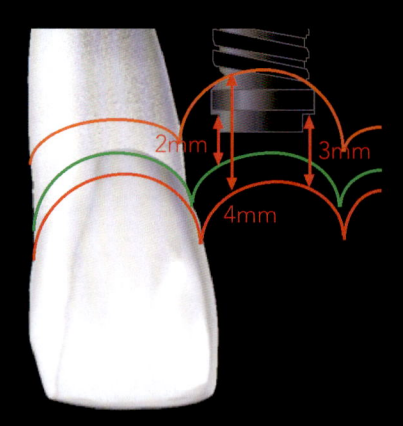

インプラントとアバットメントが骨面で接合する2パート・タイプで
インプラントとアバットメントの接合部が同径のものの埋入基準。

埋入深度の基準：インプラント埋入後、硬組織、軟組織共に最大1mm程度吸収する可能性がある。したがって、再現する歯のCEJ（修復物のマージンに相当）より2mm縁下、歯肉縁を基準とするならば4mm縁下にインプラントのプラットホームが位置するように埋入する。当然この位置に十分な硬組織が存在することが条件であり、このときの歯肉縁は最大1mm退縮することを予測して、1mm歯冠側に存在することも必要である。
修復物装着時またはその後に歯肉縁、骨頂ともに1mm程度退縮して、最終的にはインプラントの埋入位置は歯肉縁から3mm、硬組織の位置は歯肉縁から4mmとなり、インプラントの生物学的幅径の成立となる。

Clinical Guidelines

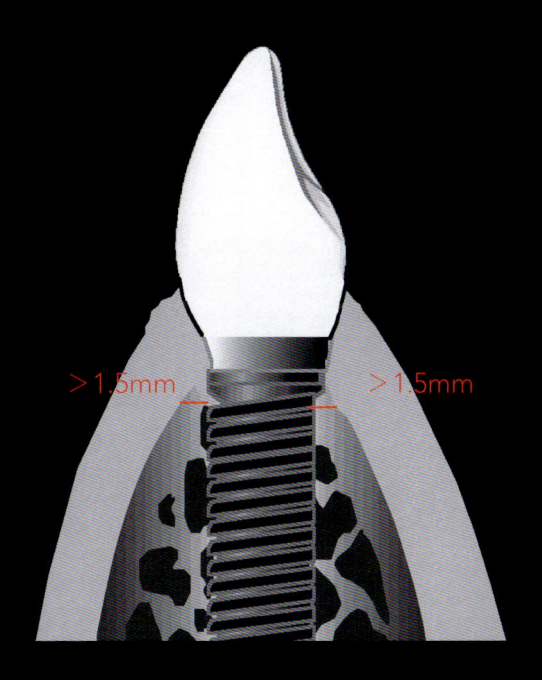

Implant-Implant

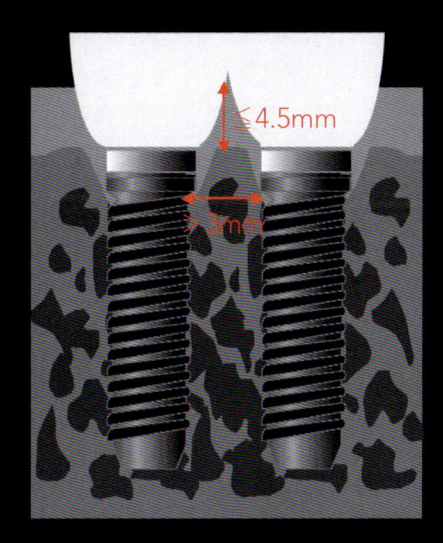

Tooth-Implant

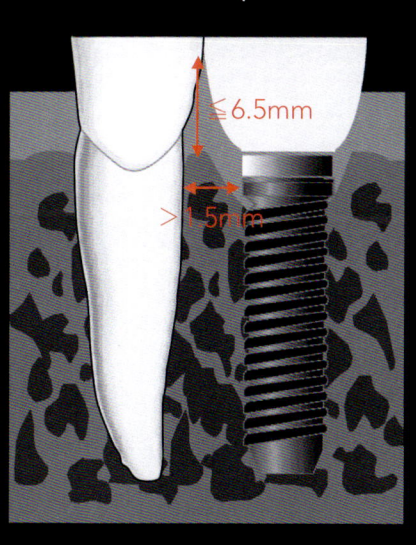

頬舌的埋入基準
インプラント埋入時には頬側（唇側）、
舌側（口蓋側）に1.5mm以上の骨が存在すること。

近遠心的埋入基準
インプラントと天然歯間は1.5mm以上、
インプラントとインプラント間は3mm以上離れていること。

Clinical case

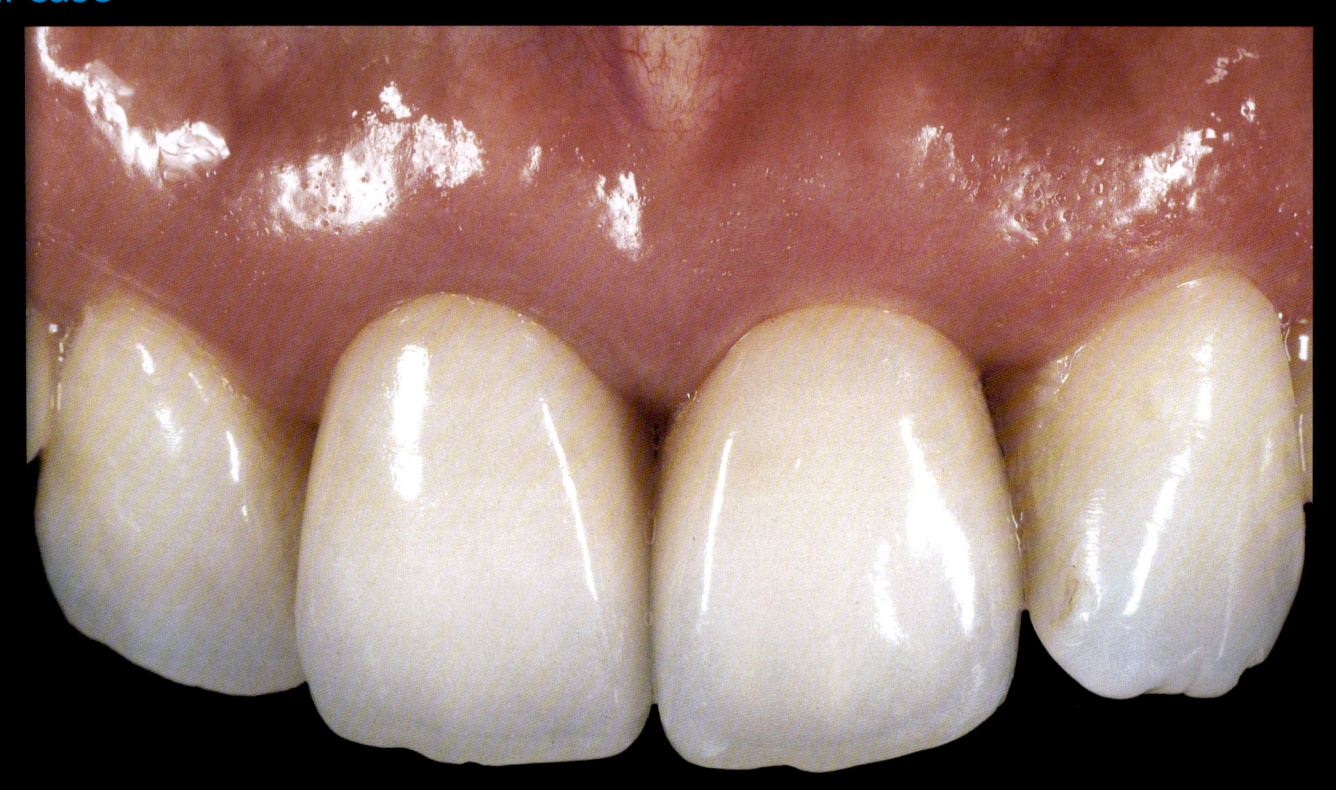

5 years later

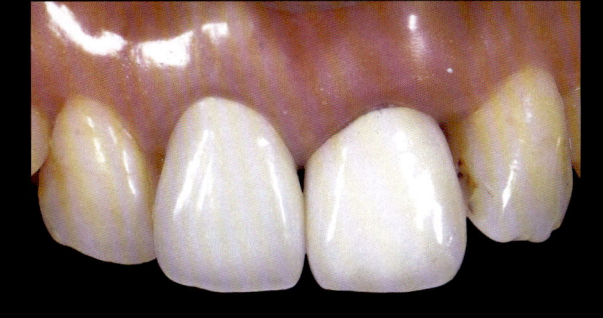

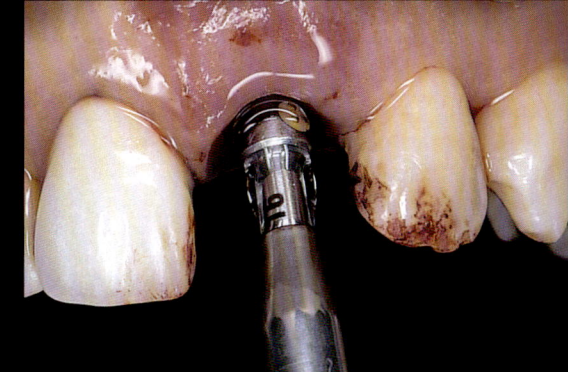

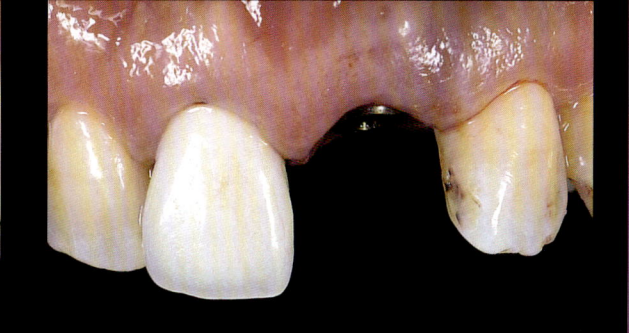

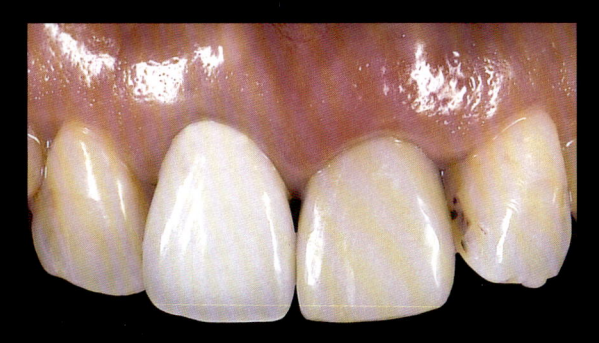

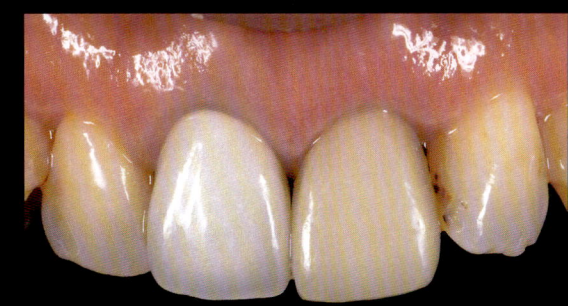

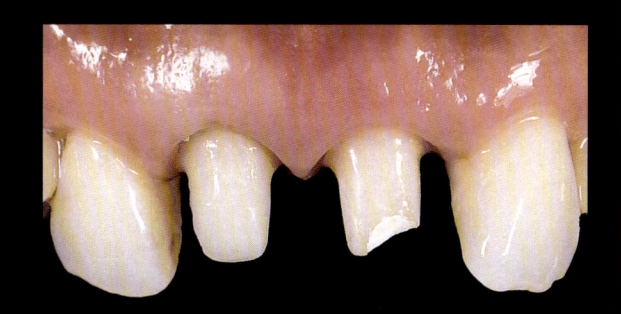

2 months later 　　　　　6 months later

臨床例

1 歯根には3カ所の破折があり抜歯と診断。残存周囲硬組織に骨吸収は認められず、反対側同名歯と比較して1mm近く歯肉縁が歯冠側に位置している。周囲組織に傷害を与えないよう注意し抜歯を行いインプラントの即時埋入を行う。同日にヒーリングアバットメントを支台としてプロビジョナル・クラウンを装着。2カ月後にはインプラント周囲の軟組織が約1mm根尖側方向へ移動し、左右同名歯の歯肉縁がほぼ同レベルとなり、それ以降変化することはない。インプラント埋入6カ月後にオールセラミック・クラウン（Procera）を装着した。

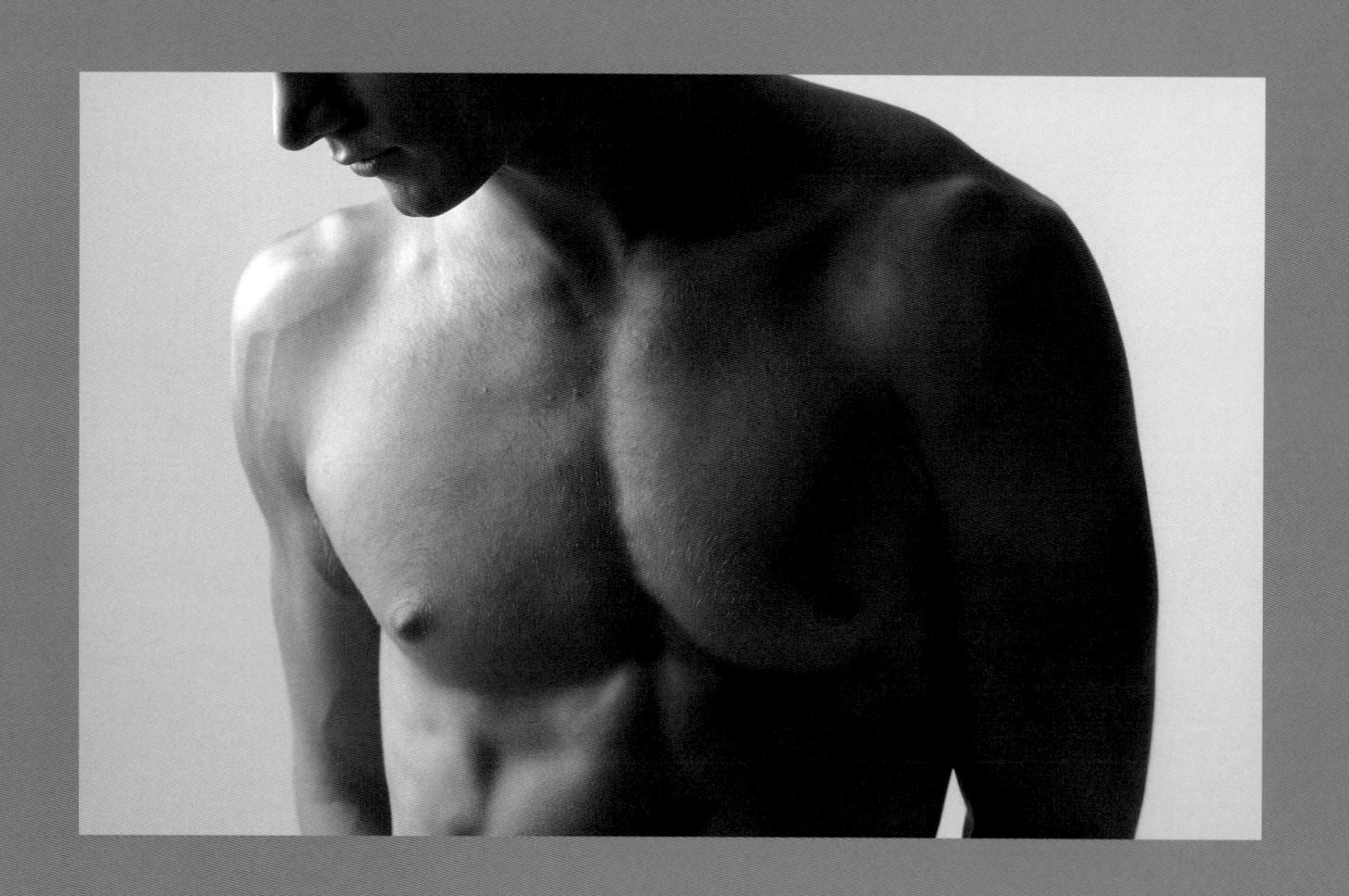

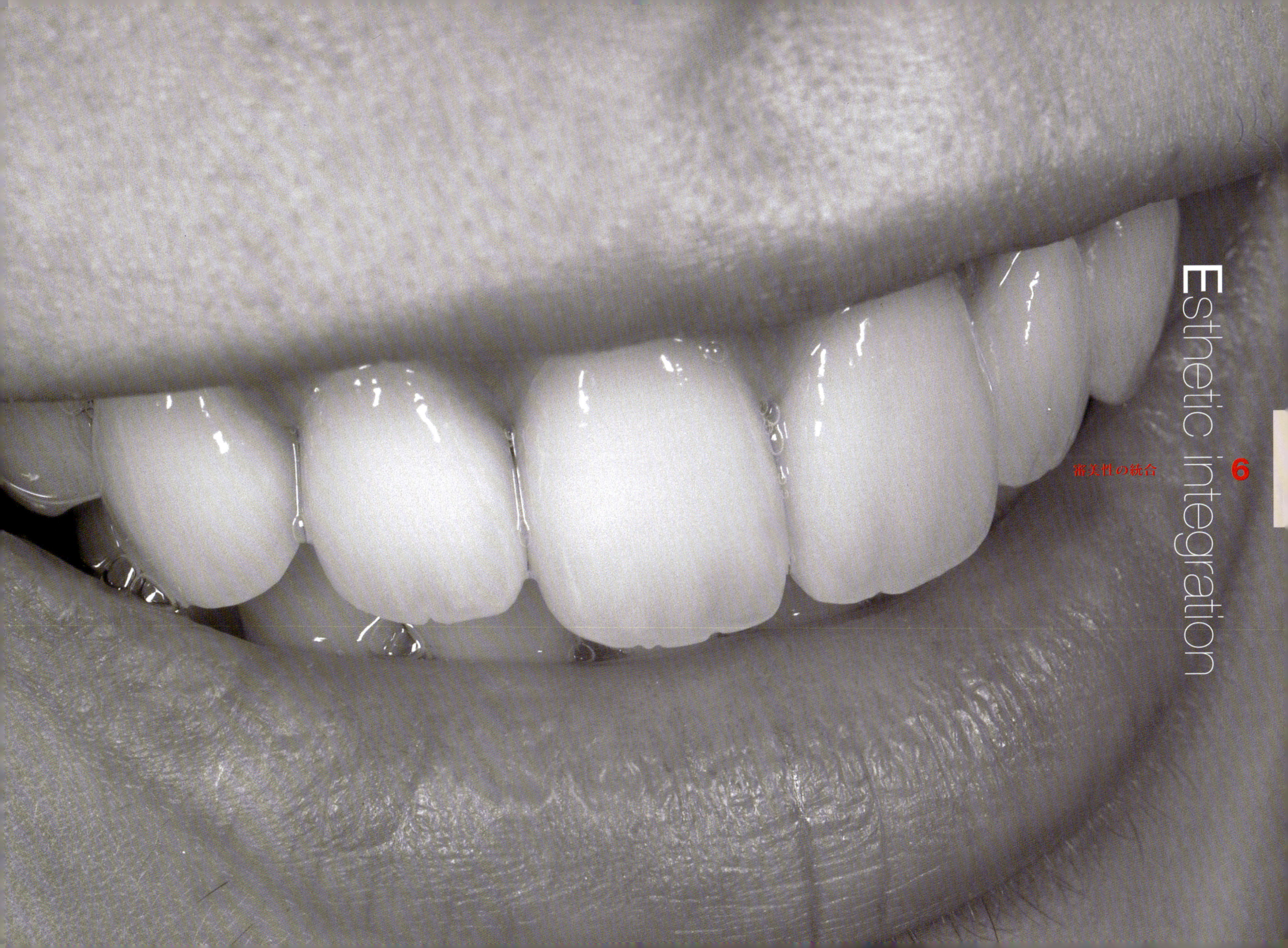

Esthetic integration 6
審美性の統合

Subjective esthetic integration

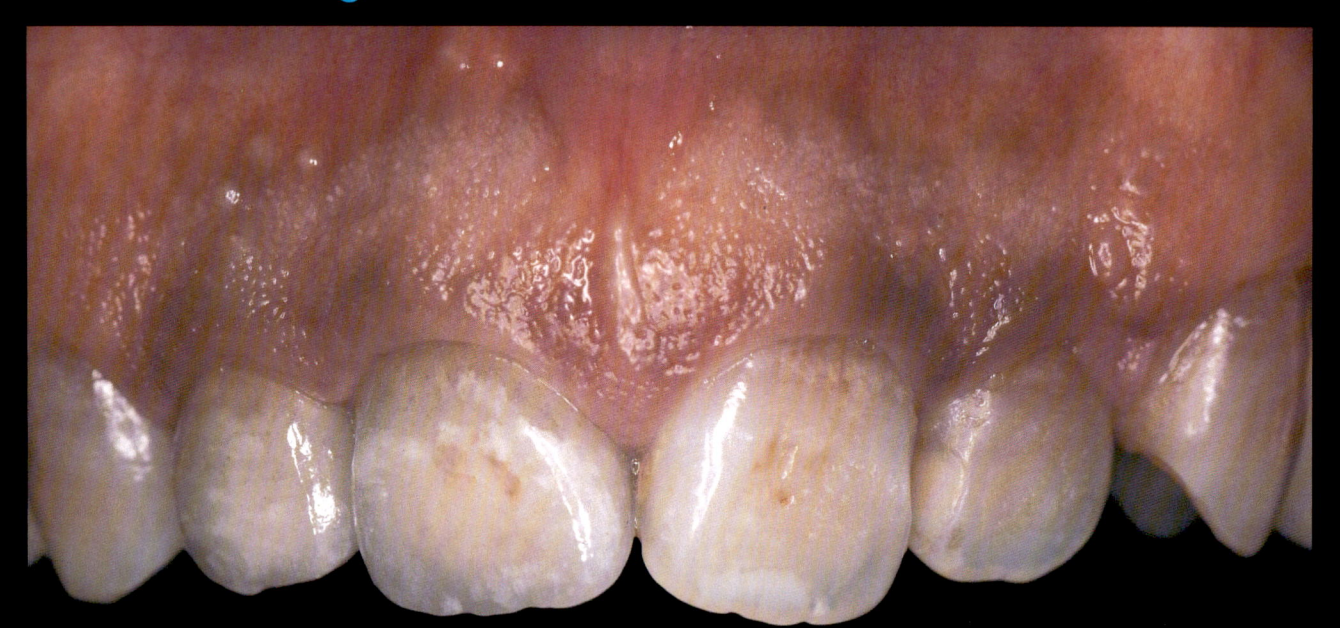

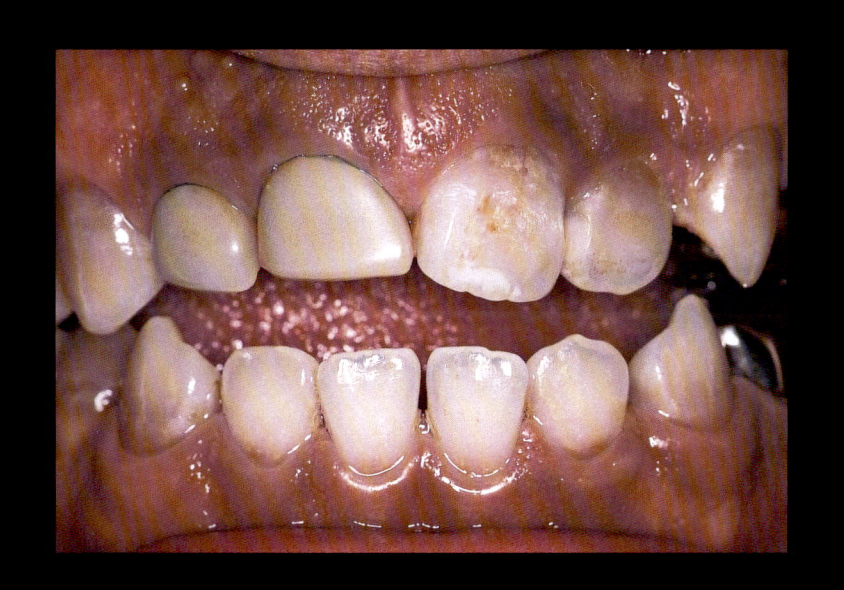

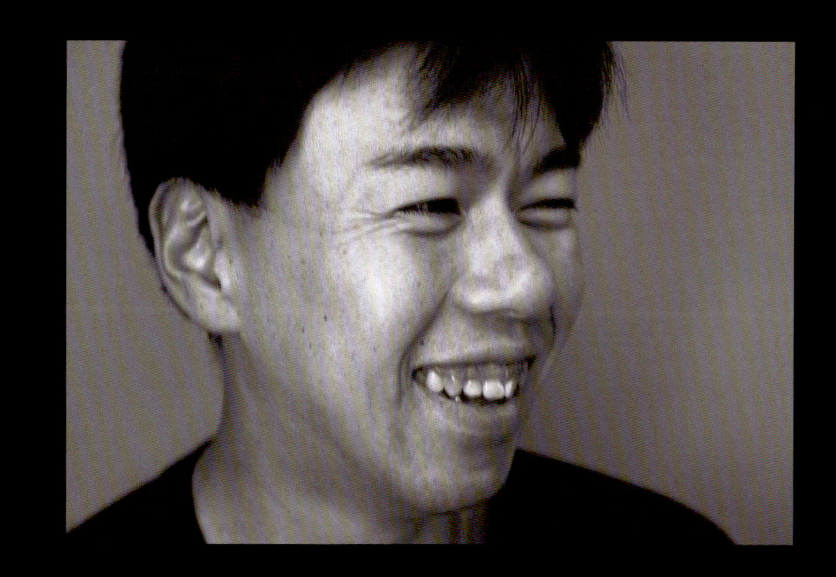

主観的審美性の統合

美しさとは時代や文化に左右されると共に主観による知覚の現象である。
この症例における患者の審美的希望は、右側中切歯と側切歯が元の状態に戻ることであった。

Objective esthetic integration

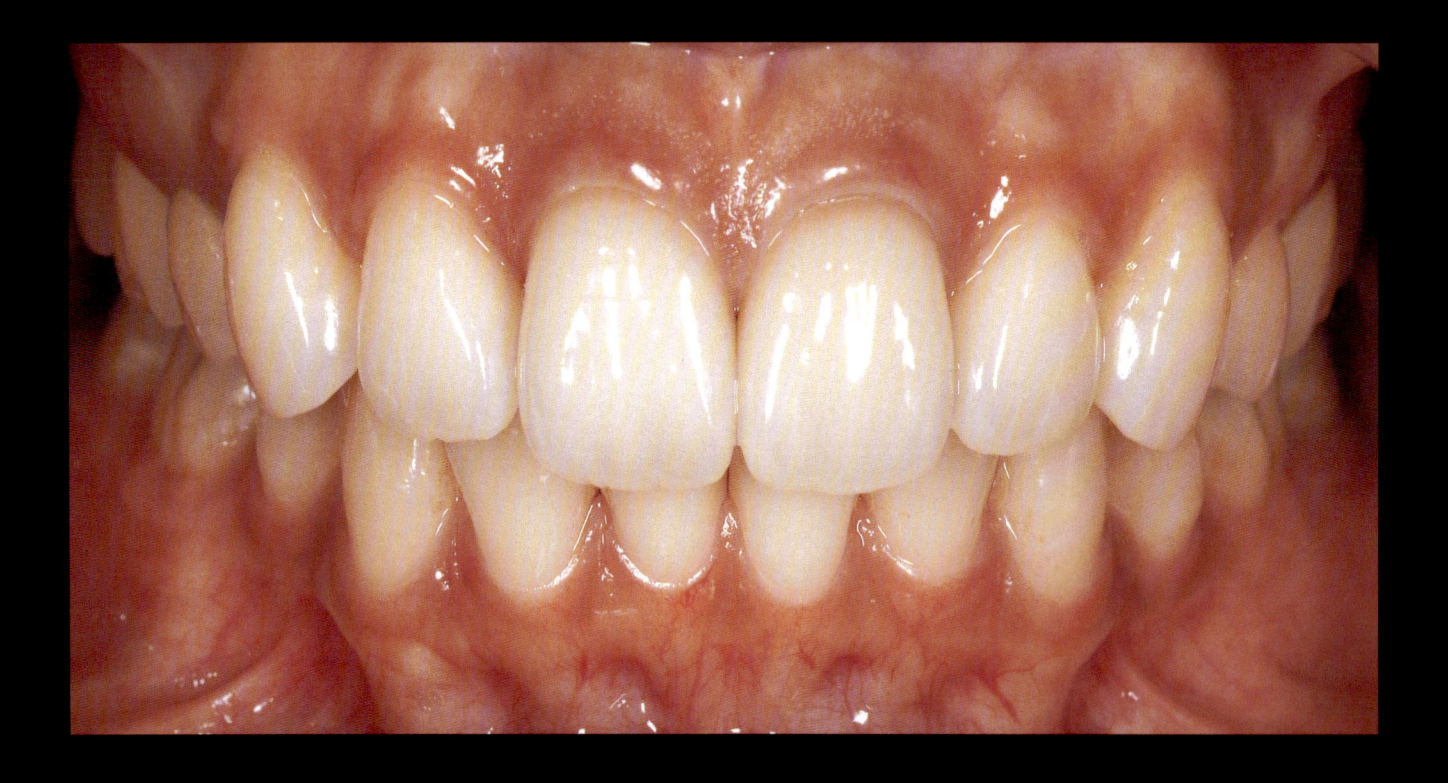

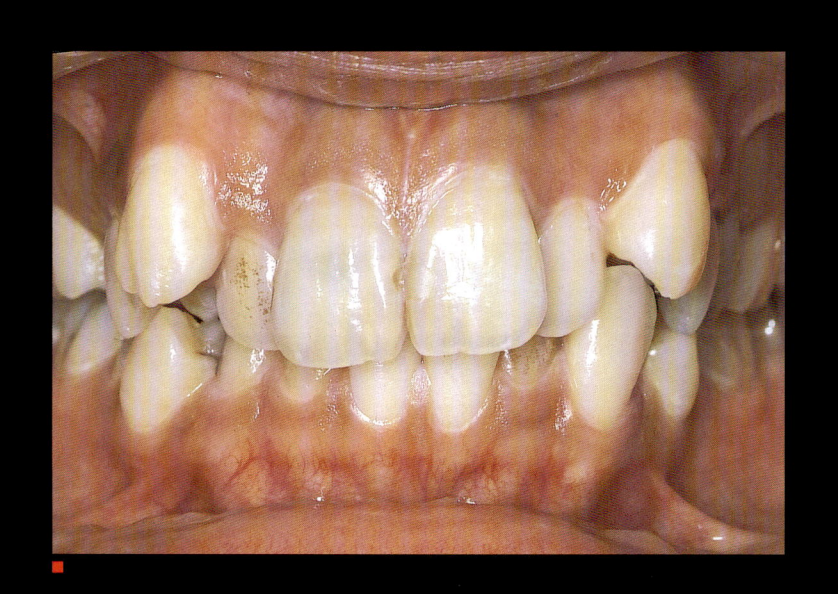

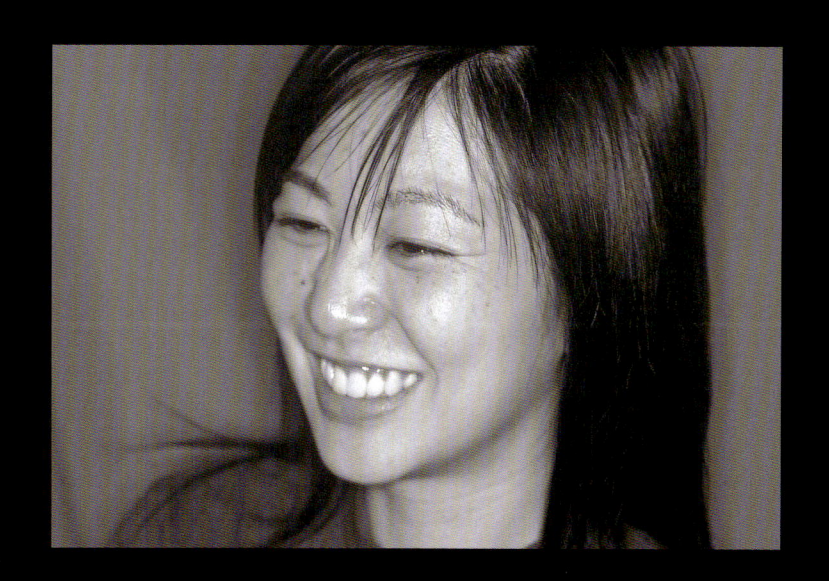

客観的審美性の統合
自然界に幾何学的対称は存在しないが、客観的計測に基づいた一般的基準も美しさの魅力を高めることができる。
特に対称と均衡(Symmetry and Balance)は、多くの人が落ち着きを感じ、好む傾向がある。

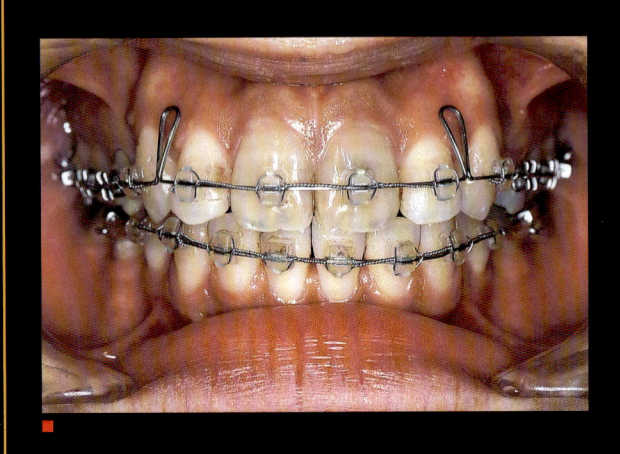

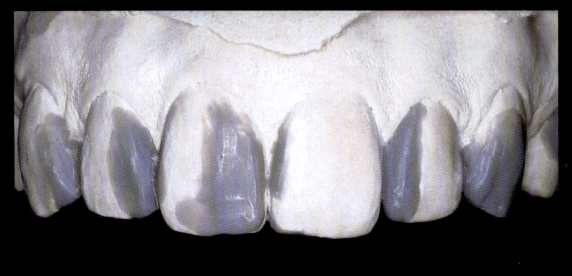

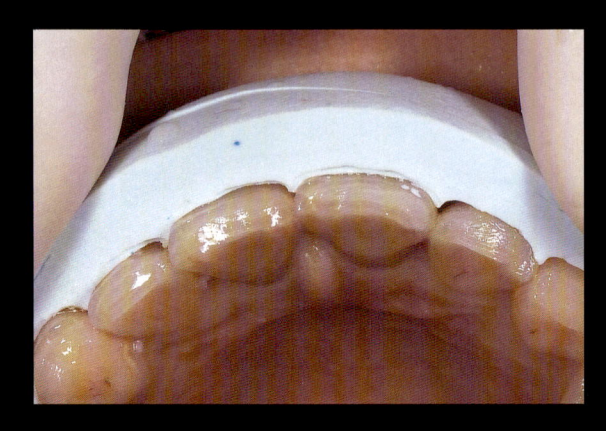

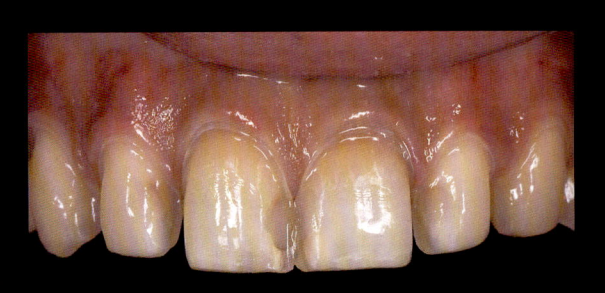

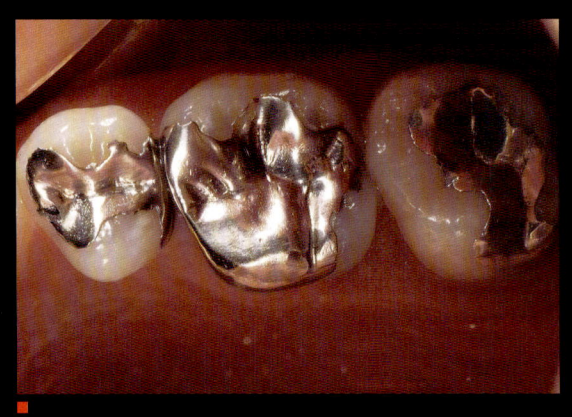

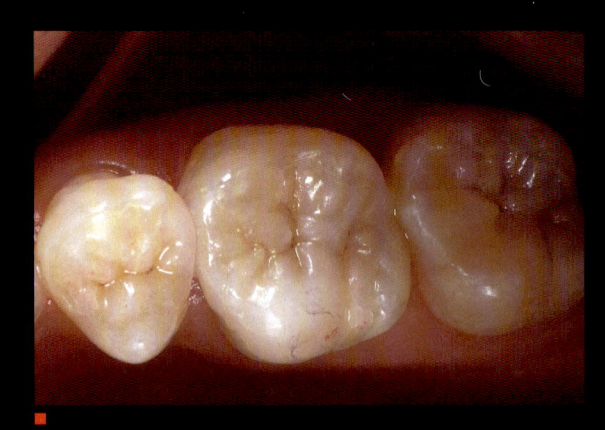

矯正治療後、歯の幅径と色のコントロールのため前歯部を P.L.V., 臼歯部を P.In., P.On., にて修復を行った。

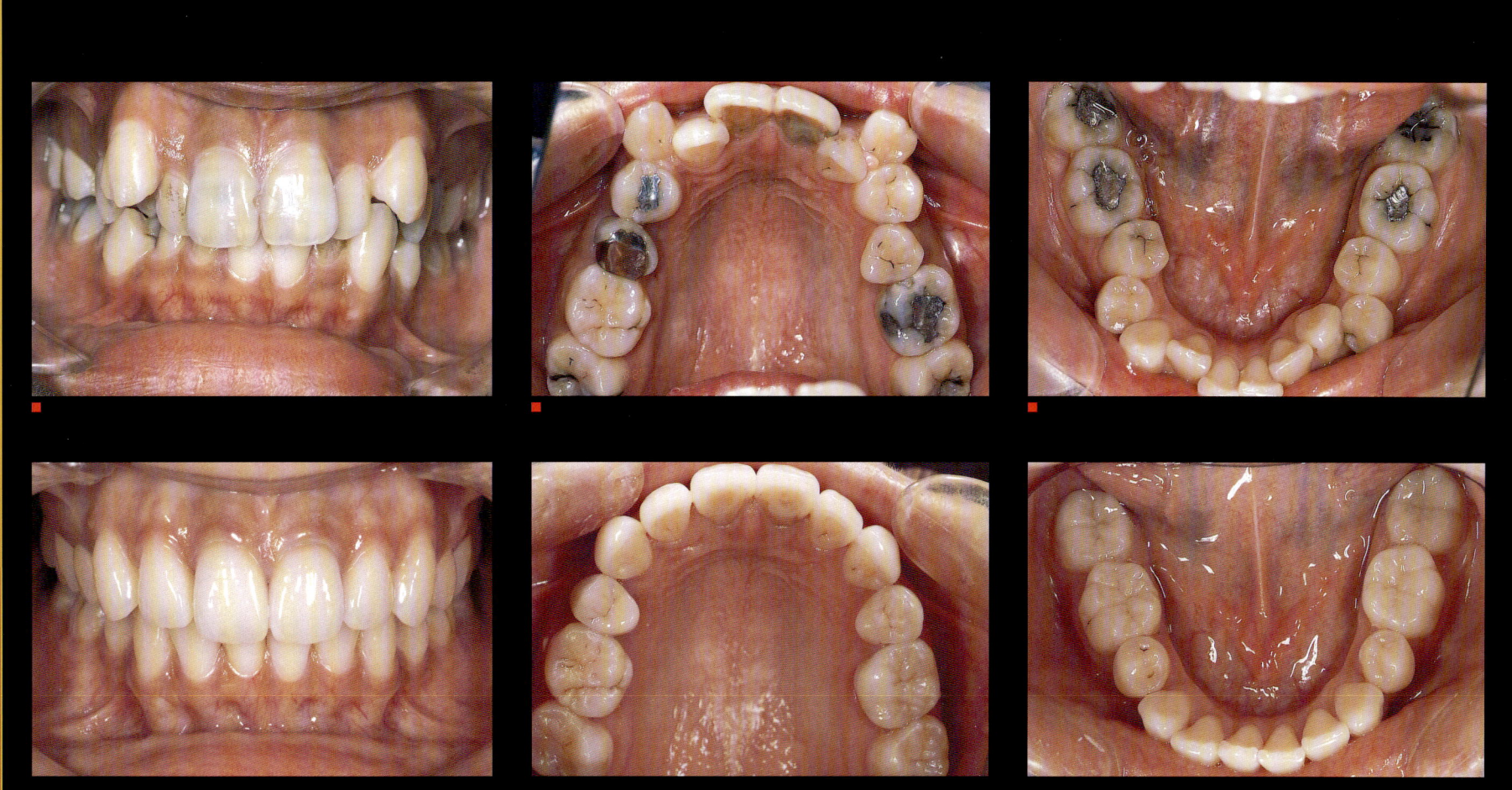

P.L.V., P.ln. and P.On.

Esthetic integration with the treatment restrictions

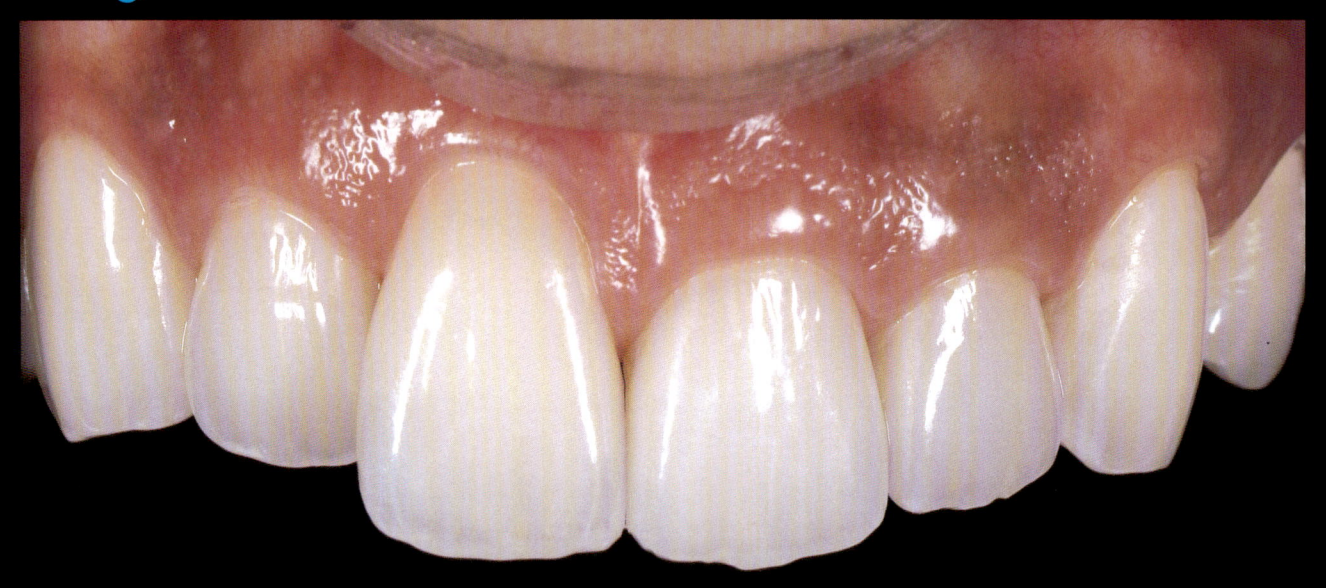

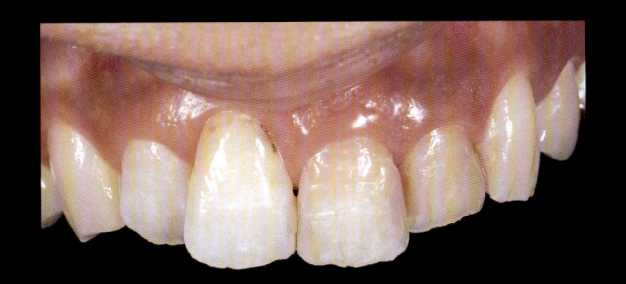

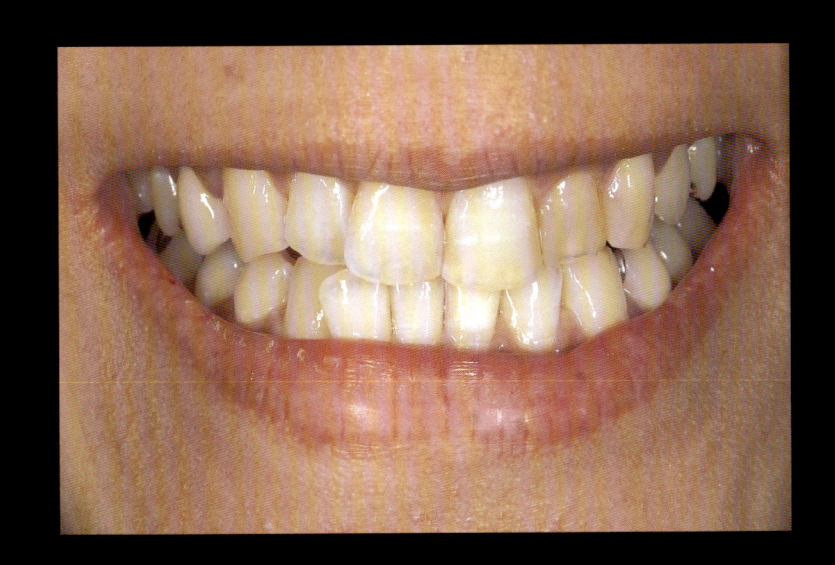

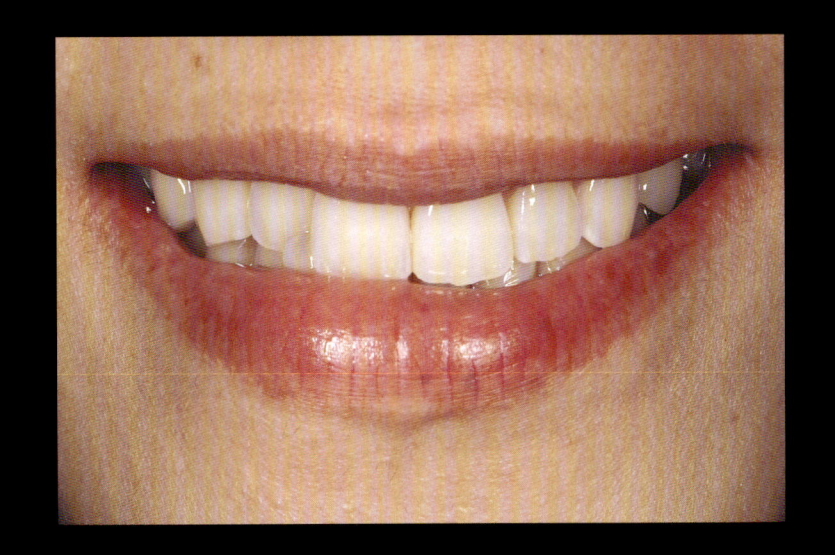

治療に制約がある場合の審美性の統合
すべての患者が、患者自身が望む審美性の確立のために必要と思われる処置を受け入れてくれるわけではない。
この症例では、短期間で審美性を確立することを要求されたために、歯の色、幅径、歯軸をP.L.V.にてコントロールし、患者の満足を得た。

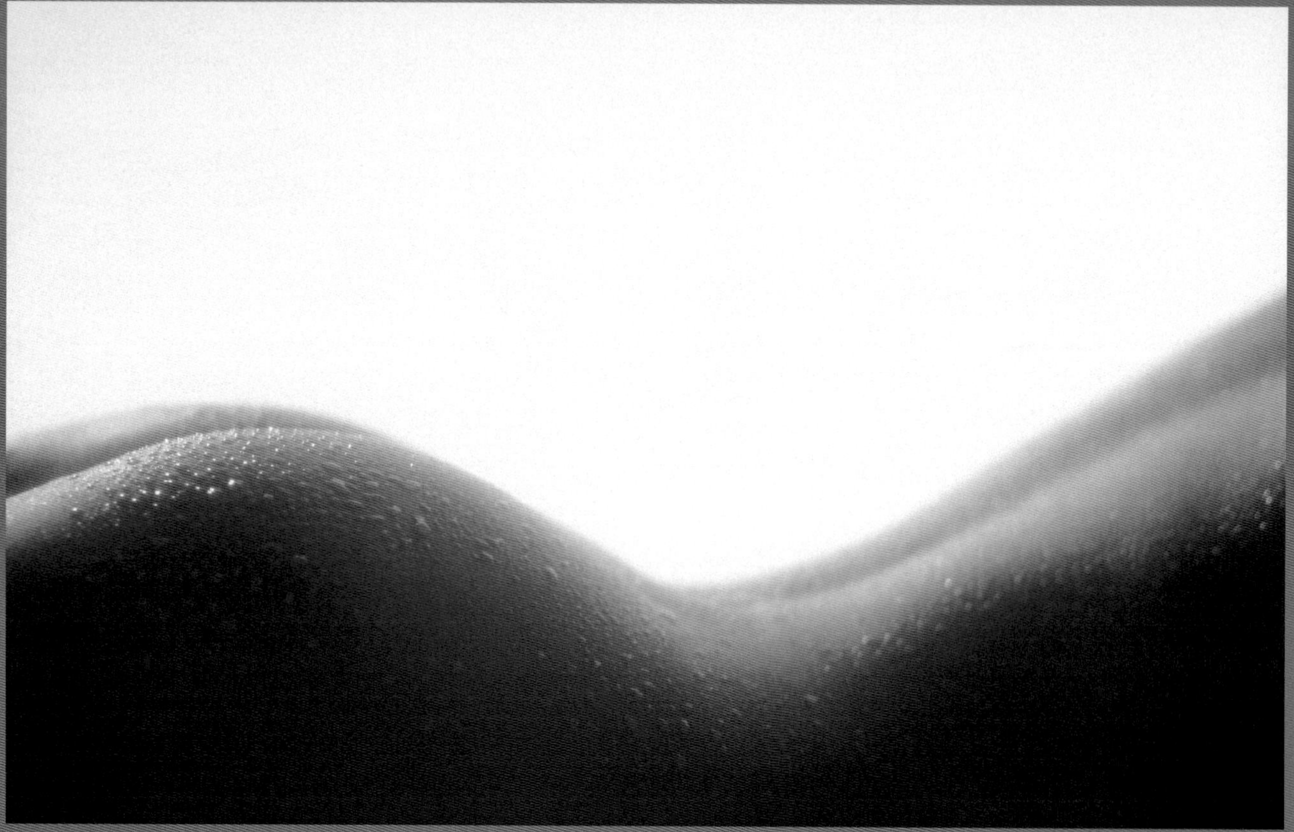

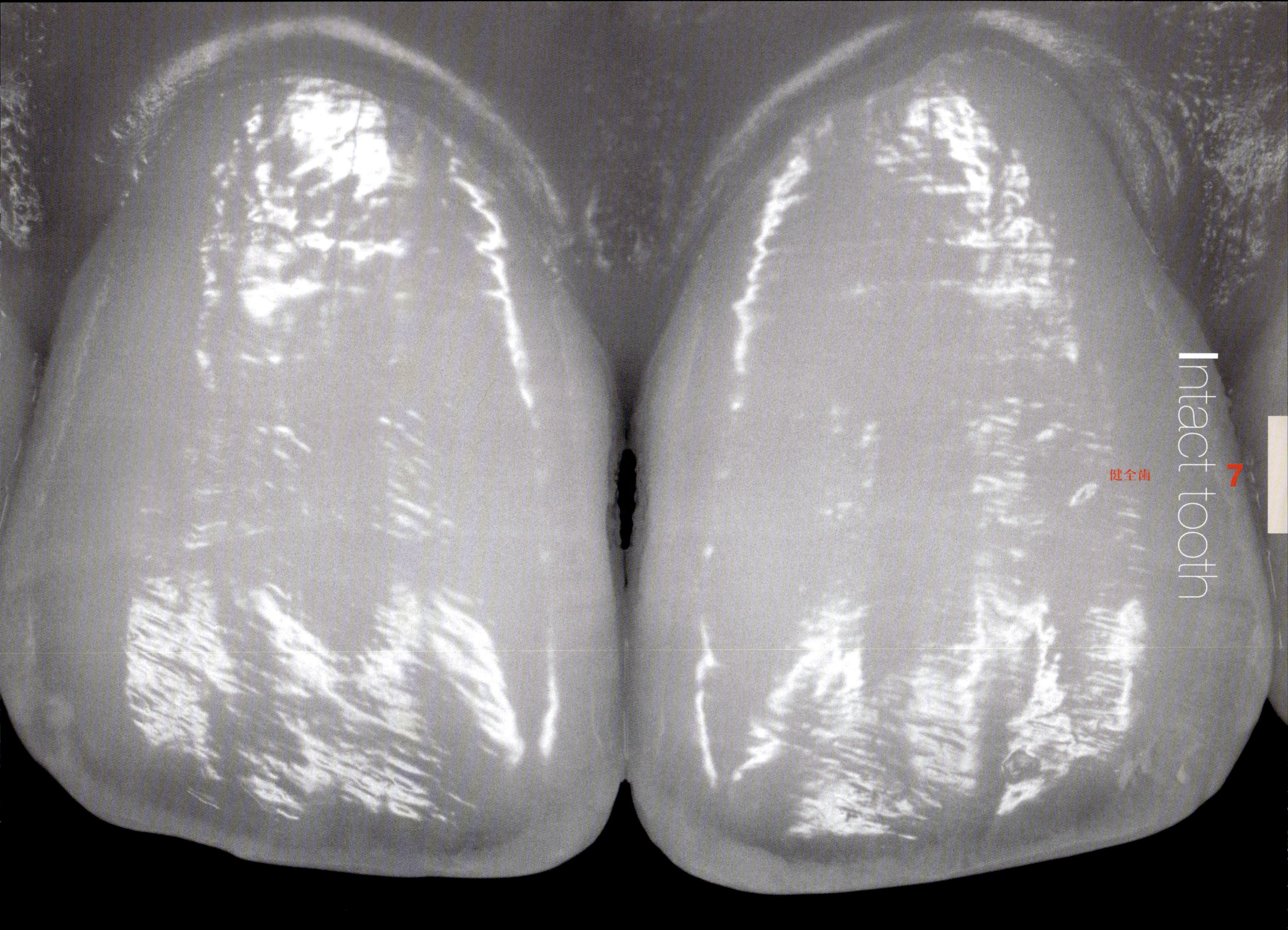

Intact tooth 健全歯 7

健全歯は色、形態、表面性状などさまざまな表情を見せてくれる。

Intact Teeth

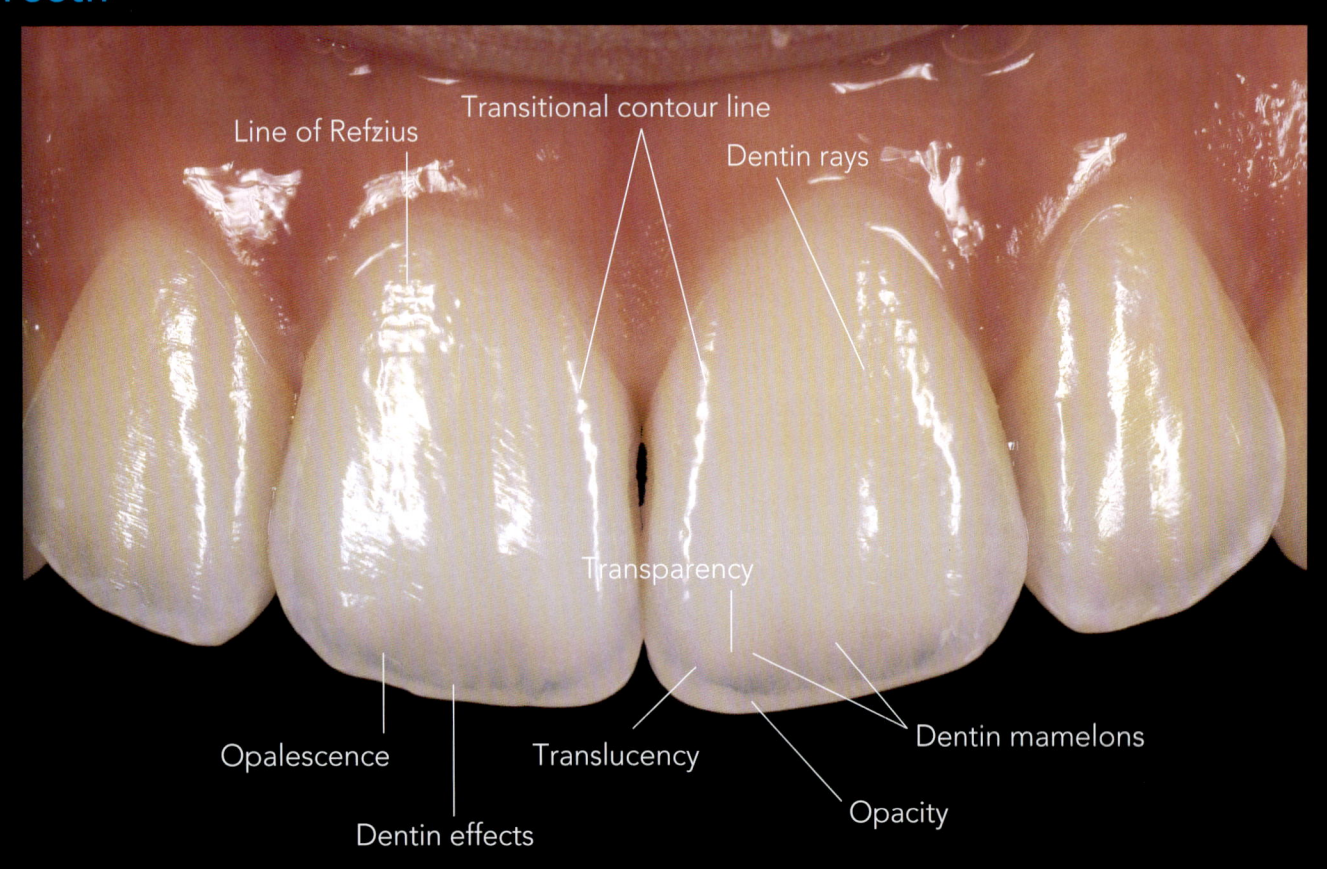

19 years old : female

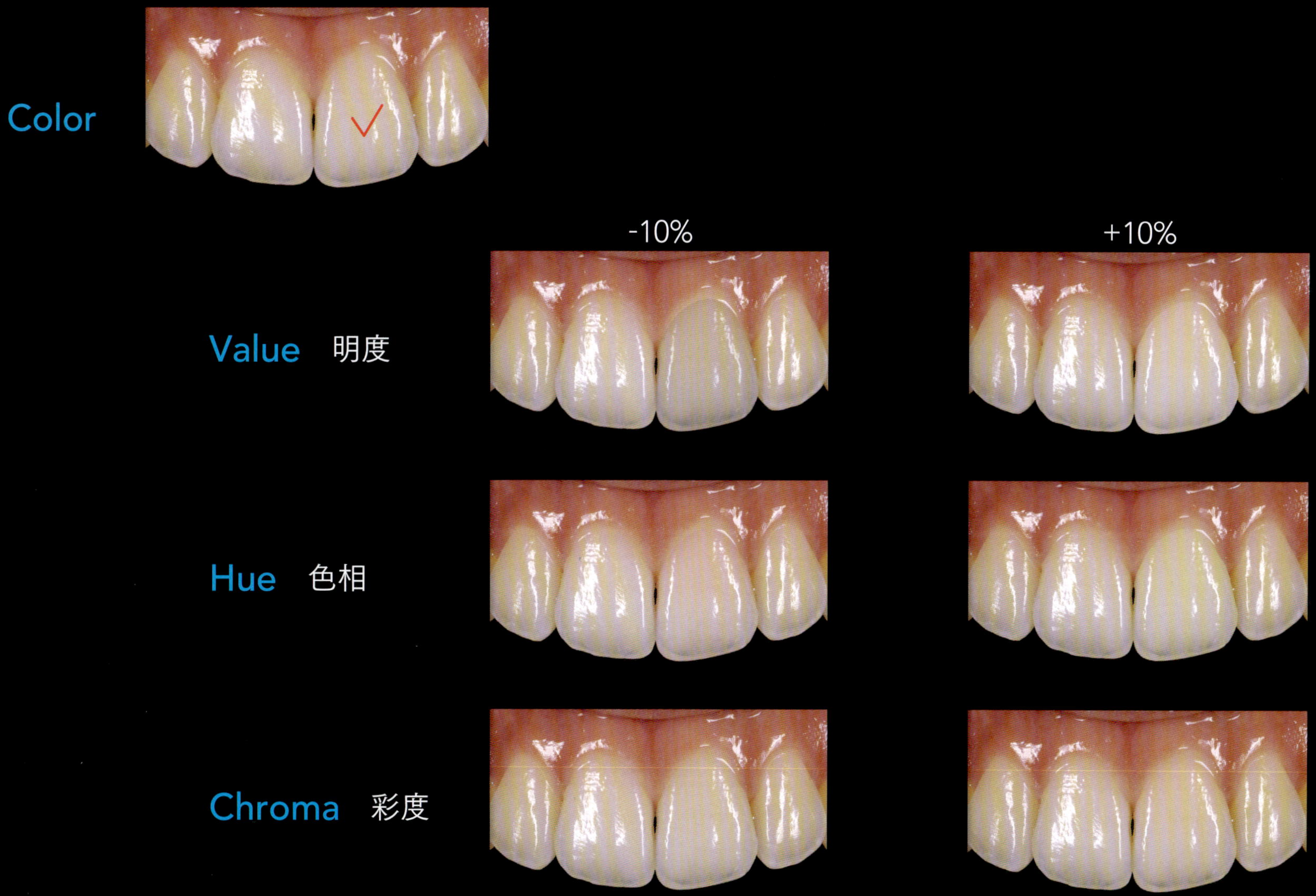

Color

-10% +10%

Value 明度

Hue 色相

Chroma 彩度

色
色を構成する3つの要素　色の見た目は Value（明度：明るさ）、Hue（色相：色そのもの）、Chroma（彩度：鮮やかさ）の順で影響度が高い。
左側中切歯をそれぞれ10％変更したもの。

Brightness

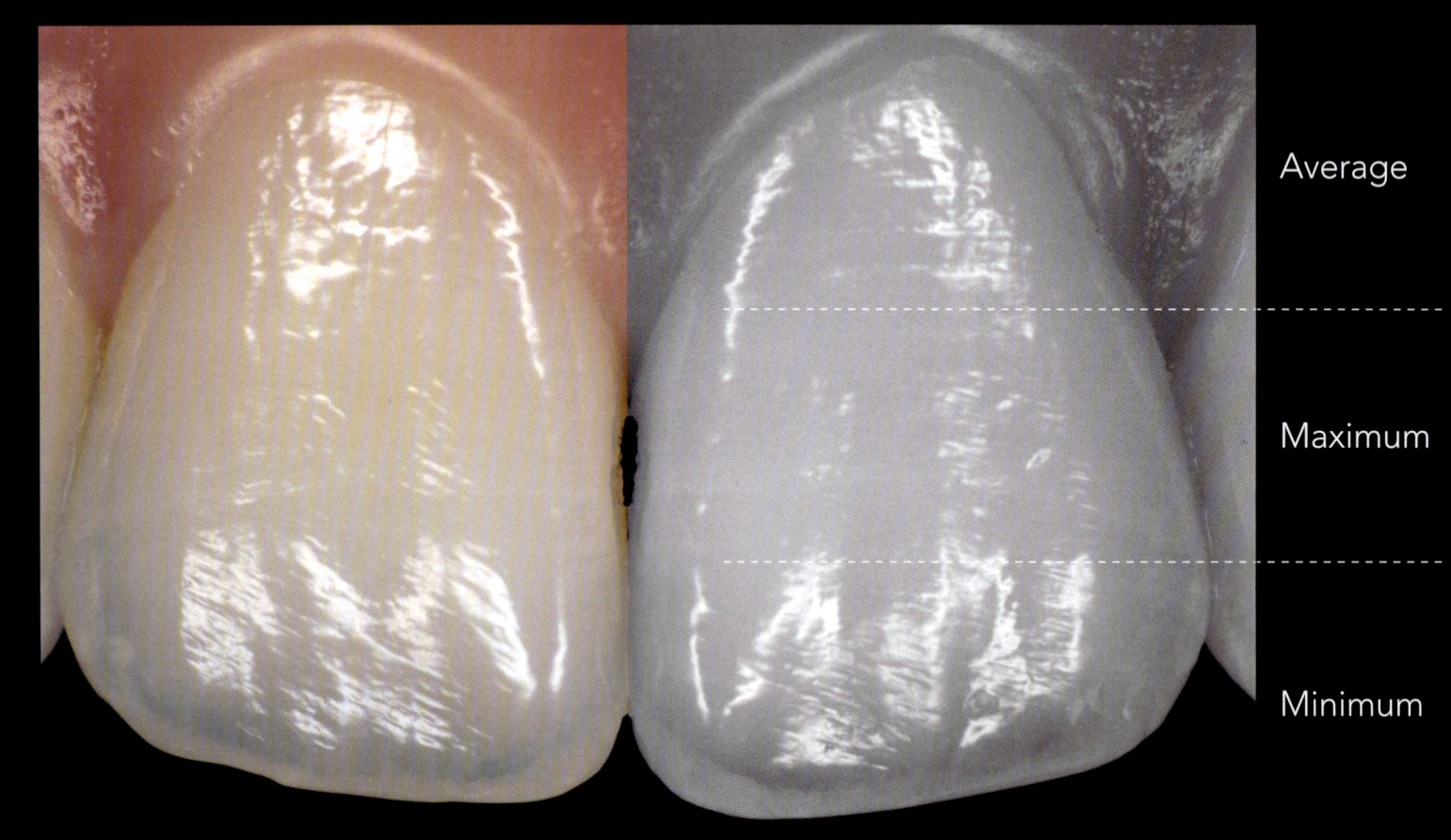

Average

Maximum

Minimum

輝度
輝度は歯の中央 1 / 3 が最も明るく、切端 1 / 3 が最も暗く、歯頸部 1 / 3 はその中間である。

Texture

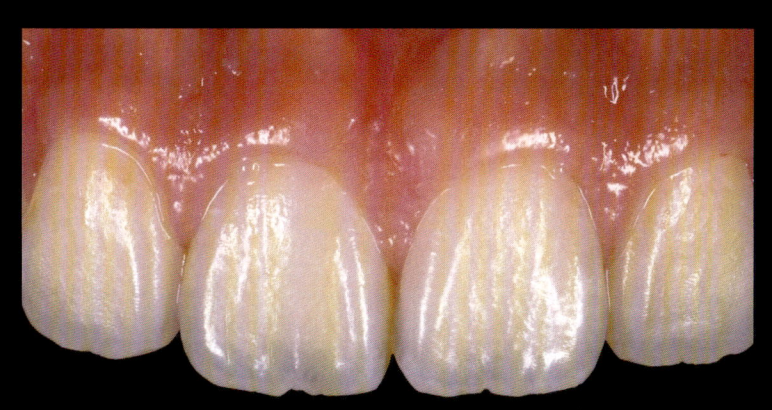

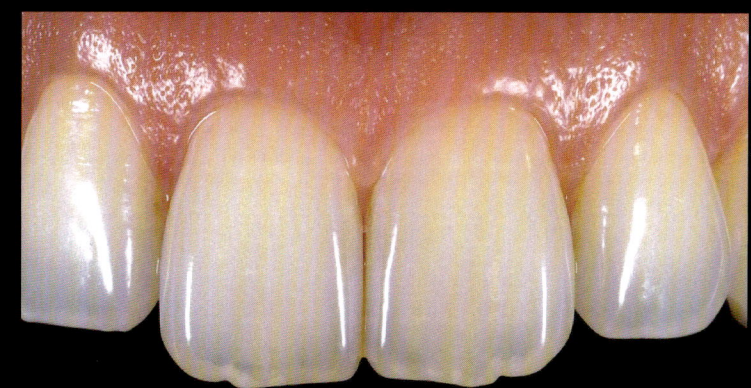

18 years old：female

17 years old：female

特質、肌合い
一般的に、若年者では歯の表面性状が複雑で変化に富んでおり、
Aging（加齢）によりなめらかになると言われているが、個人差がありさまざまである。

Character

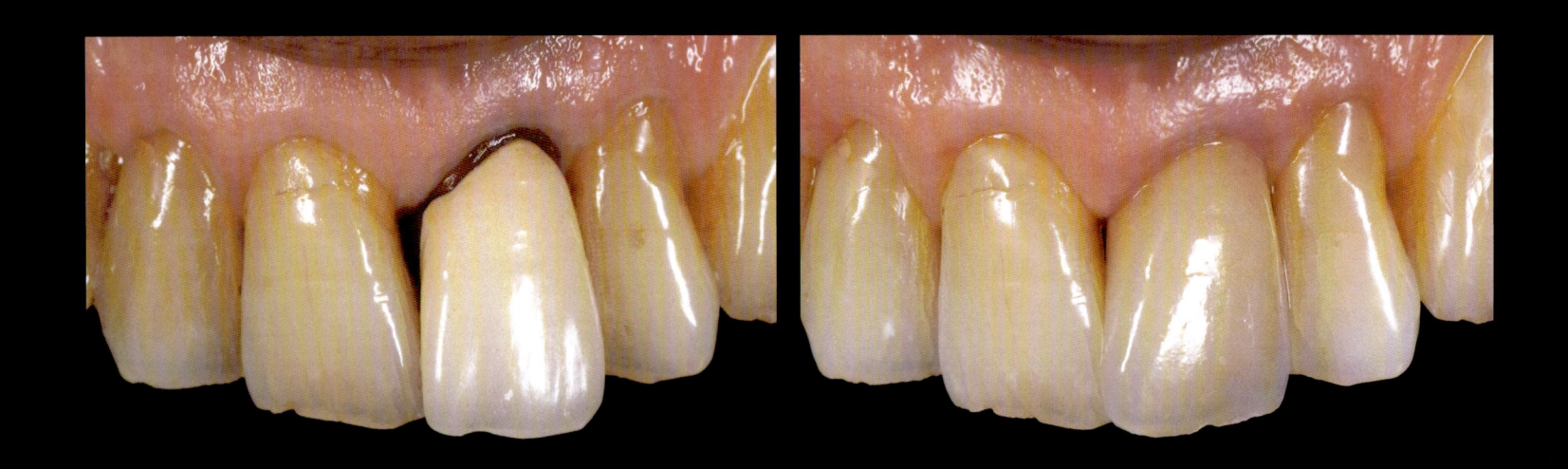

個性
審美とはわれわれの行った仕事を目立たなくする科学でもある。

Daytime

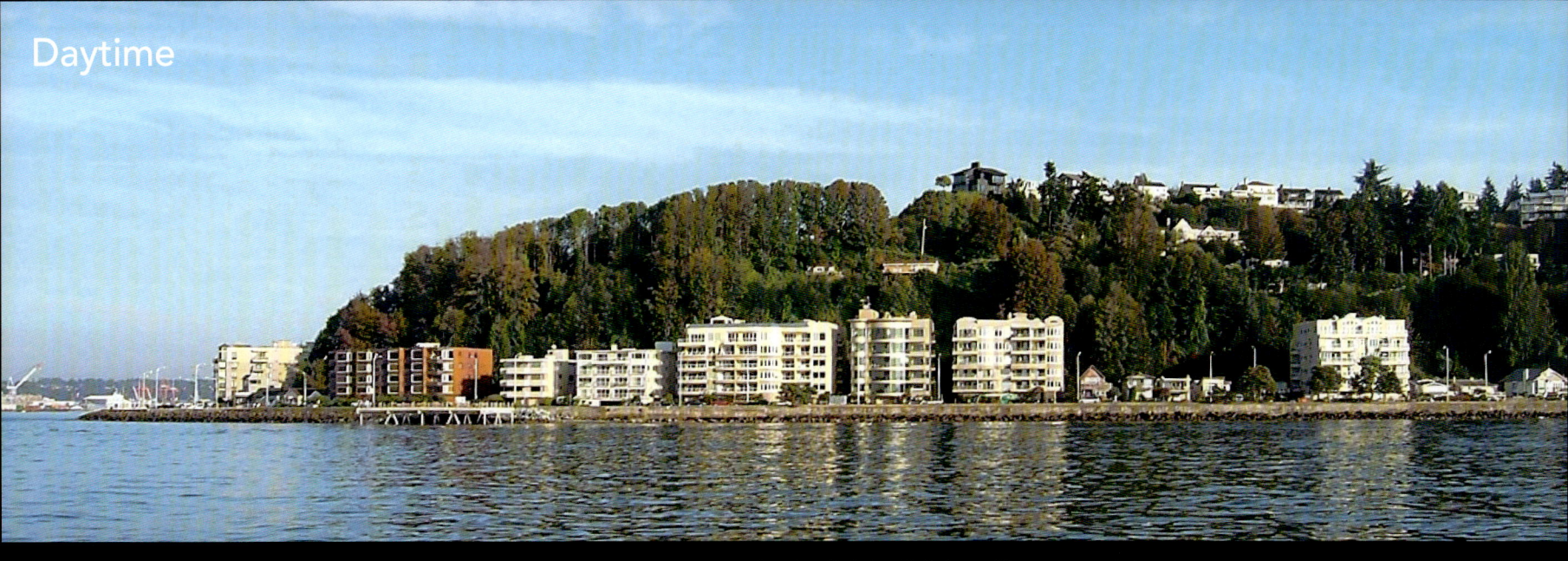

われわれは変化する光の中で歯を認識している。さまざまな光の中で健全歯と修復歯が同様に見えるよう努めなければならない。

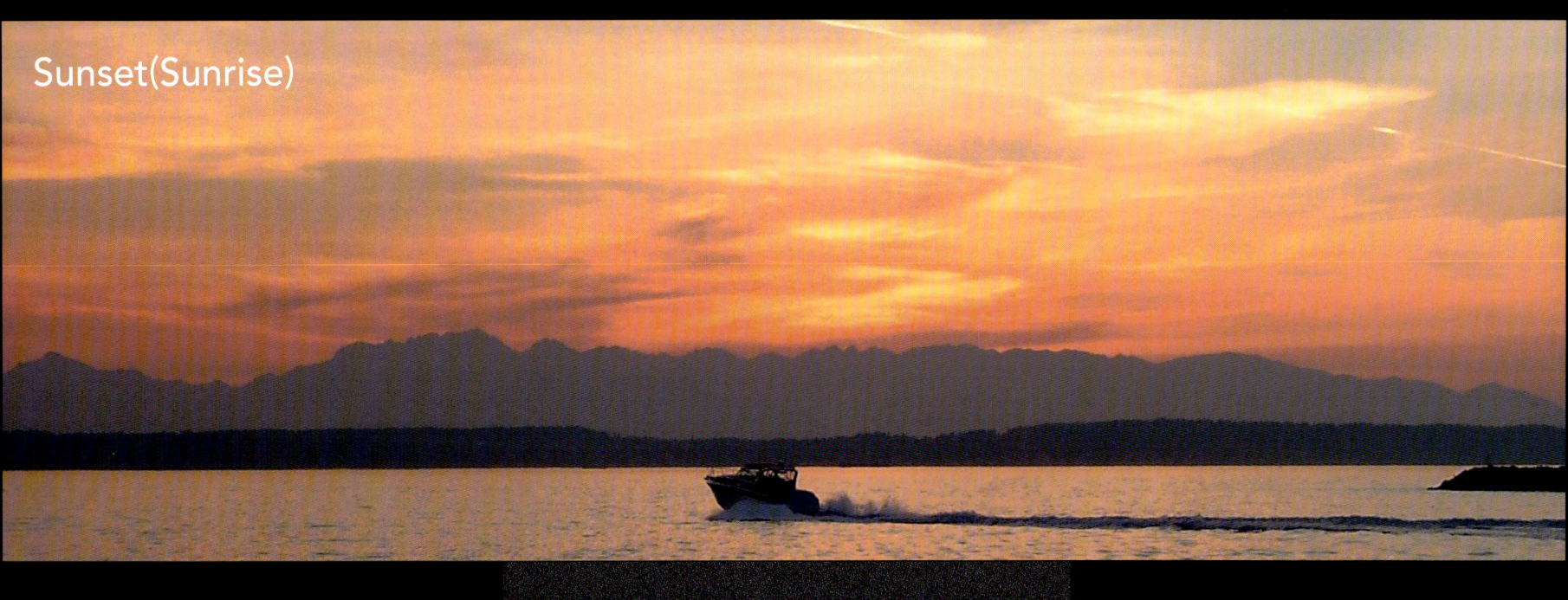

Sunset(Sunrise)

Intact Teeth

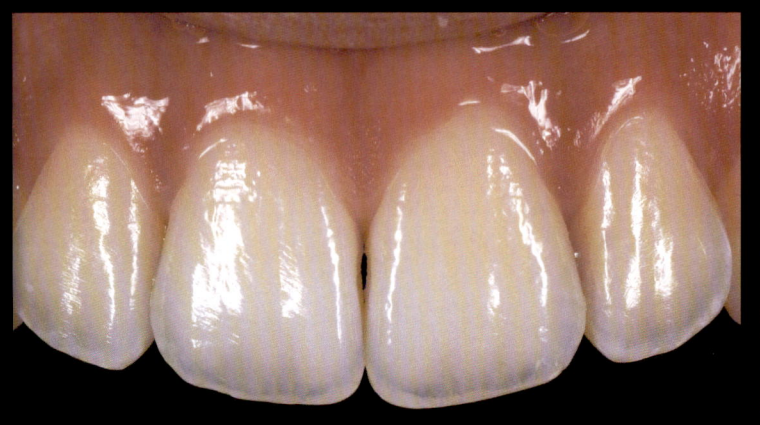

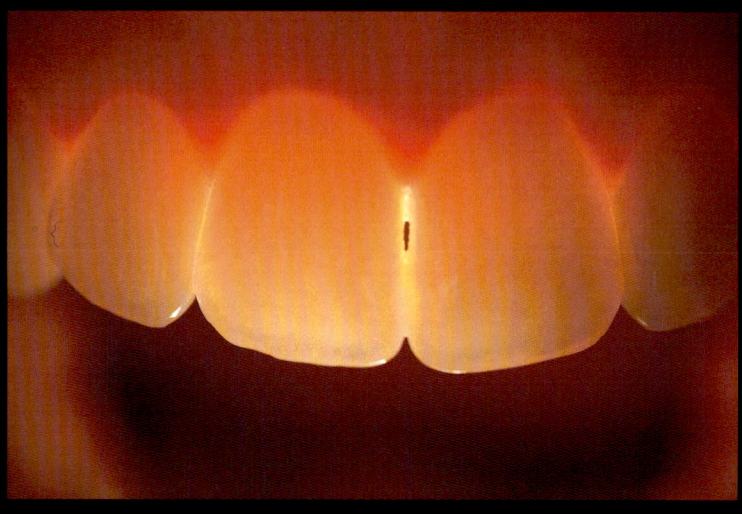

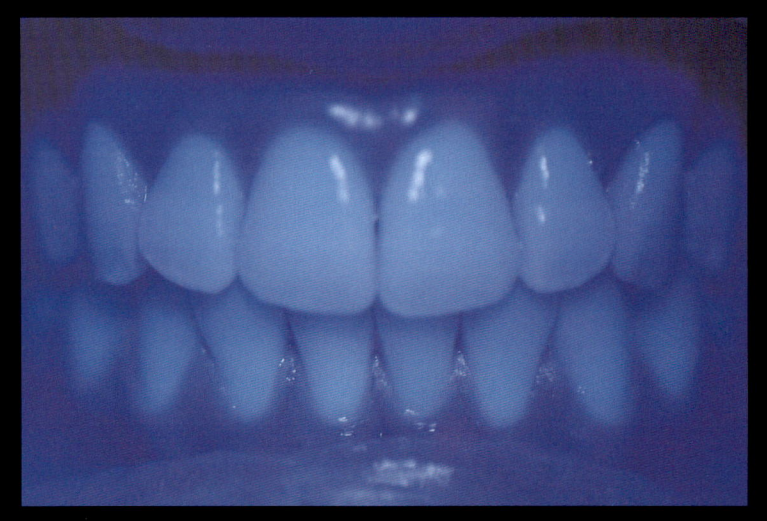

Transparence

Fluorescence

代表的な光である、順光、逆光、ブラックライトで見せる健全歯の表情。逆光では歯頸部の明るさに注目。歯には蛍光性があるためブラックライトの下では白く浮き上がって見える。

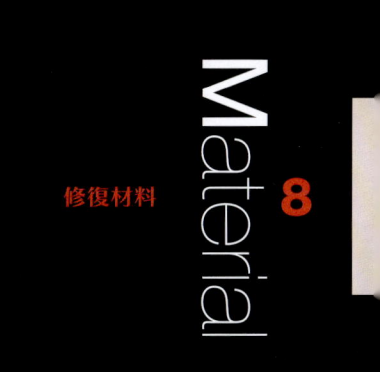

Transmission

Reflection

Diffused reflection

修復材料 Material 8

透過する光、反射する光、乱反射する光によりわれわれは健全歯を歯として認知する。

Natural tooth

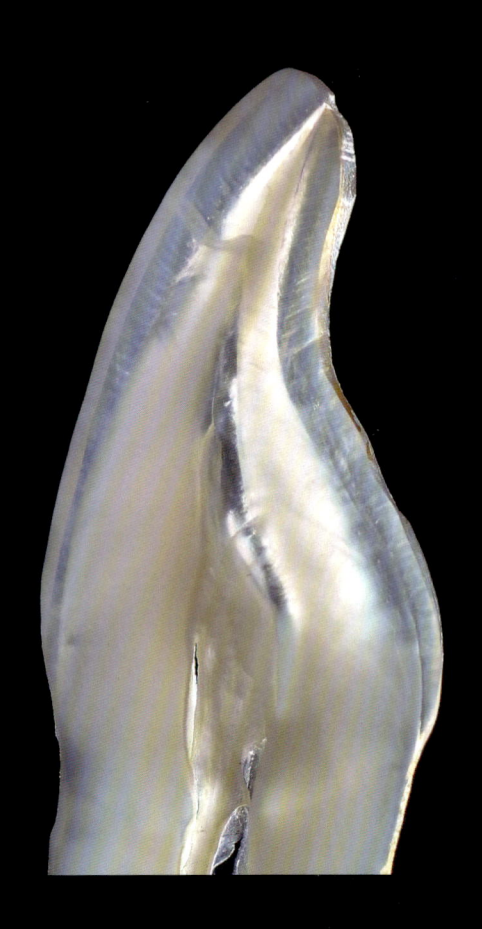

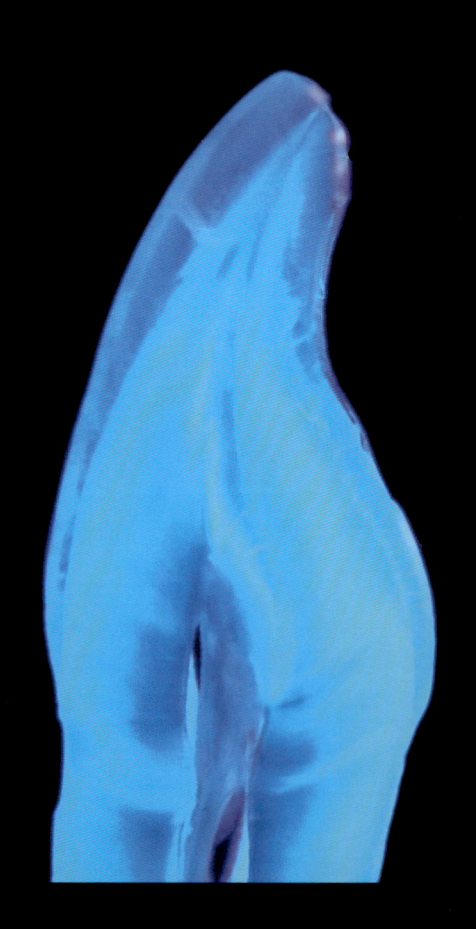

上顎中切歯薄片、上顎第一大臼歯薄片（57頁）を透過光とブラックライトで観察した状態。

Natural tooth

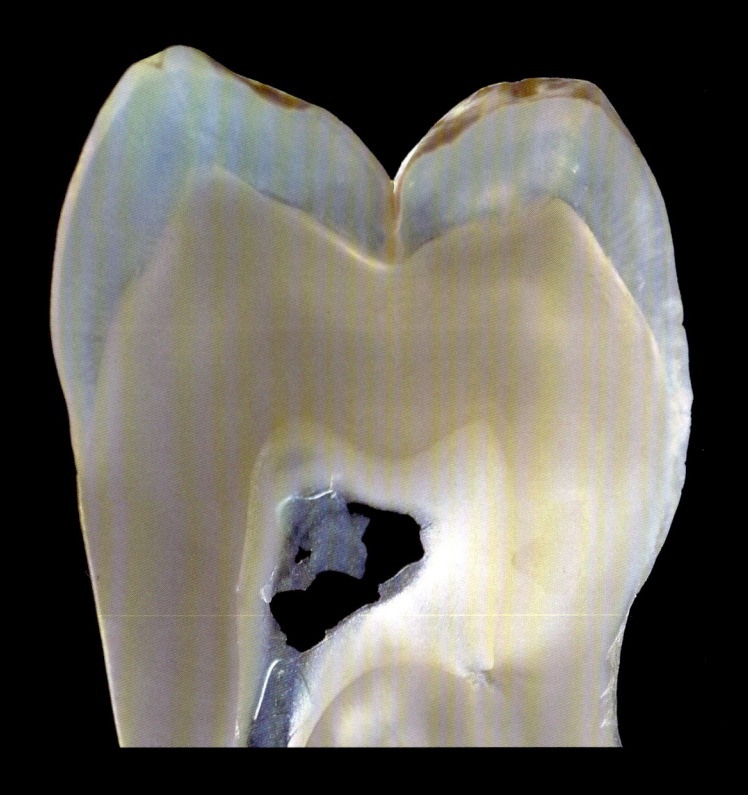

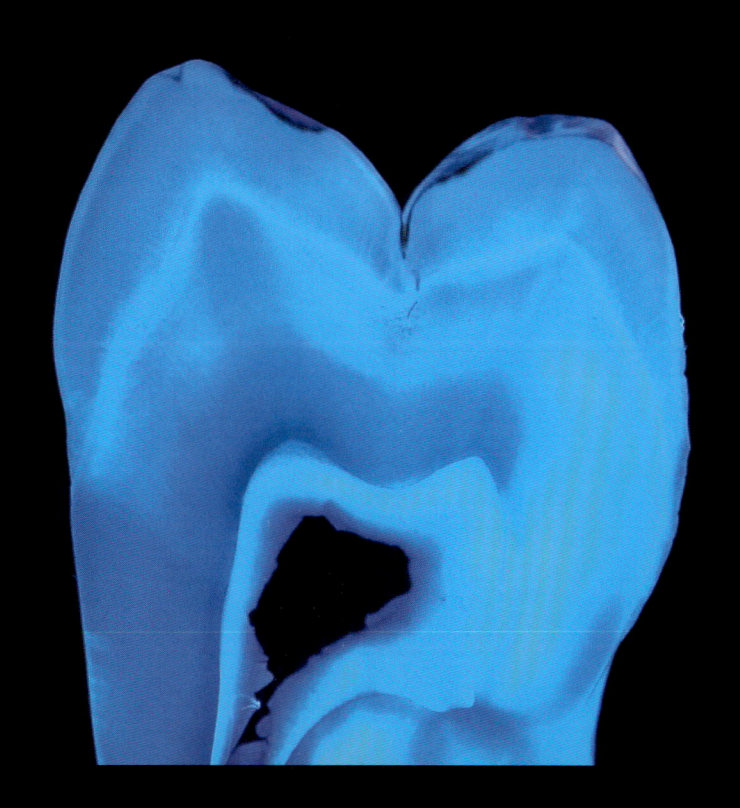

デンティン・エナメル境の蛍光性が最も高い。
この事実はオールセラミッククラウンのコーピングやルーティングセメントにも蛍光性が必要であることを示唆している。

Composite resin

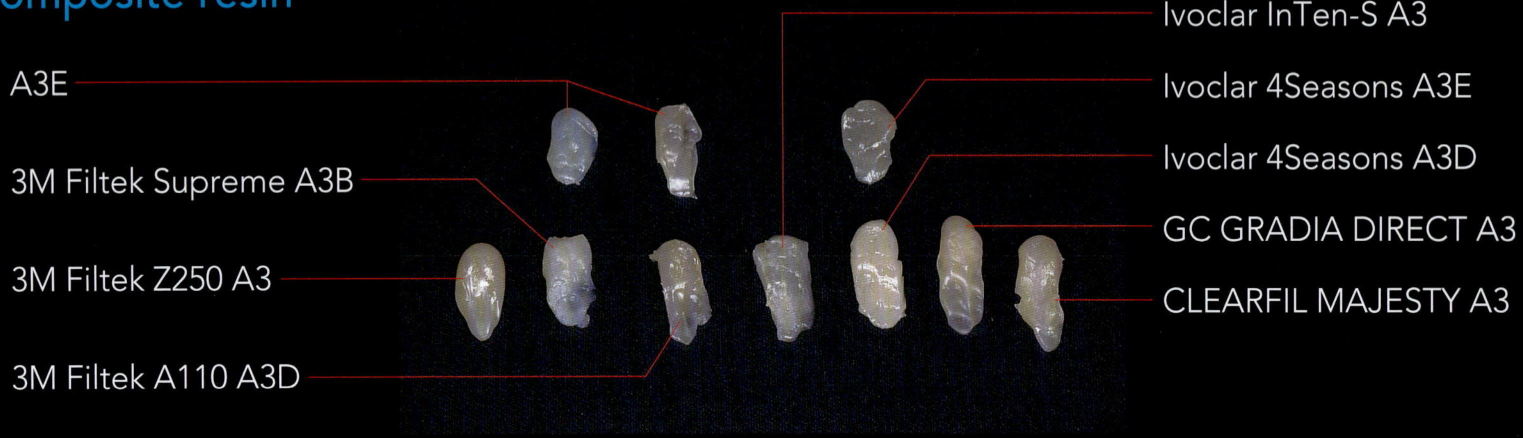

- A3E
- 3M Filtek Supreme A3B
- 3M Filtek Z250 A3
- 3M Filtek A110 A3D
- Ivoclar InTen-S A3
- Ivoclar 4Seasons A3E
- Ivoclar 4Seasons A3D
- GC GRADIA DIRECT A3
- CLEARFIL MAJESTY A3

Transparence

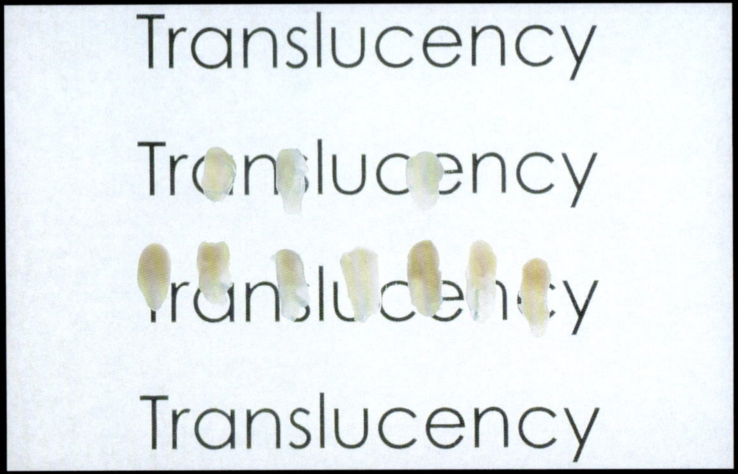

Fluorescence

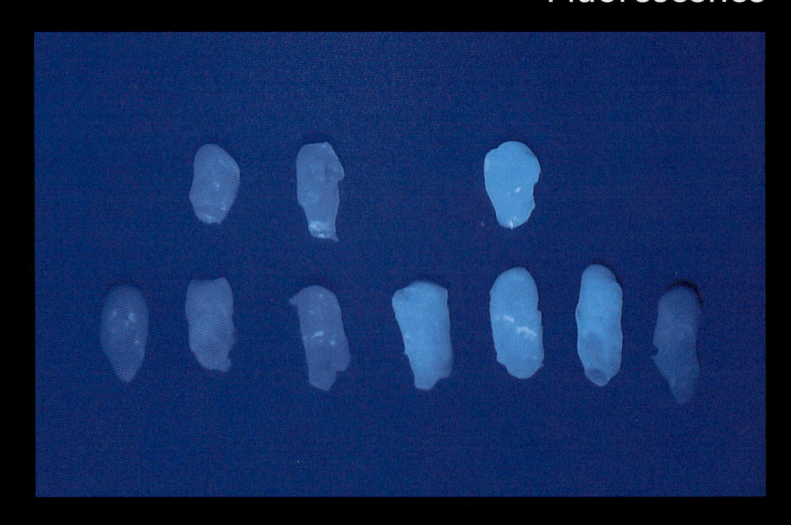

コンポジットレジン

さまざまなメーカーのA3と表示された光重合型コンポジットレジン。色合い、透過性、蛍光性共にさまざまな表情を見せる。
修復物の結果を決めるのはブランドではなく、材料の選択と使う技術をいかに駆使するかである。

Ceramic

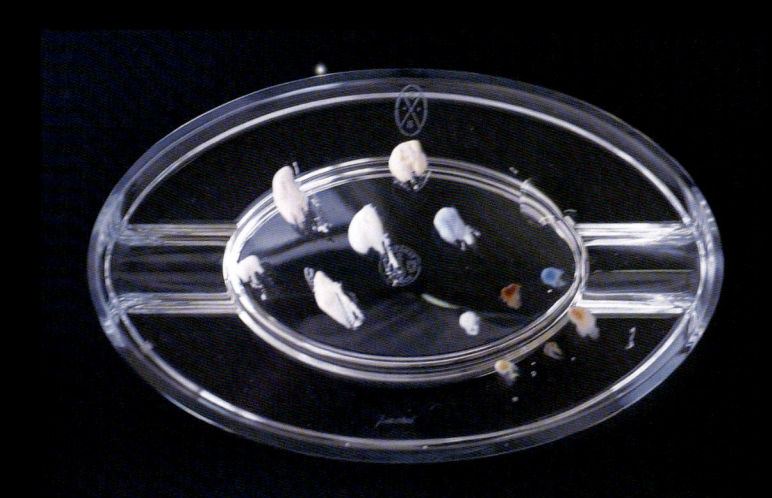

Transparence

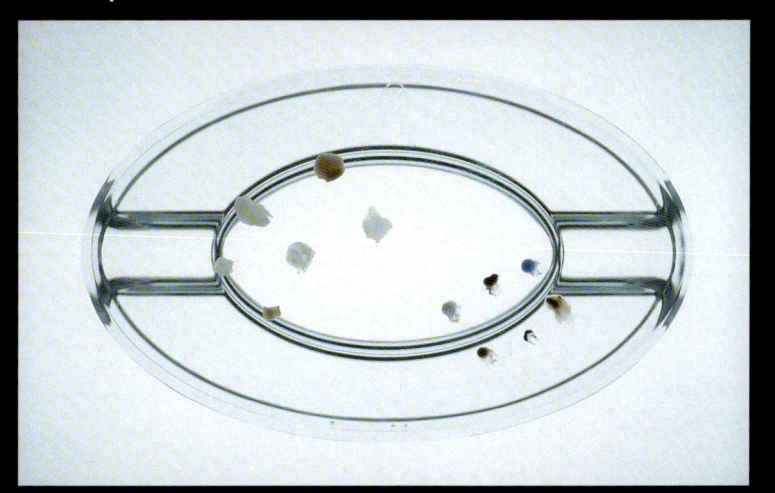

Fluorescence

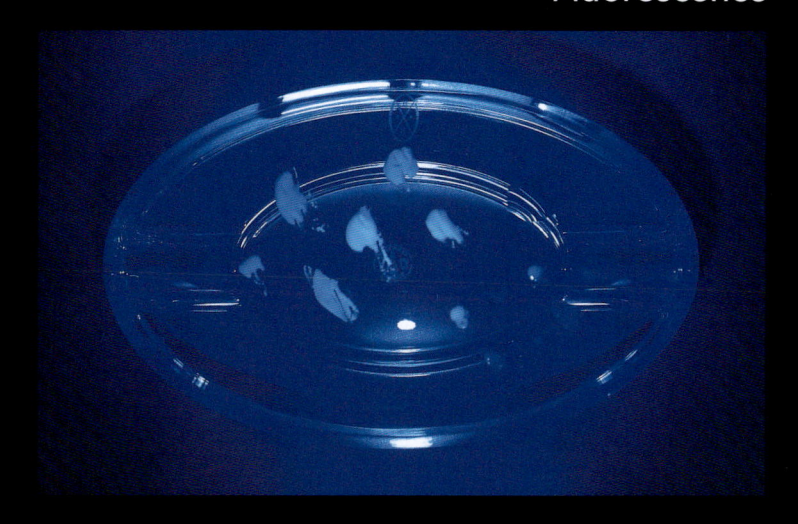

セラミック
われわれは基本的に蛍光性を持つ長石系セラミック材料を使用しているが、
蛍光性のないステイン（右下）はブラックライトの下では存在していないように見える。

Composite resin

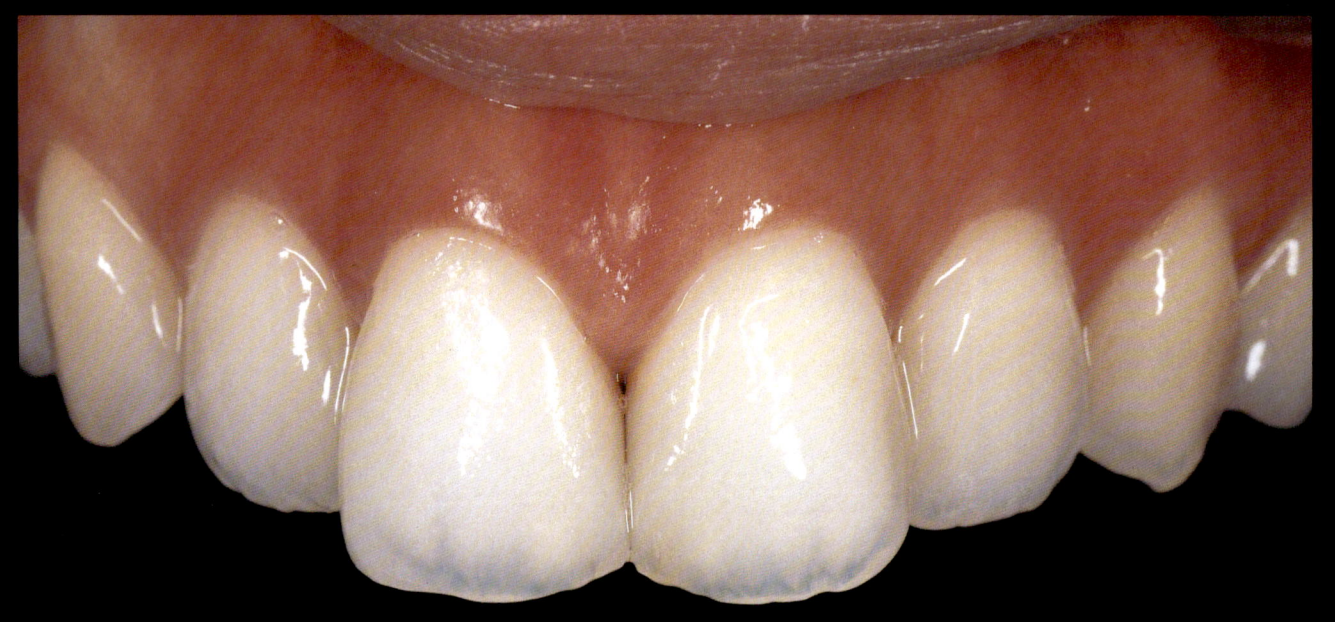

コンポジットレジン
コンポジットレジン修復の症例。右上中切歯遠心はコンポジットレジンのみで積層築盛されている。

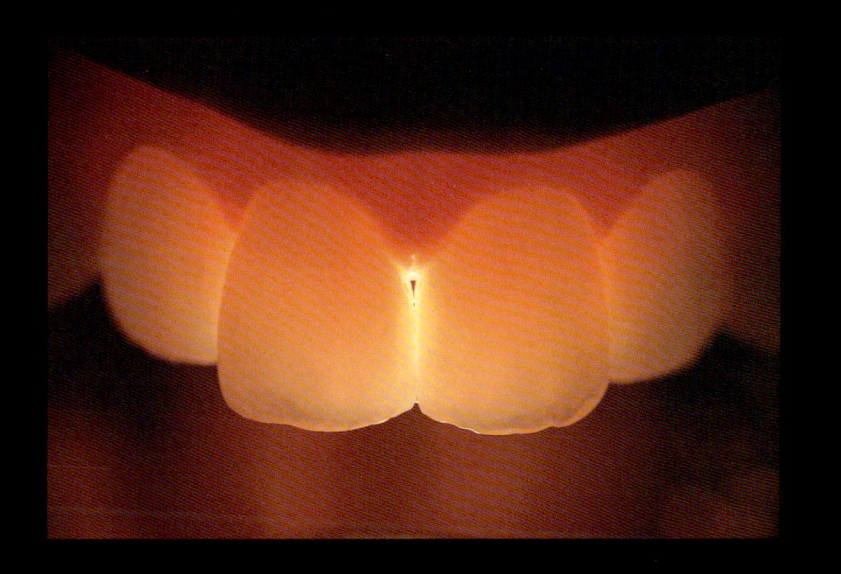

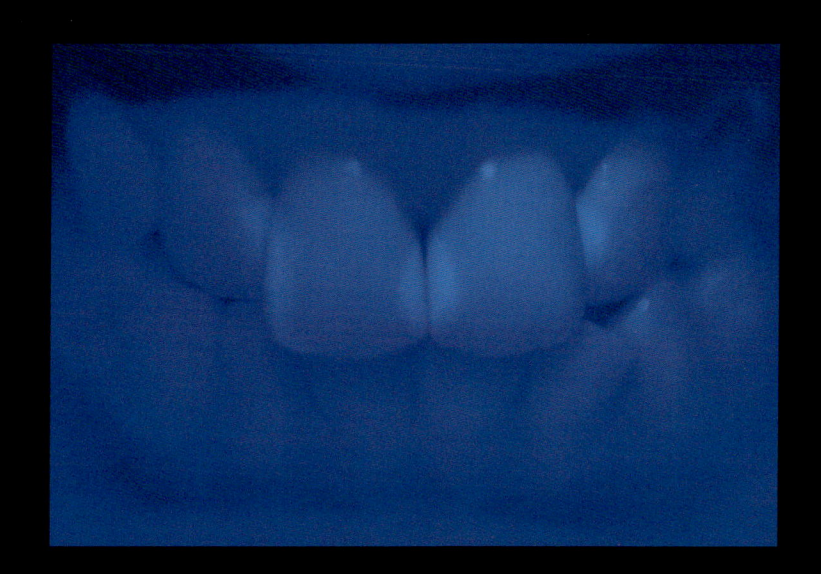

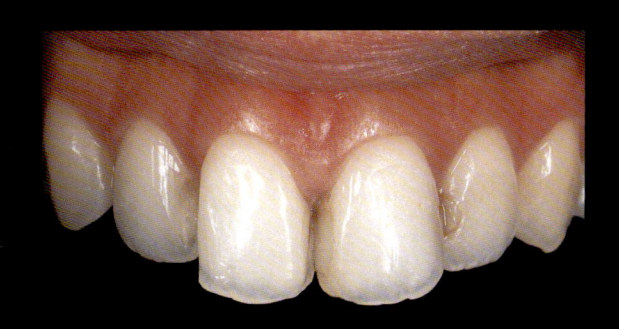

透過性は天然歯と同等である。使用したコンポジットレジンはアジア人の天然歯に比較し、蛍光性が強いようである。

Porcelain fused to metal crown

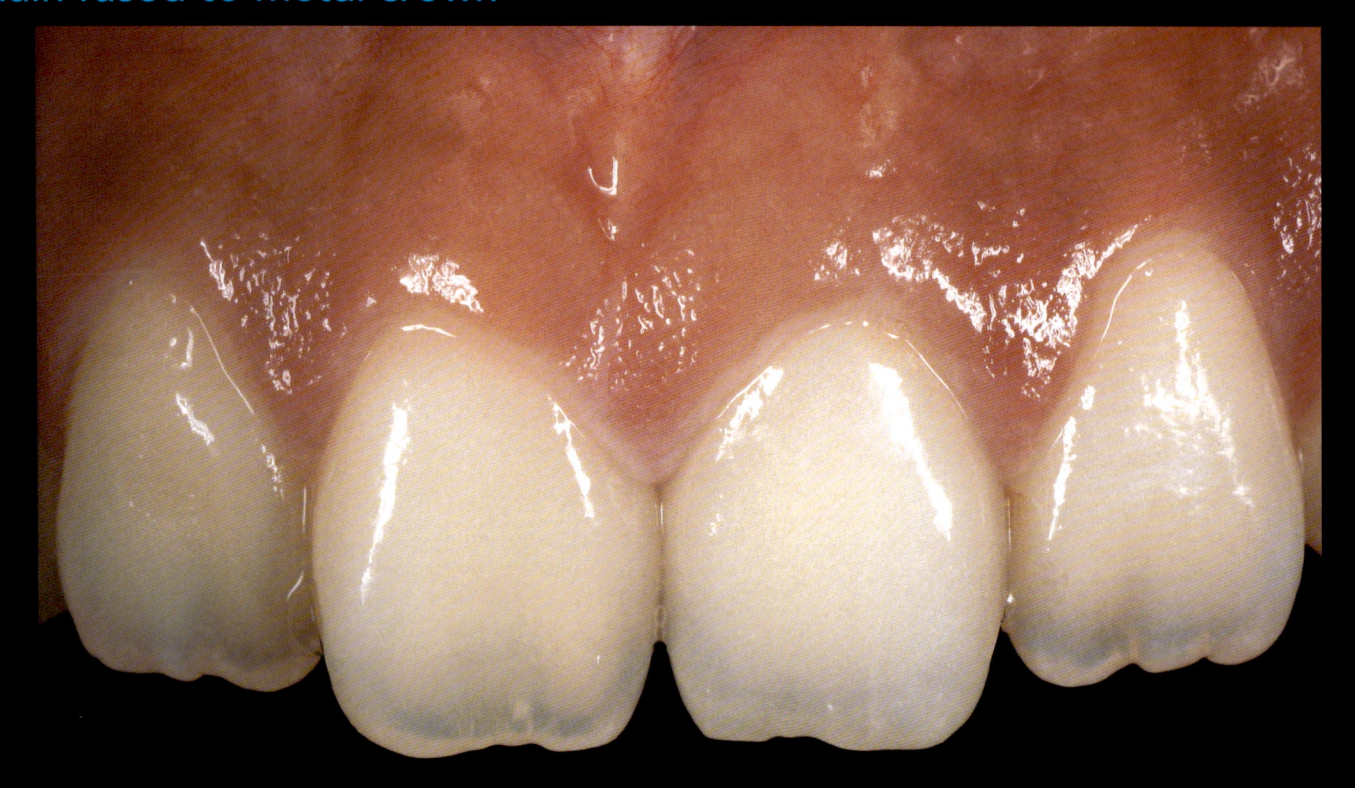

陶材焼き付け鋳造冠
卓越した技工士による p.f.m. クラウンは、順光の下で天然歯と区別のつかない姿を見せる。

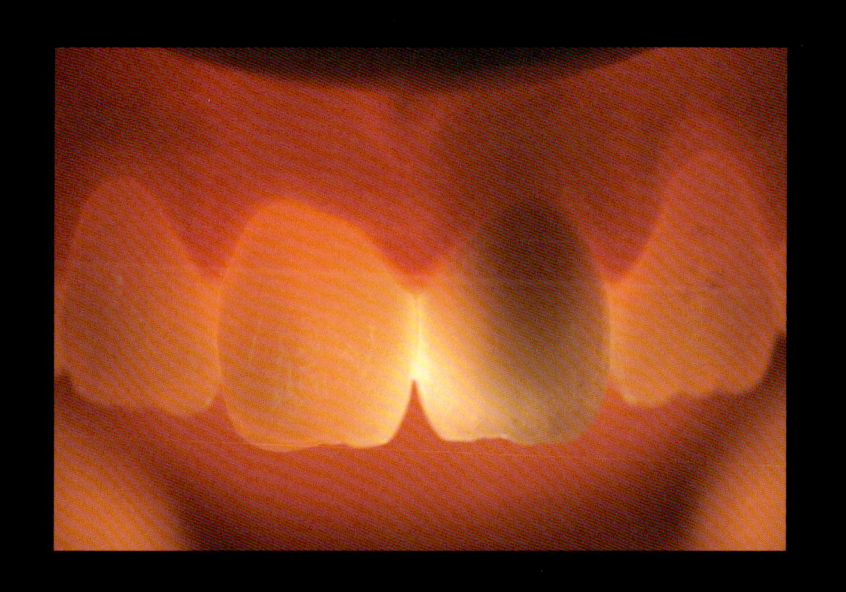

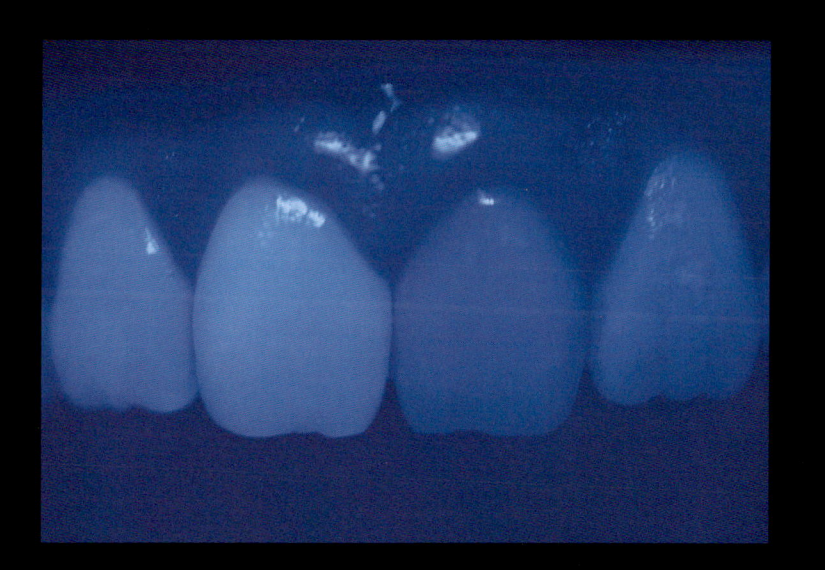

金属を使用する p.f.m. クラウンは光透過性がなく、歯頸部を暗くする。
蛍光性を有するセラミックを用いているにもかかわらず、金属に蛍光性がないため、ブラックライトの下では暗く沈んでしまう。
さまざまな光の下で、光透過性、蛍光性のないことが時として悪戯を起こす。

Material 8

Porcelain Laminate Veneer

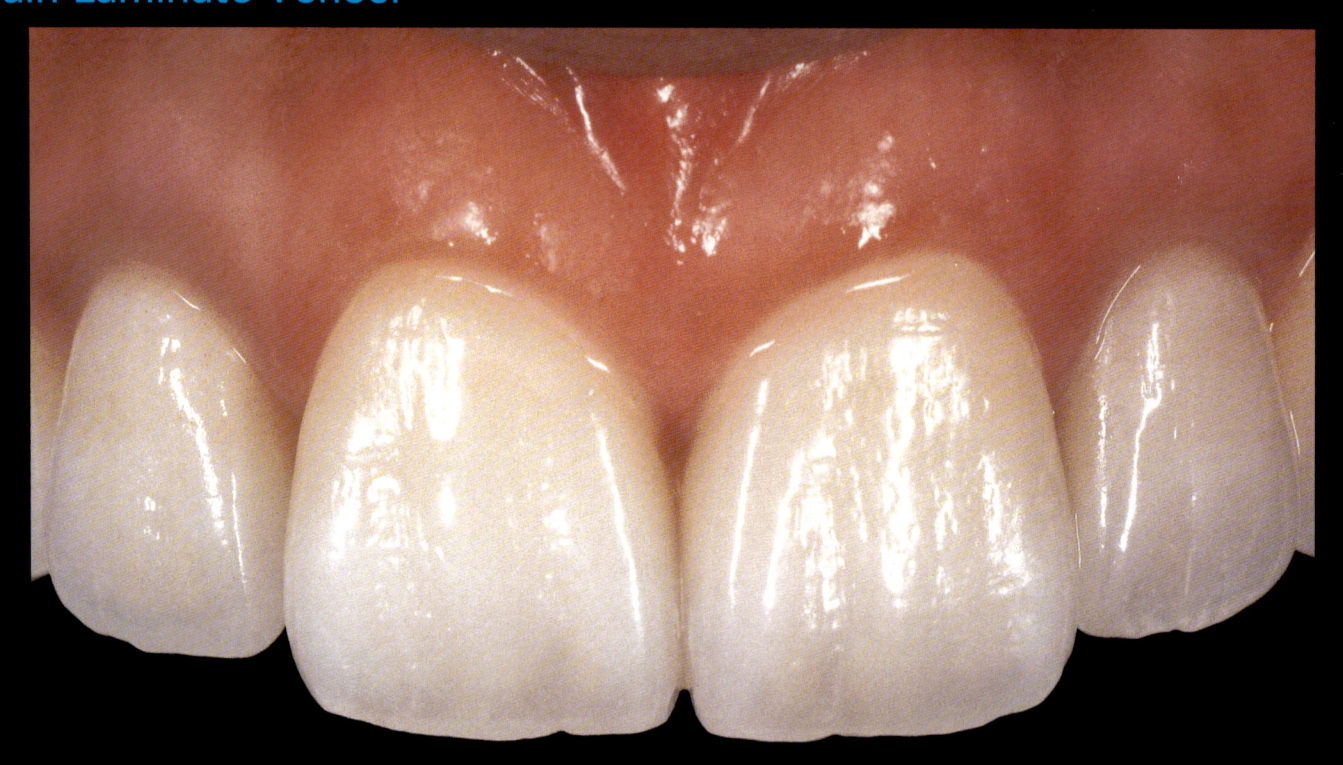

ポーセレンラミネートベニア
長石系セラミック材料は力学的にも光特性からもエナメル質に非常に似ている。

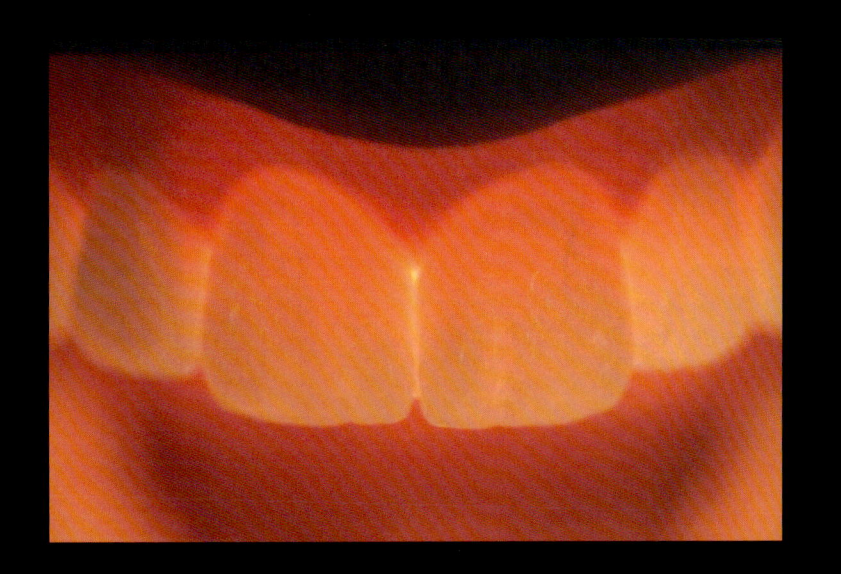

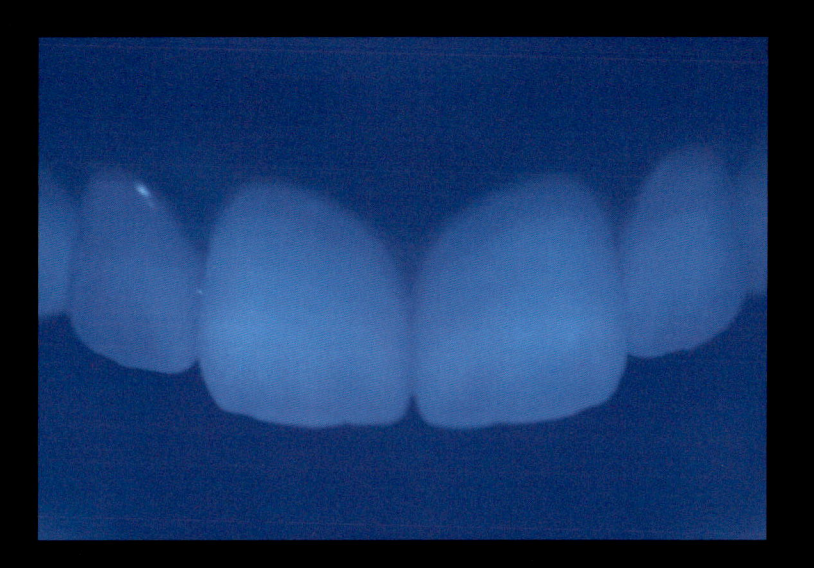

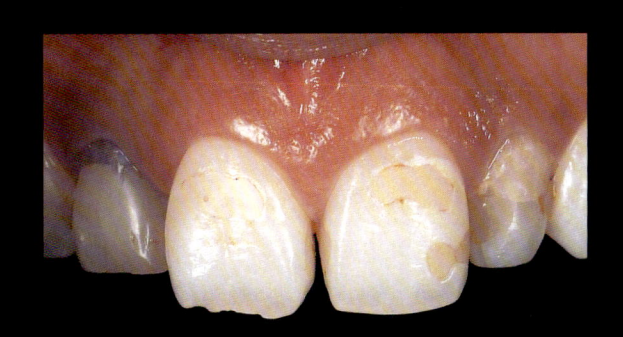

光透過性、蛍光性などさまざまな光の下で健全歯とまったく同じ表情を見せる。
エナメル質が残存している場合、現在最も理想的な修復材料といえる。

IPS Empress2

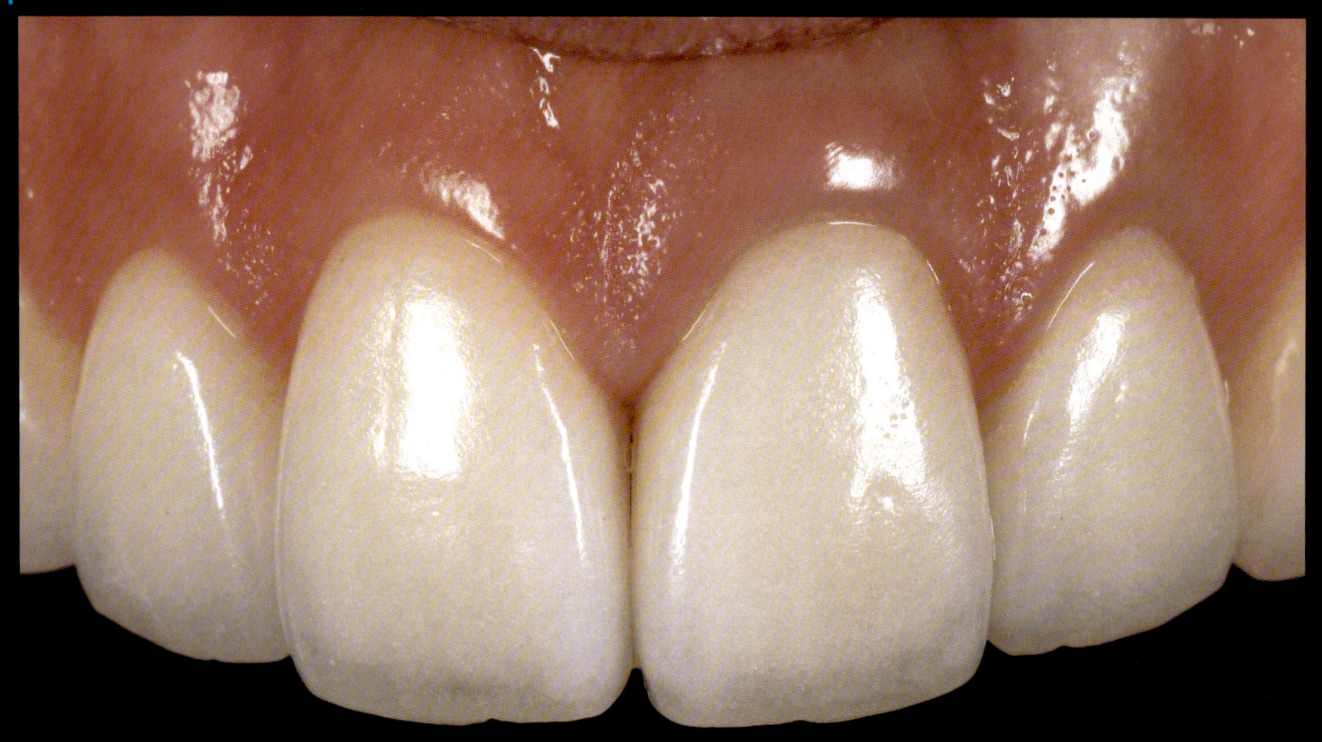

エンプレス2
SiO₂-LiO₂（二ケイ酸リチウム）を結晶成分とするオールセラミックスクラウン。

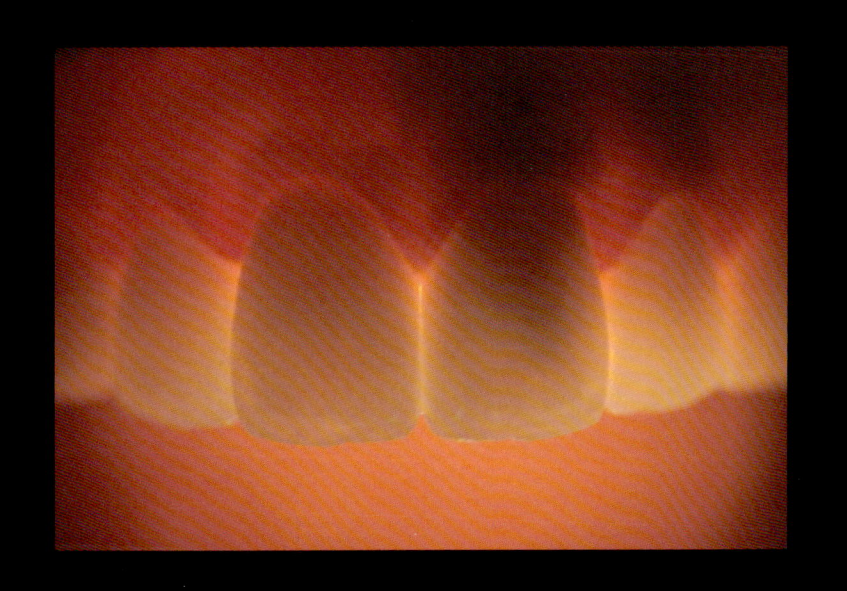

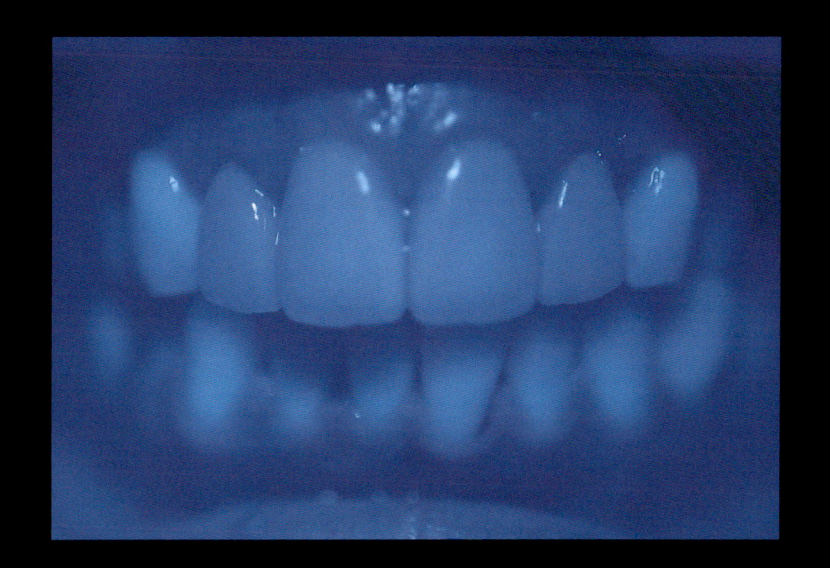

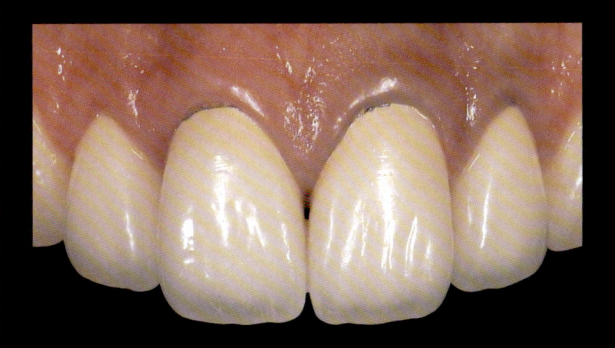

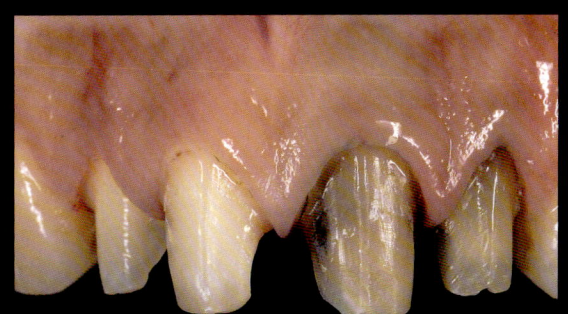

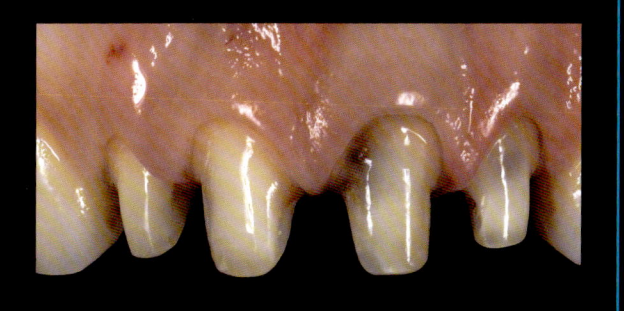

2|1 は生活歯、|1 2 は失活歯。左側の失活歯を漂白し、支台歯の色調を右側に近づけた。
光透過性は高い。蛍光性は金属ほどではないが、劣る。

Procera 0.6

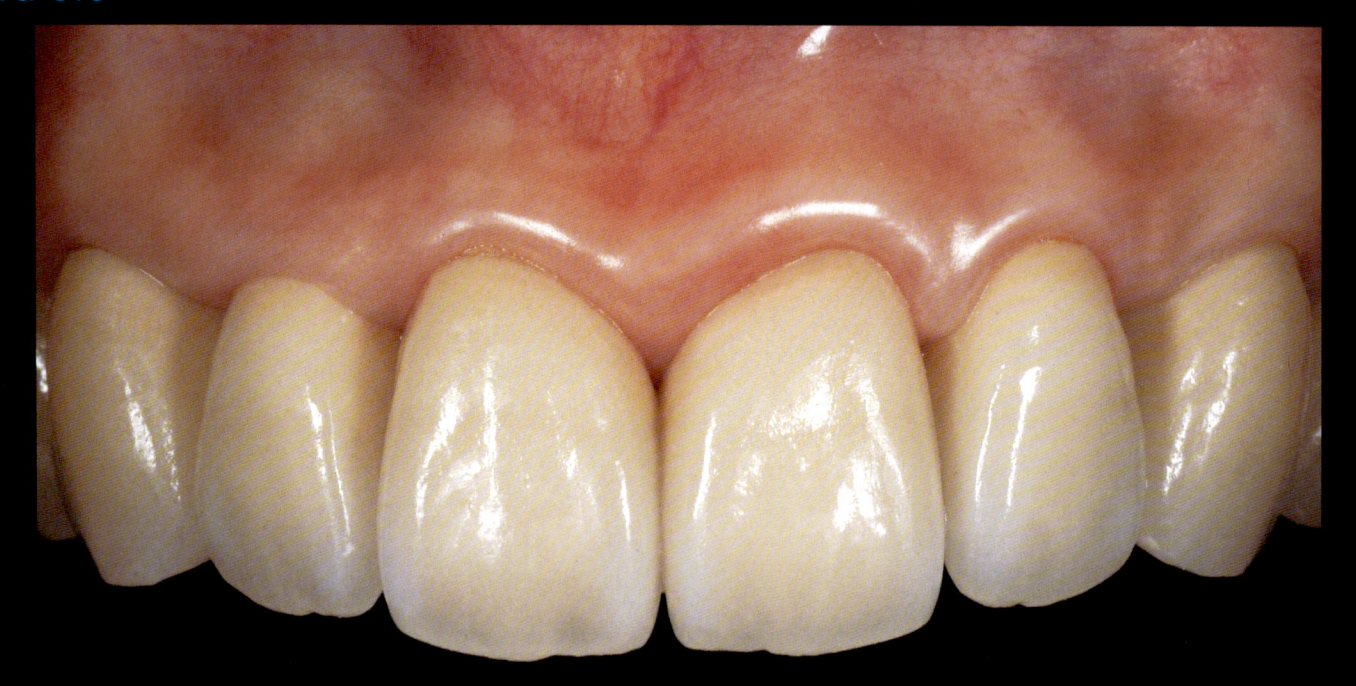

プロセラ 0.6mm
Al₂O₃(酸化アルミニウム)を成分とするオールセラミックスクラウン。

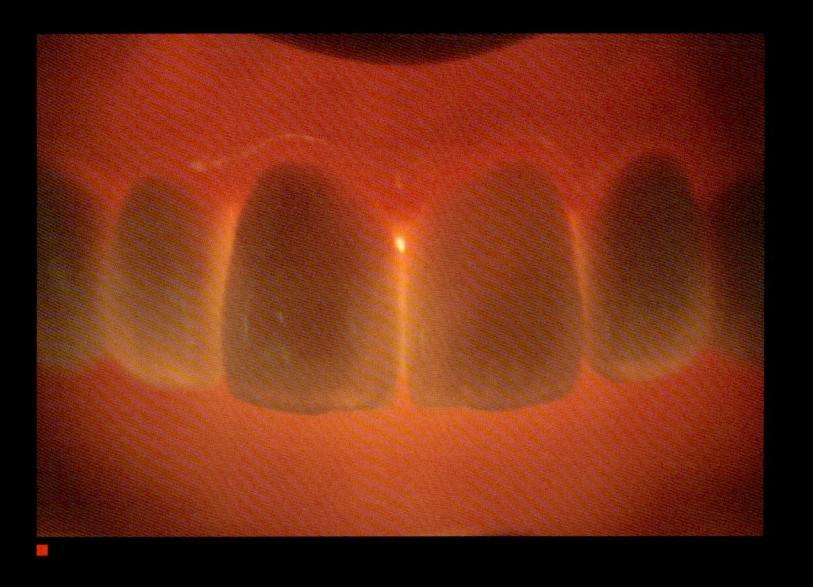

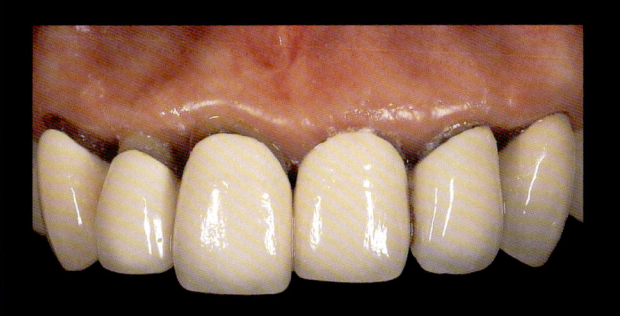

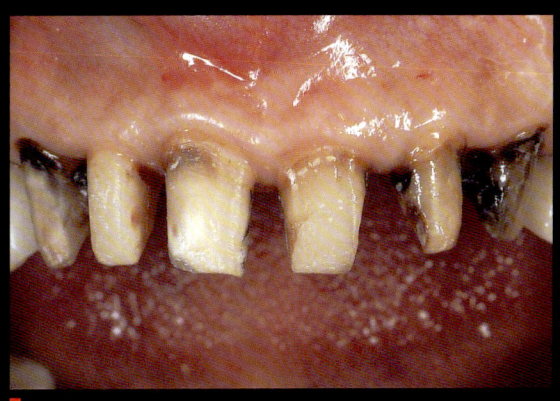

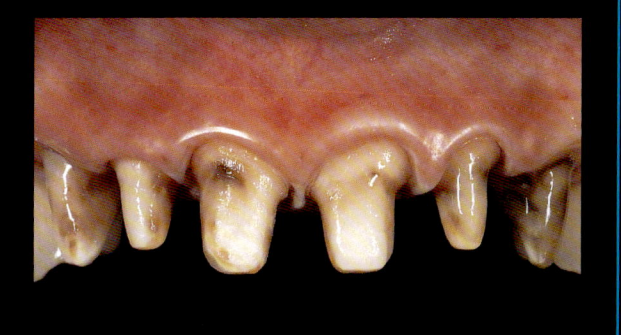

支台歯はすべて生活歯であり、漂白により色調を合わせることができない。支台歯の色調の違いを隠すため、
光透過性の低い Procera の0.6mm コーピングを採用した。光透過性に劣るが、金属のように歯頸部を暗くすることはない。

Procera 0.4

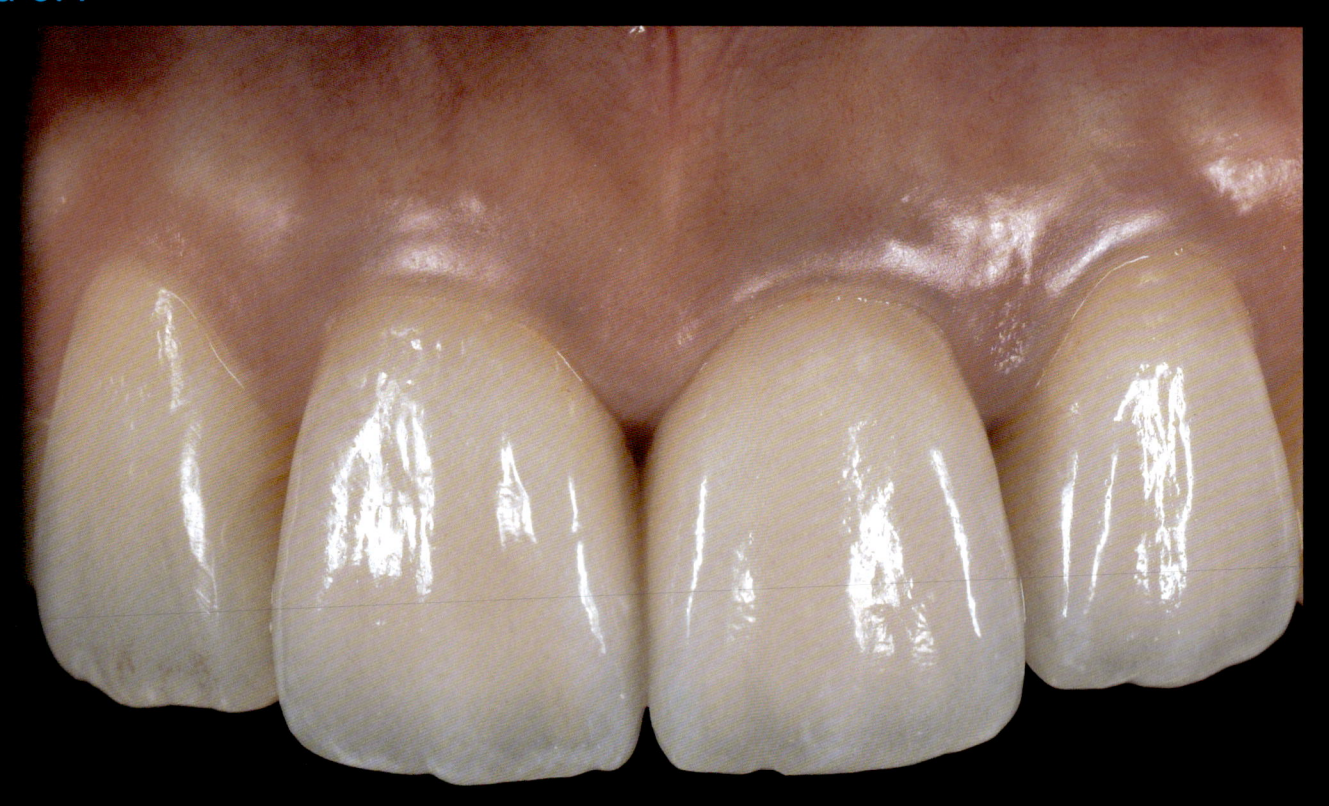

プロセラ 0.4mm
Al₂O₃ (酸化アルミニウム) を成分とするオールセラミックスクラウン。

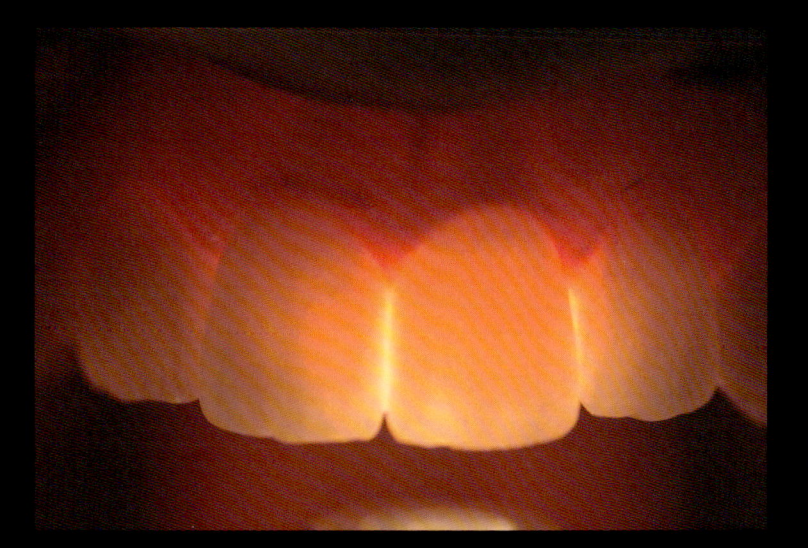

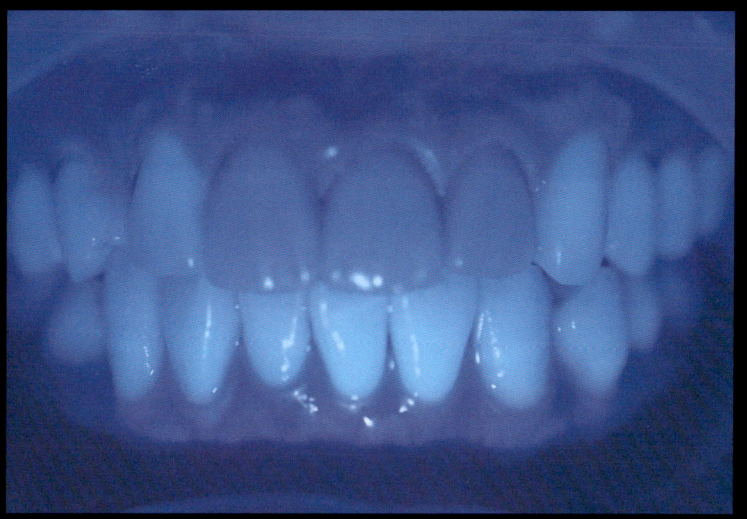

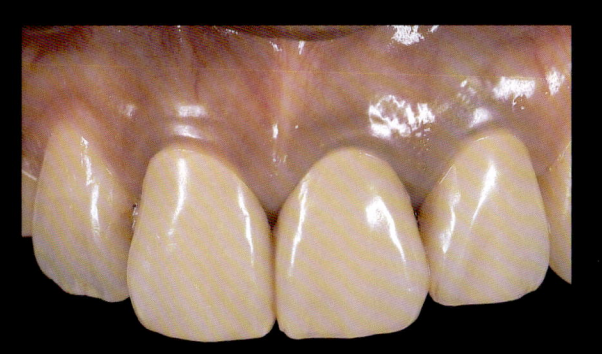

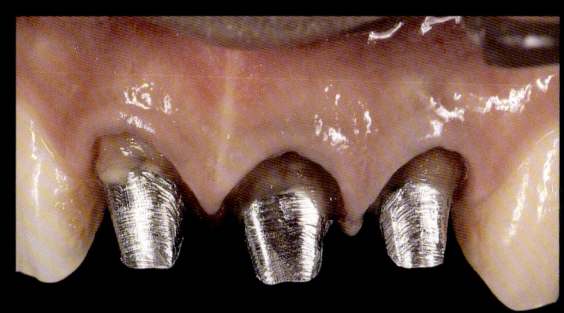

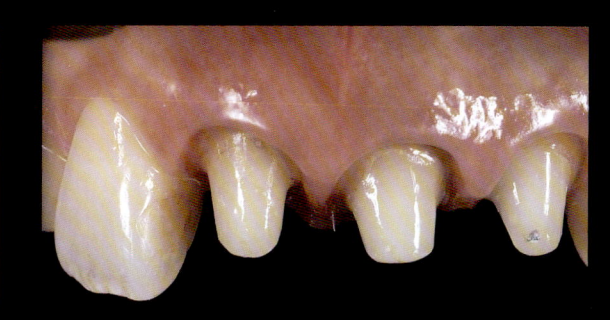

歯頸部の暗さの改善が主訴である。支台築造を金属からファイバーポストとコンポジットレジンに置き換えた。
光透過性は非常に高く、健全歯に近い。金属ほどではないが、酸化アルミニウムの蛍光性は低い。

In-Ceram

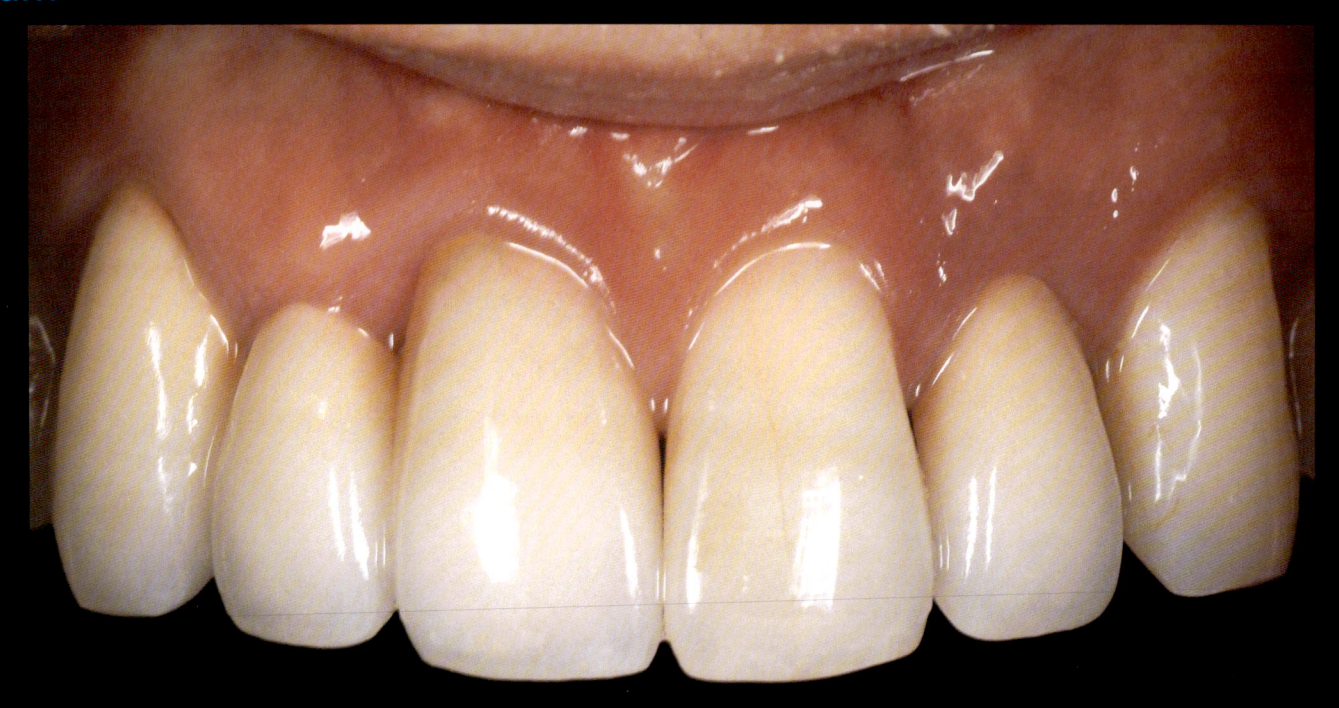

インセラム
Al$_2$O$_3$ (酸化アルミニウム) を結晶成分とするオールセラミックスクラウン。

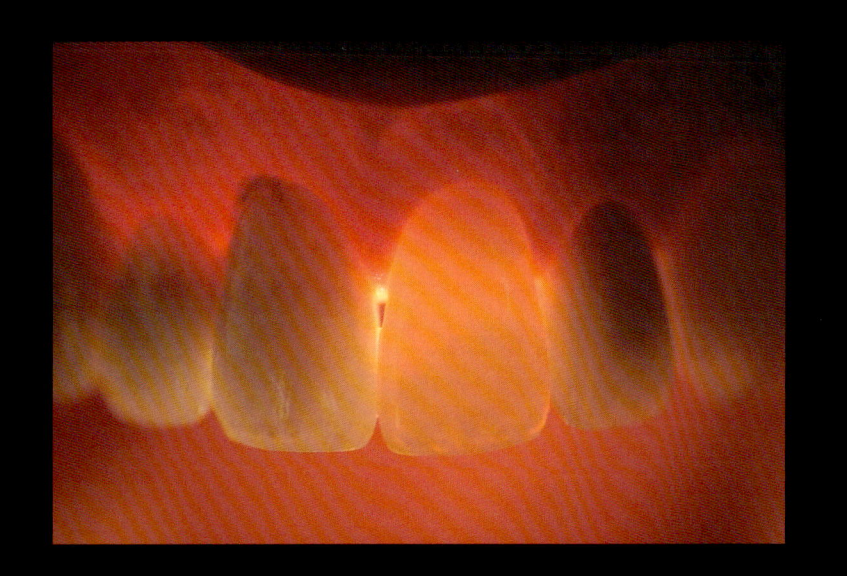

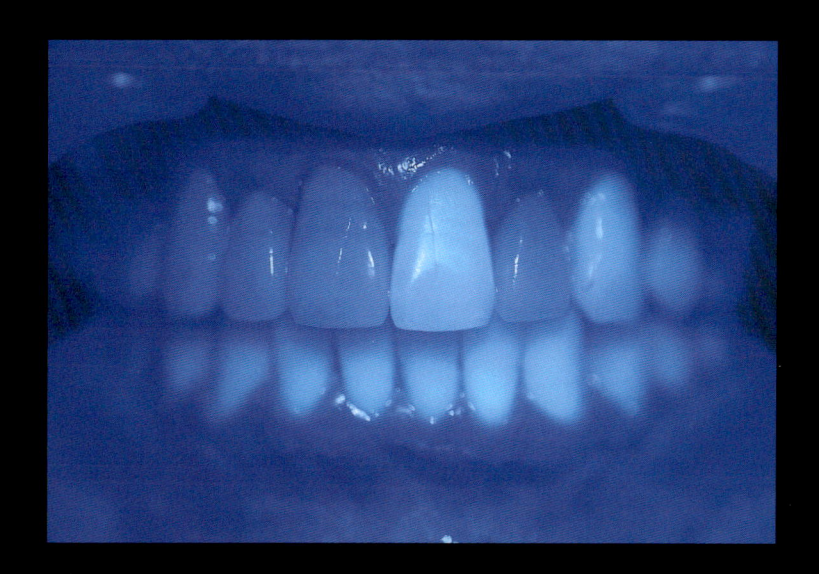

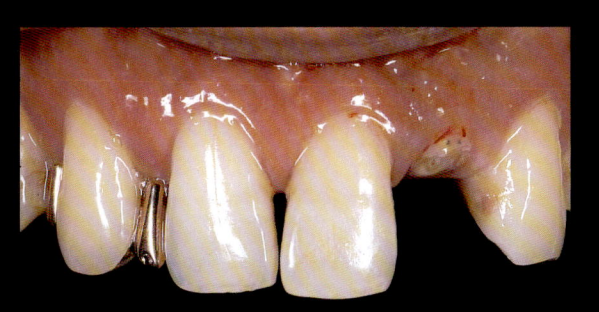

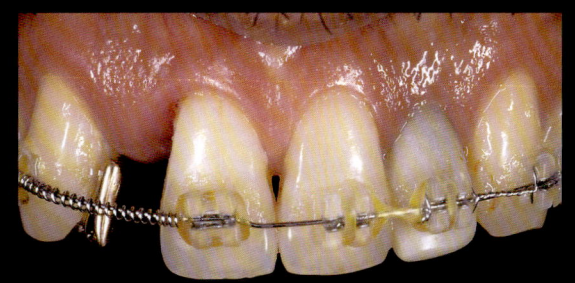

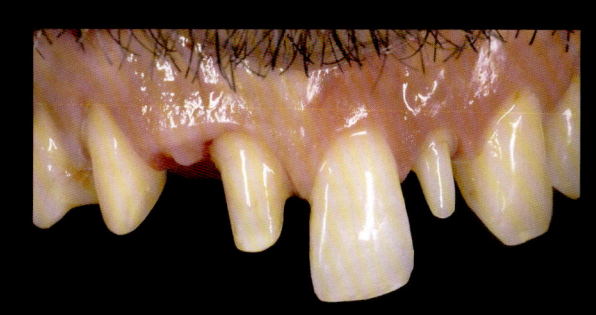

同じ酸化アルミニウムを成分とするProceraよりも光透過性は低いが、
金属のように歯頸部を暗くすることはない。蛍光性は金属と同じ程度低い。

In-Ceram spinell

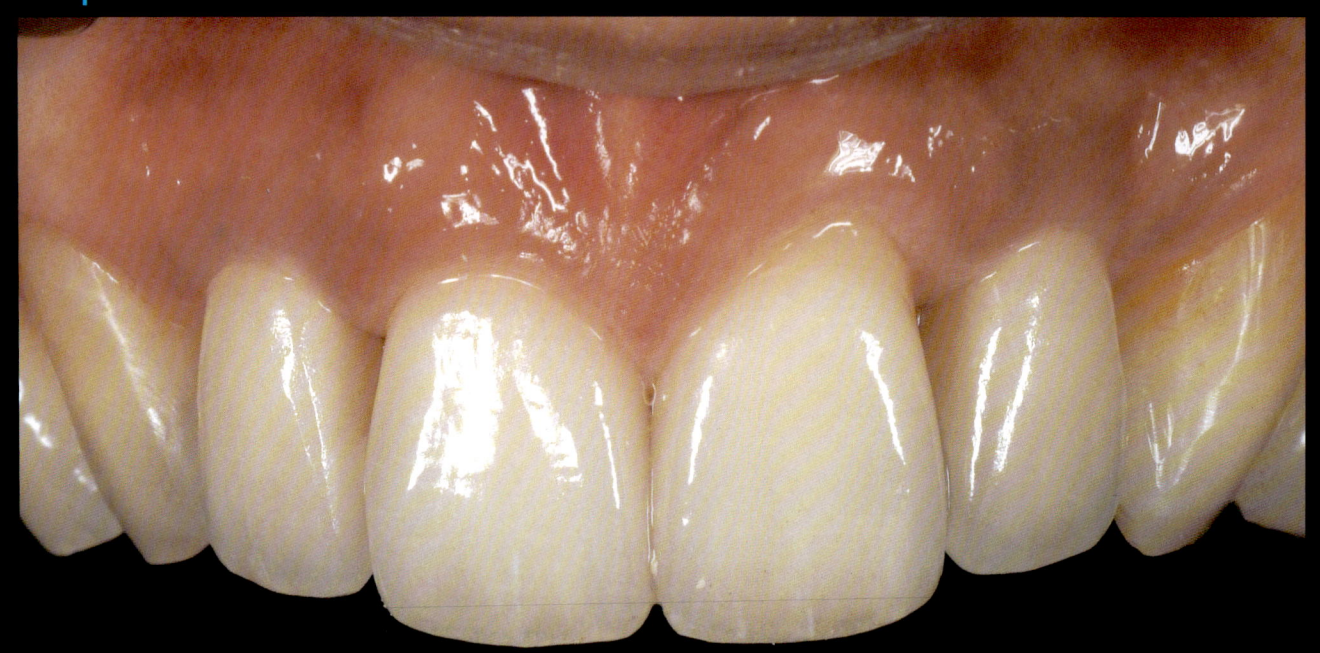

インセラムスピネル
MgAl$_2$O$_4$(尖晶石)結晶成分とするオールセラミックスクラウン。

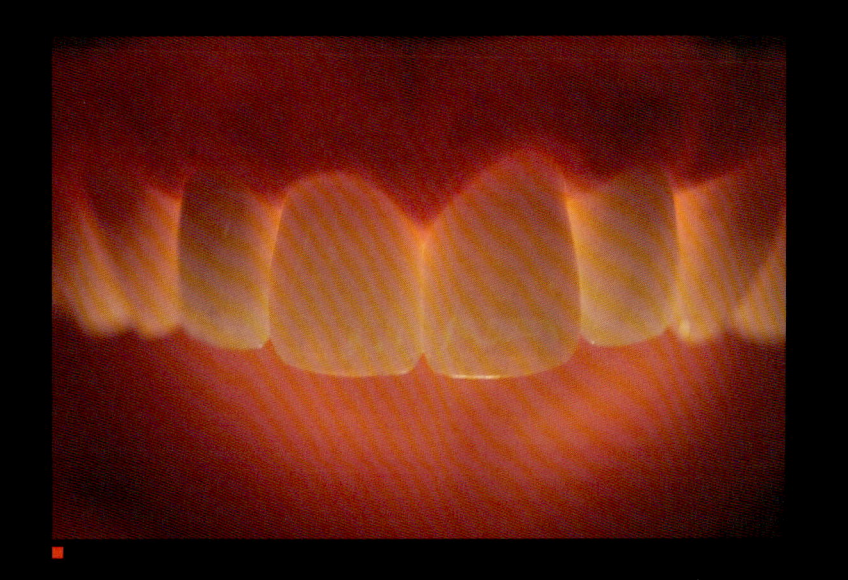

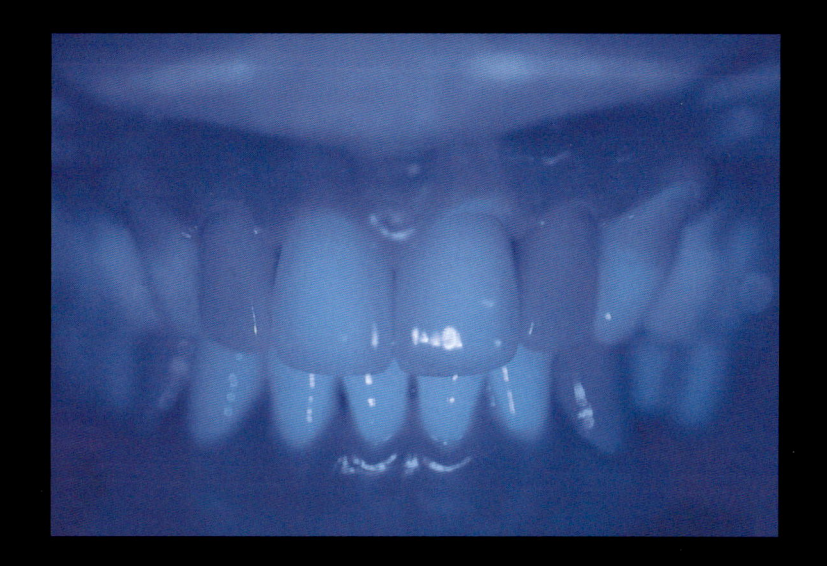

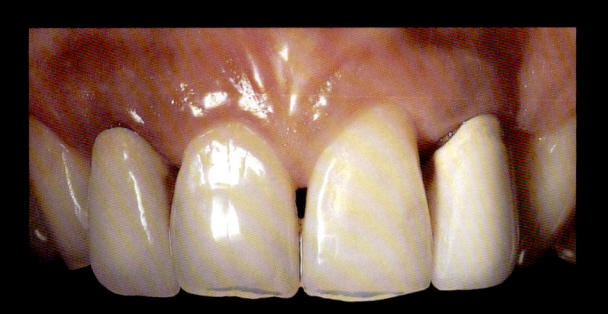

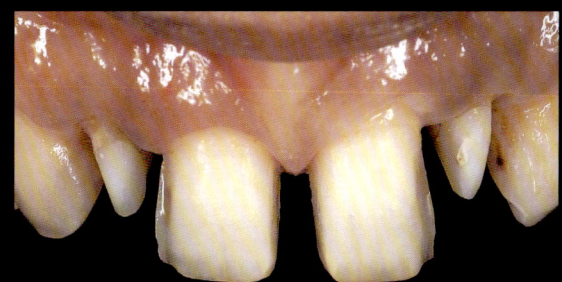

2|2 がインセラムスピネル。光透過性は高い。蛍光性は金属と大差ない。4|3 は金属を用いた p.f.m. クラウン。

Lava
(0.3mm)

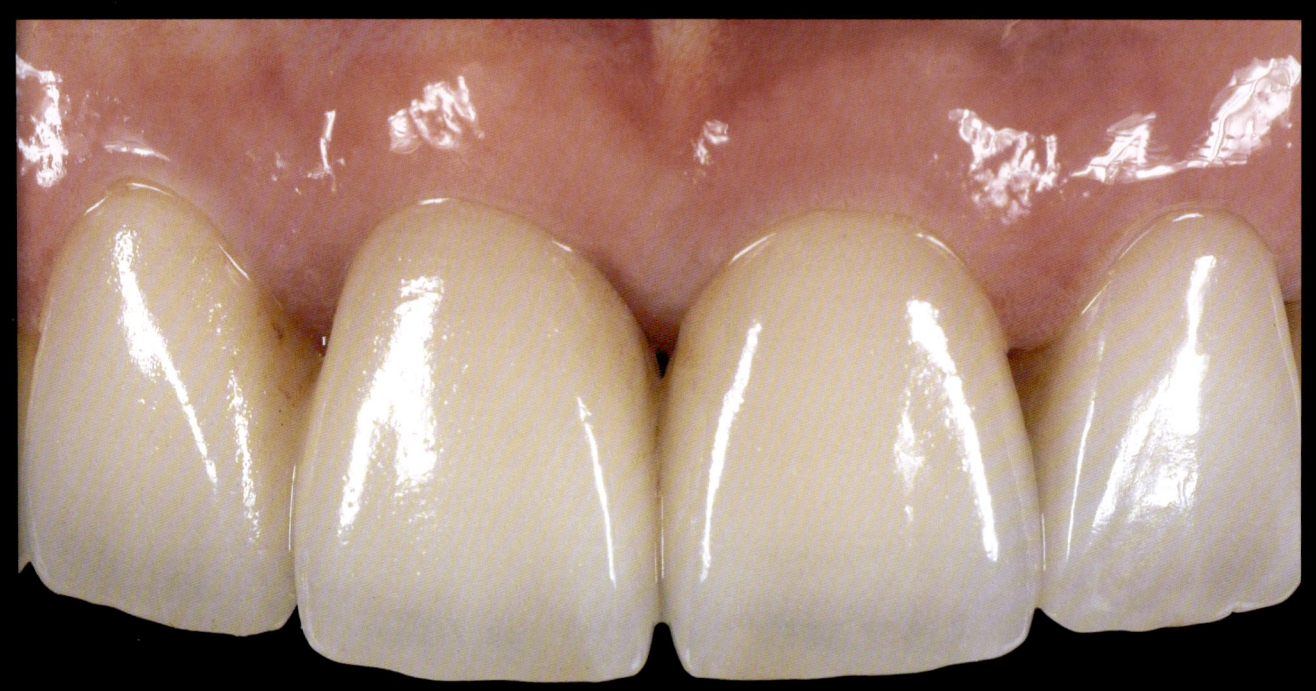

ラバ
ZrO₂(酸化ジルコニウム)によるオールセラミックブリッジ。

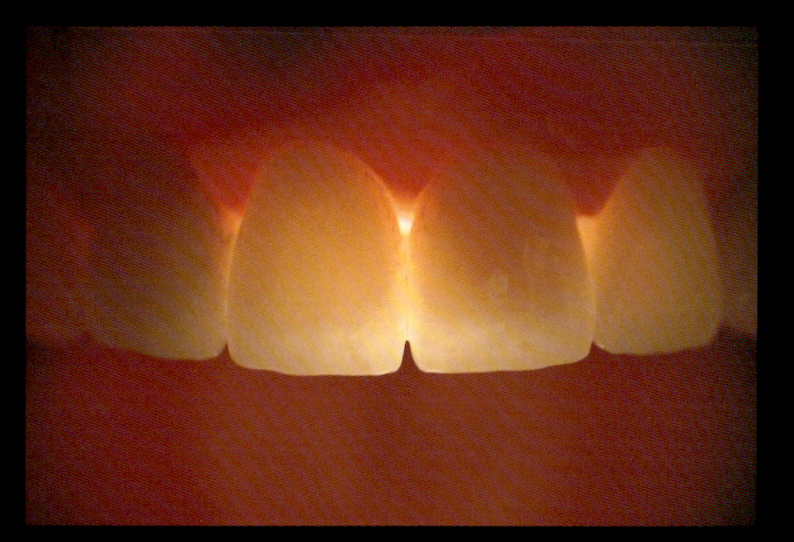

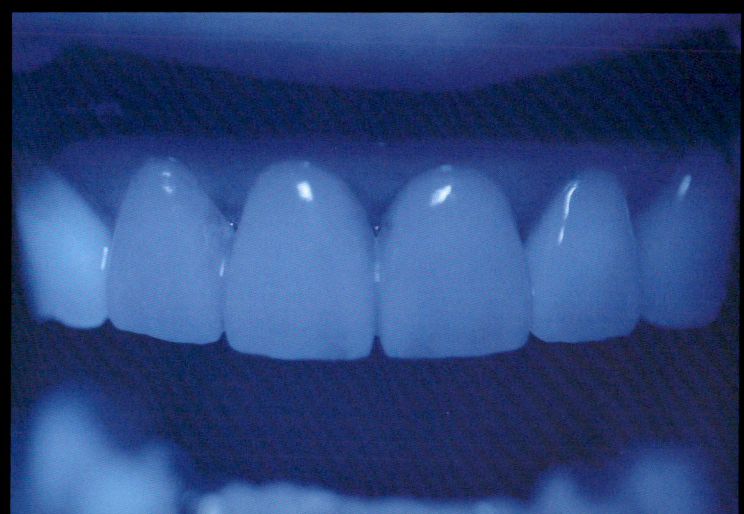

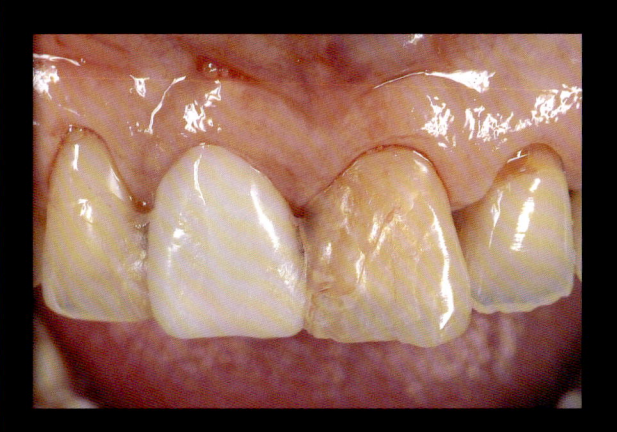

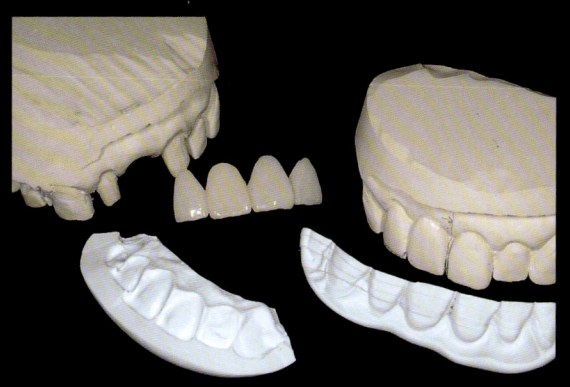

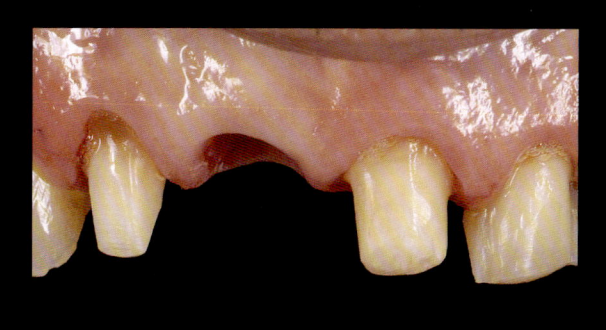

光透過性は低いジルコニウムであるが、厚みを0.3mmにコントロールすると改善される。
蛍光性は金属ほどではないがあまりない。(右上犬歯は天然歯)

Catastrophic failure

p.f.m. crown
Cast metal post and core

All ceramic crown (Al_2O_3)
Glass fiber post and composite resin core

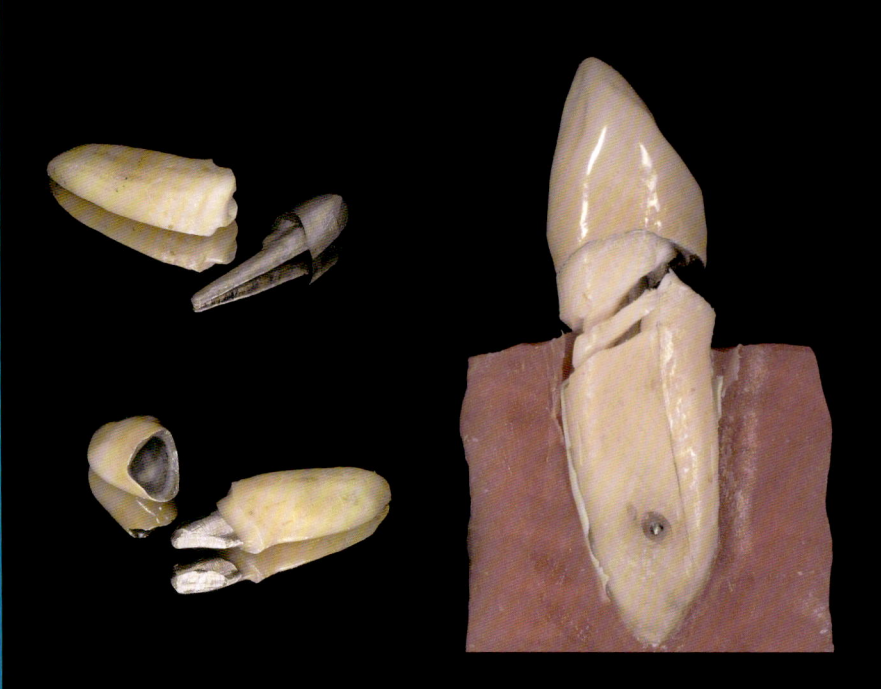

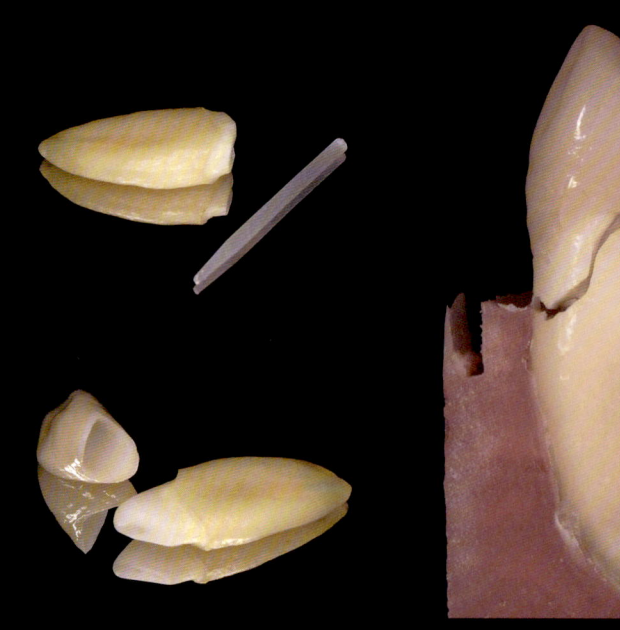

従来の金属による支台築造とコンポジットレジンやグラスファイバーによる支台築造では引き抜き強さや破折強度に差がなく、破折様相（破折線の入る方向）は金属の方が、再治療不可能な歯根に及ぶ縦の破折が多く見られる。
丈夫で強固なものが常によいとは限らない。

Biaxial flexural strength

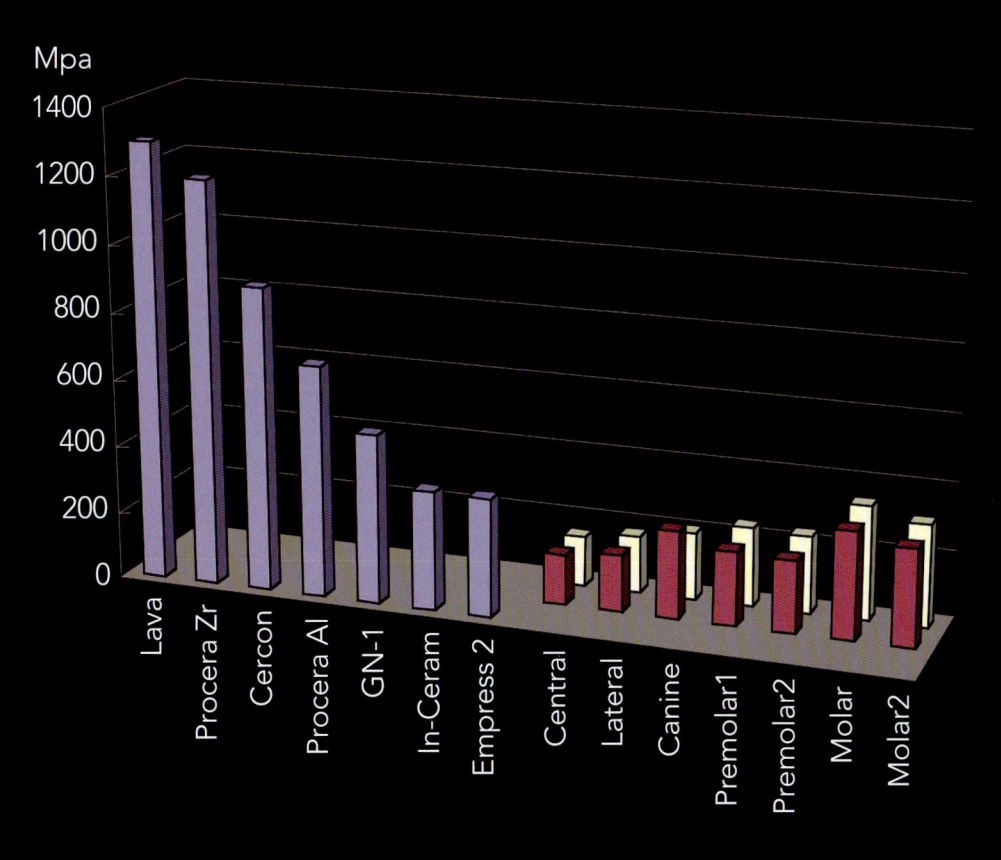

Mpa

- material
- Load durability in upper
- Load durability in lower

歯にかかる荷重と各マテリアルの強度から適応部位は自ずと決まってくる。オールセラミックスクラウンの多くは、口腔内で使用されると本来の強度の半分程度に変化することも考慮する必要がある。

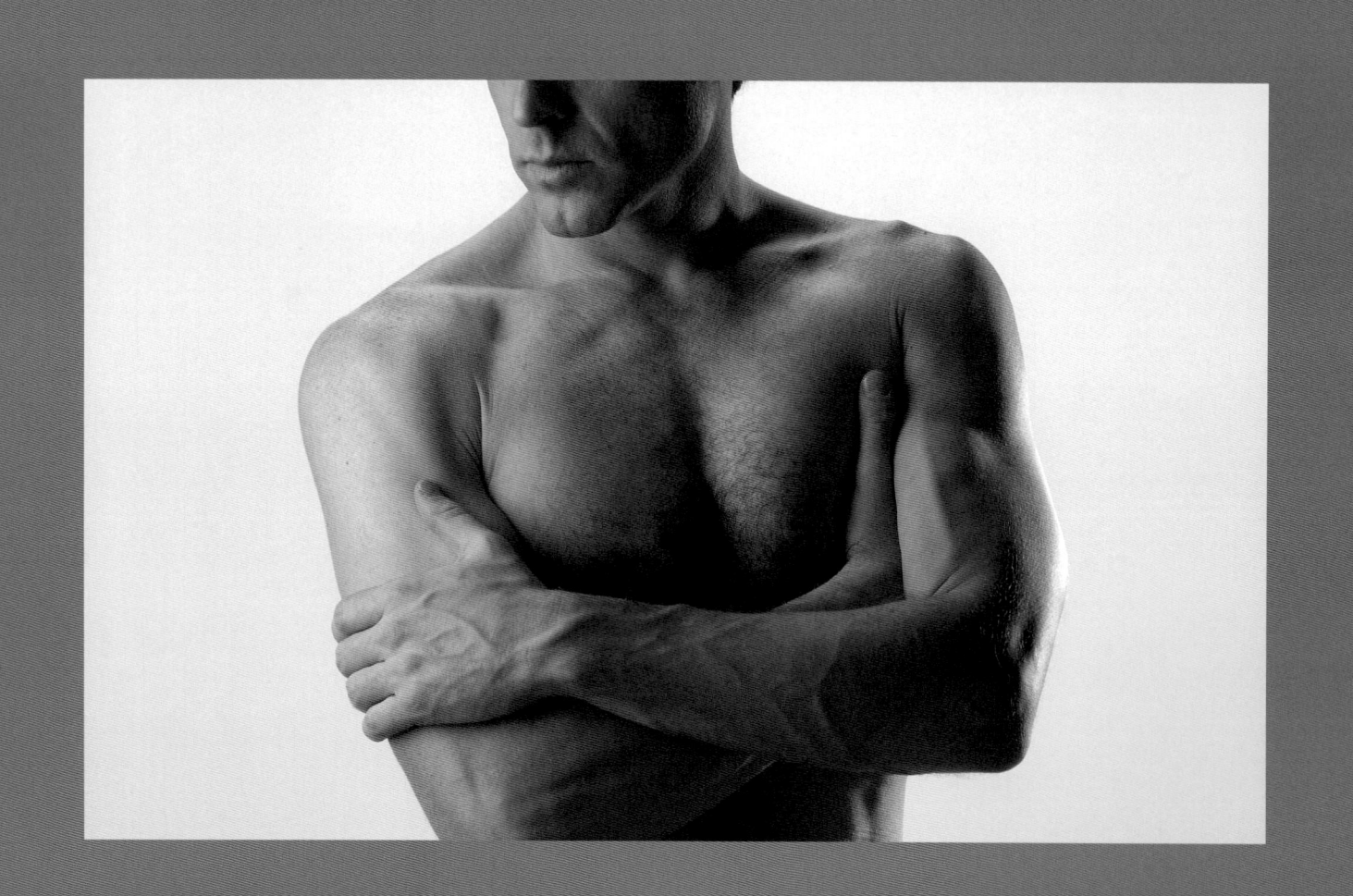

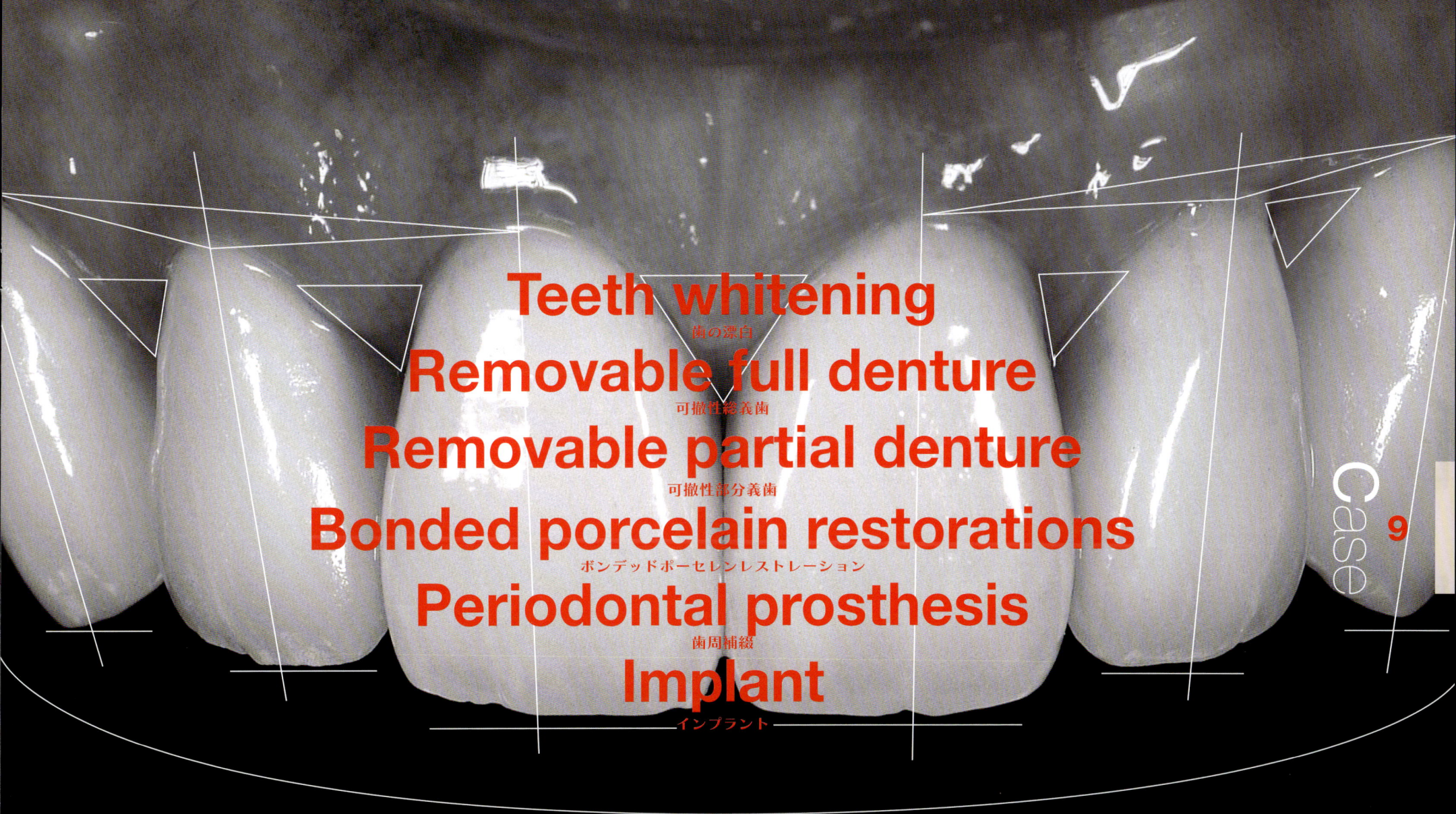

Teeth whitening
歯の漂白
Removable full denture
可撤性総義歯
Removable partial denture
可撤性部分義歯
Bonded porcelain restorations
ボンデッドポーセレンレストレーション
Periodontal prosthesis
歯周補綴
Implant
インプラント

Case 9

Teeth whitening

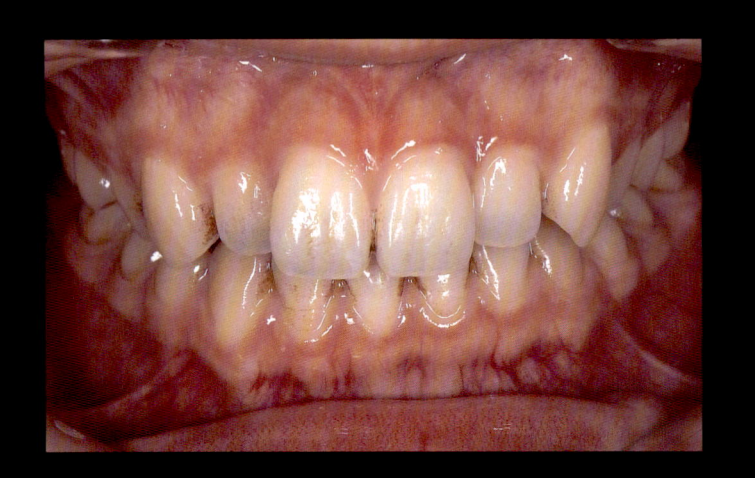

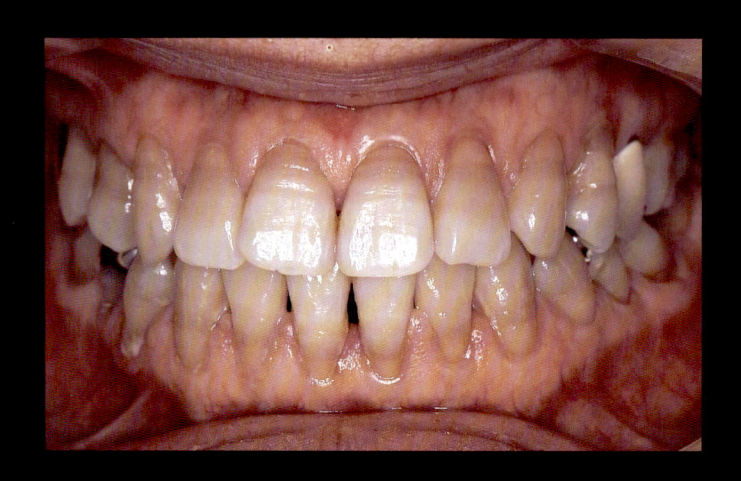

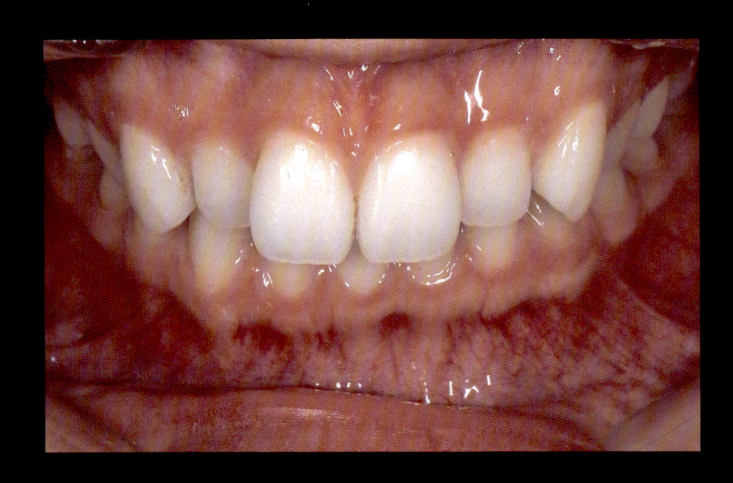

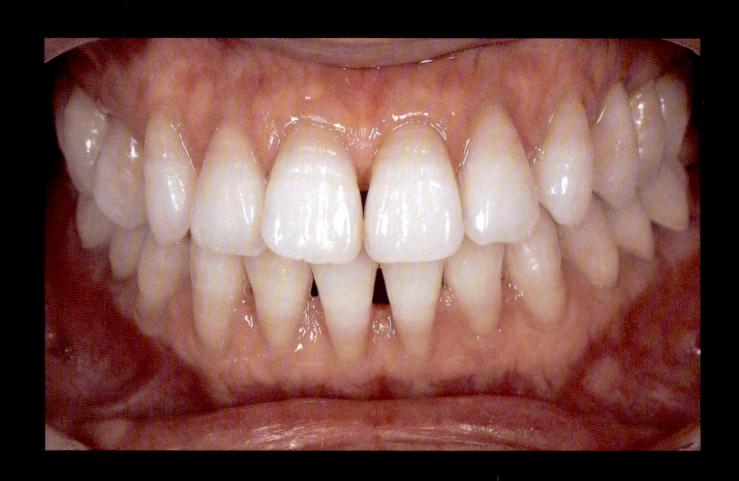

歯の漂白
歯科医はアイボリーイエローを好むが、患者は白い歯を求める。
安全で弊害なく白い歯を提供することも歯科医の責務である。

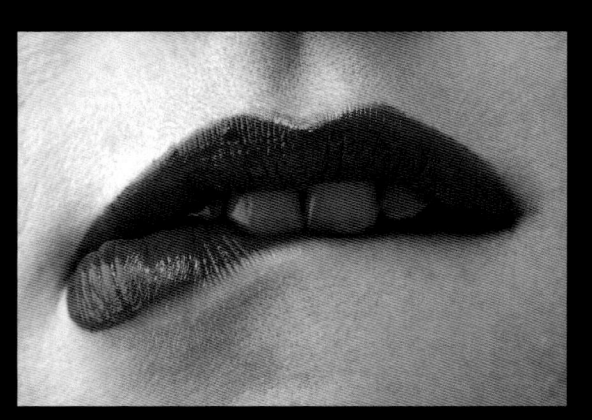

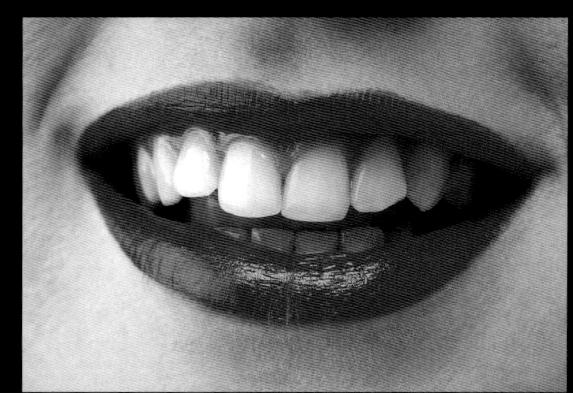

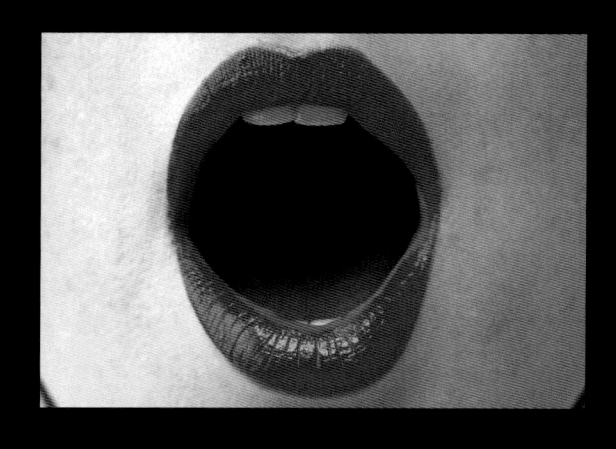

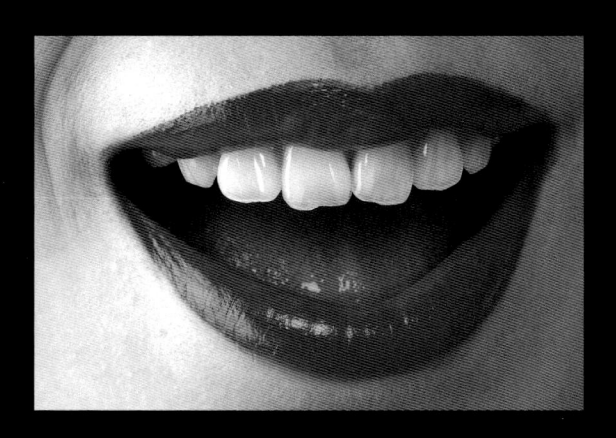

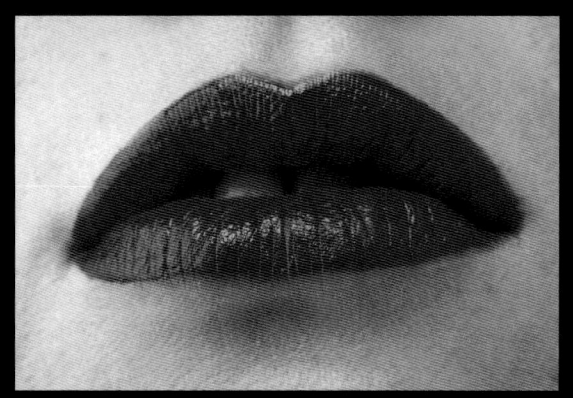

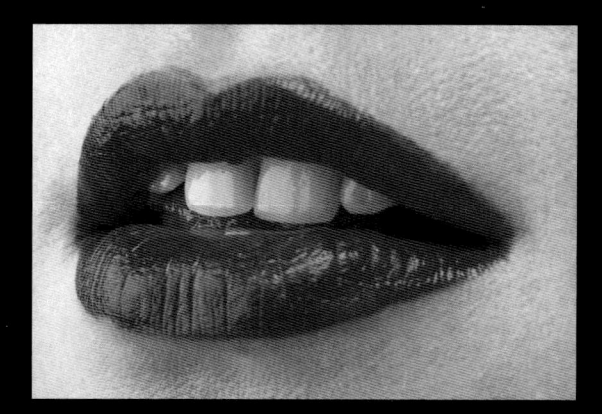

患者のプライオリティーは「白い歯」である場合も多い。

Removable full denture

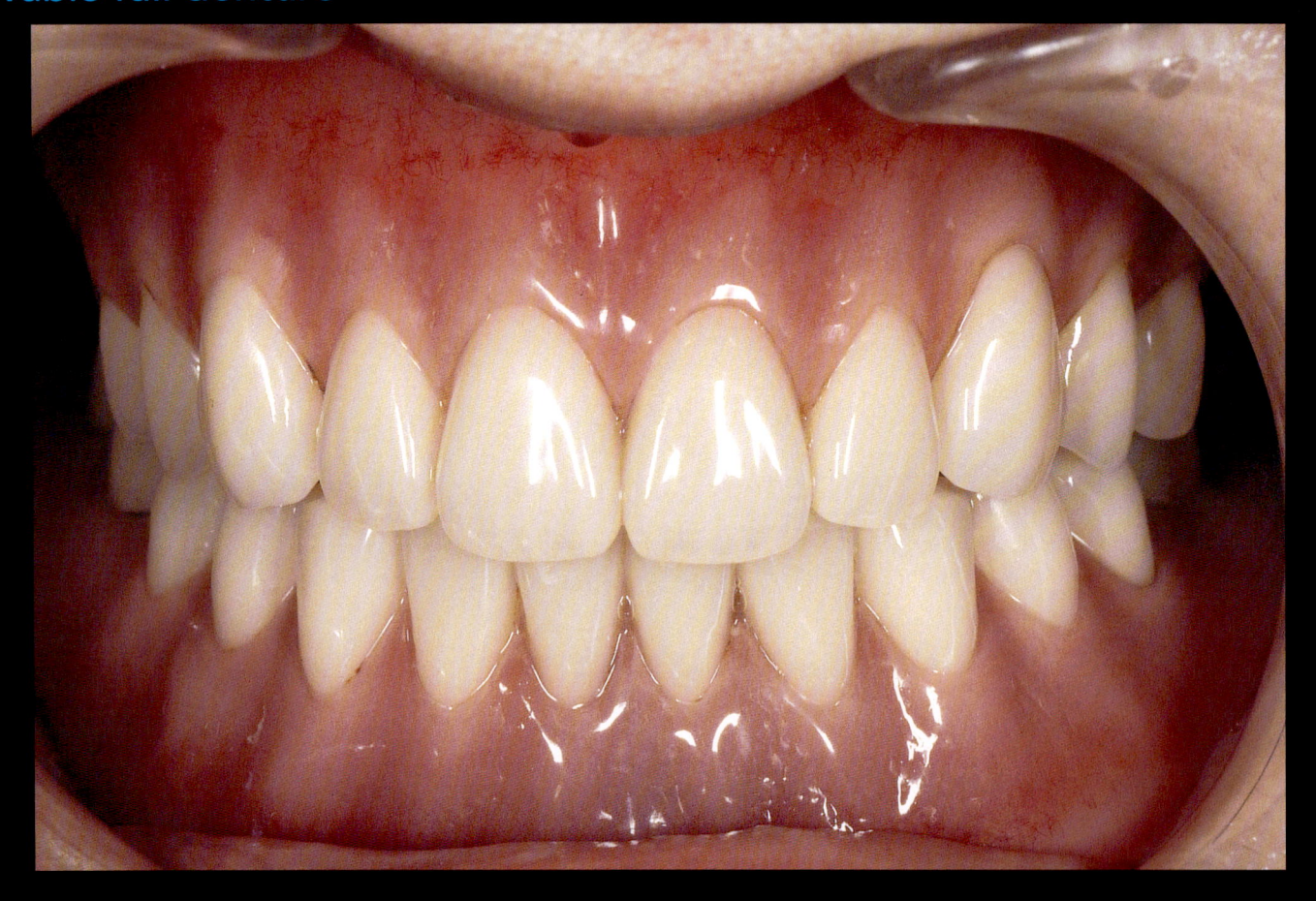

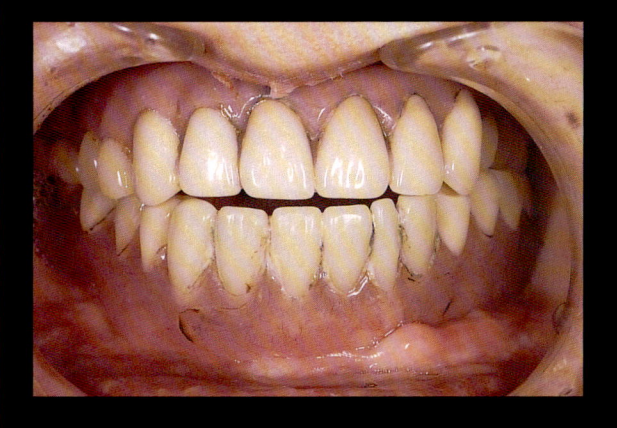

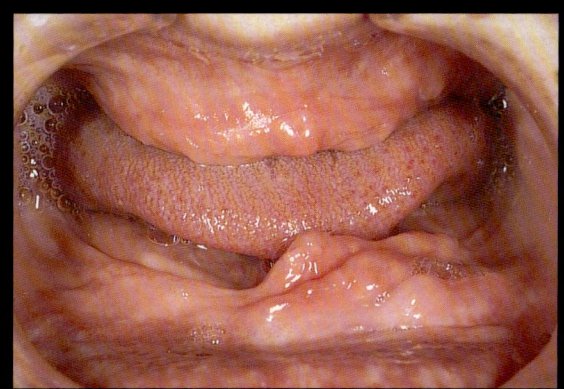

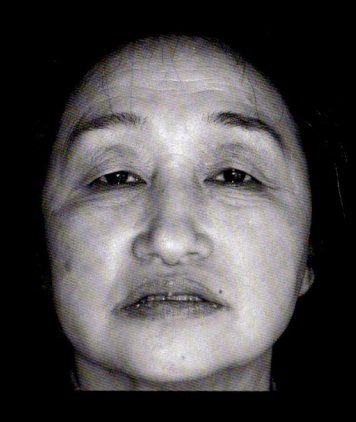

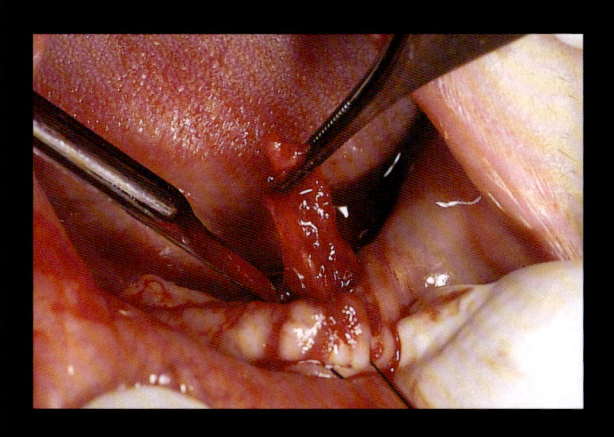

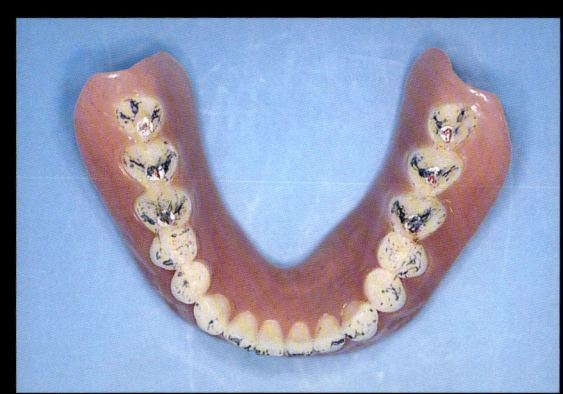

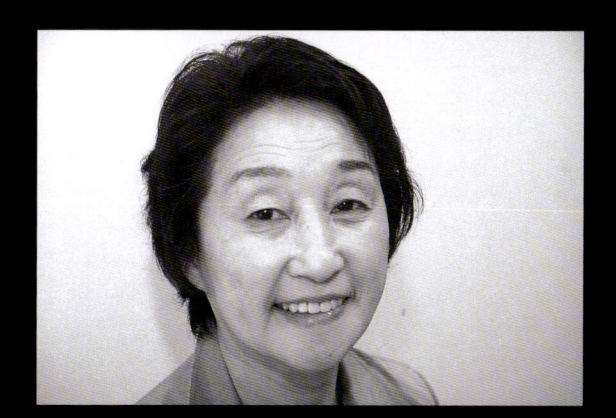

可撤性総義歯
Flabby tissue（フラビーティシュ）は外科的に切除する。
可撤性総義歯における咬合様式の第1選択肢は Bilateral balanced occlusion（両側性平衡咬合）である。
可撤性総義歯は短期間に患者の顔貌を審美的に改善できる。

Removable partial denture

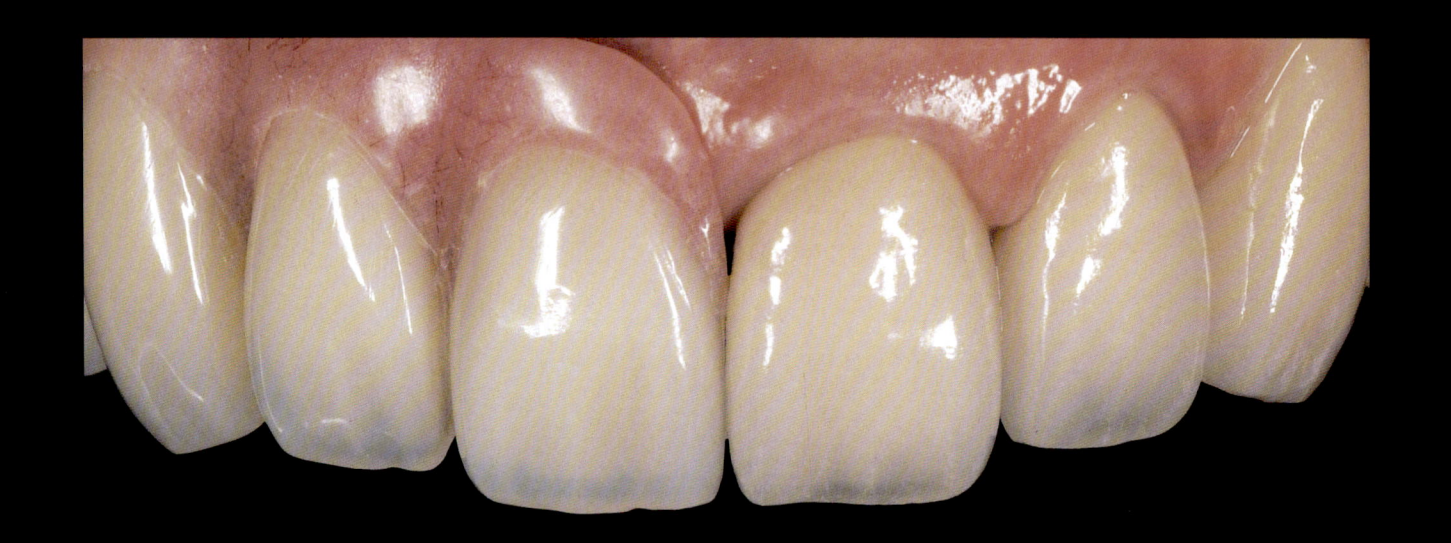

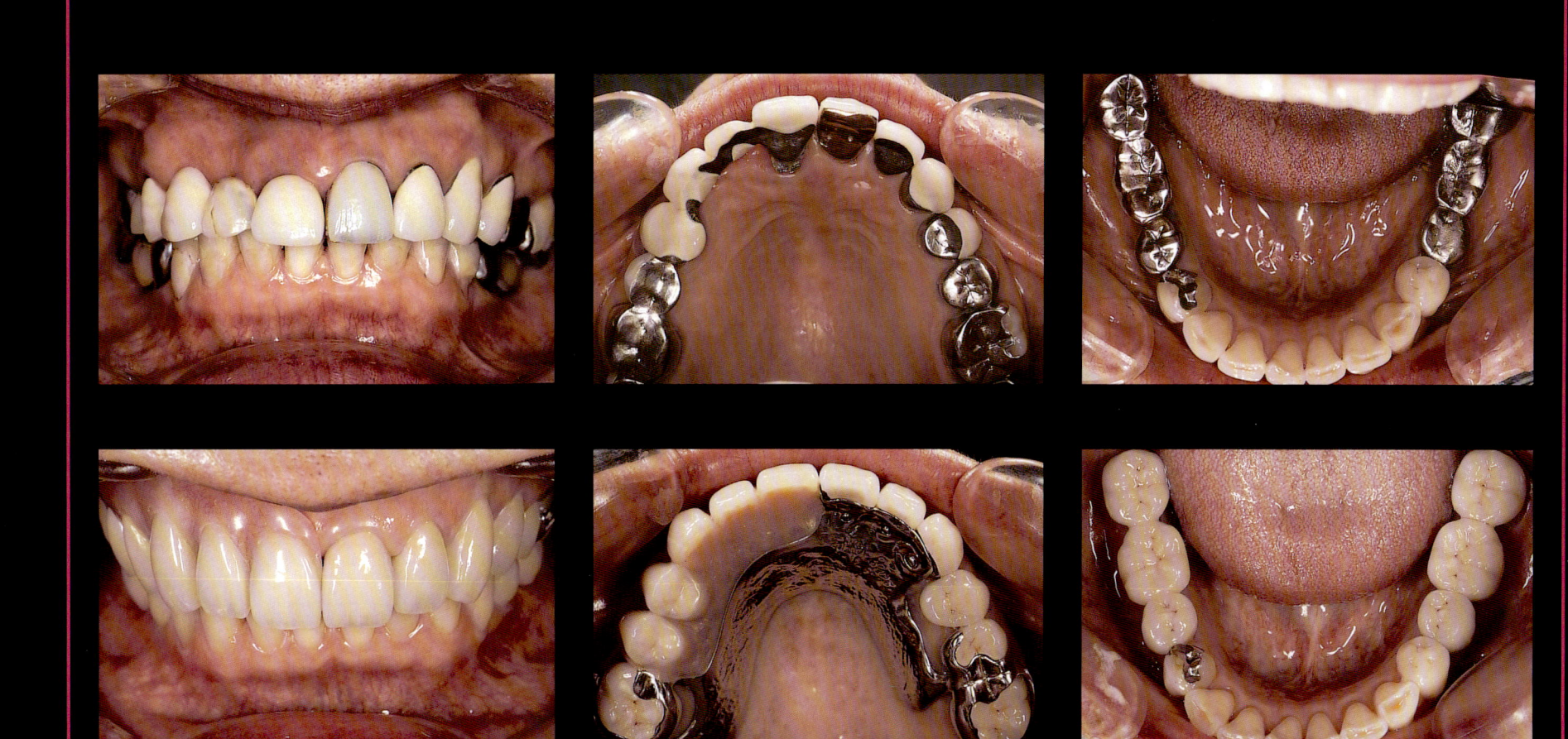

可撤性部分義歯
可撤性部分義歯において最も重要な装置は、indirect retainer（レスト）と guiding plate（ガイディングプレート）である。
可撤性部分義歯における咬合様式は残存する歯によりさまざまである。

Bonded porcelain restorations

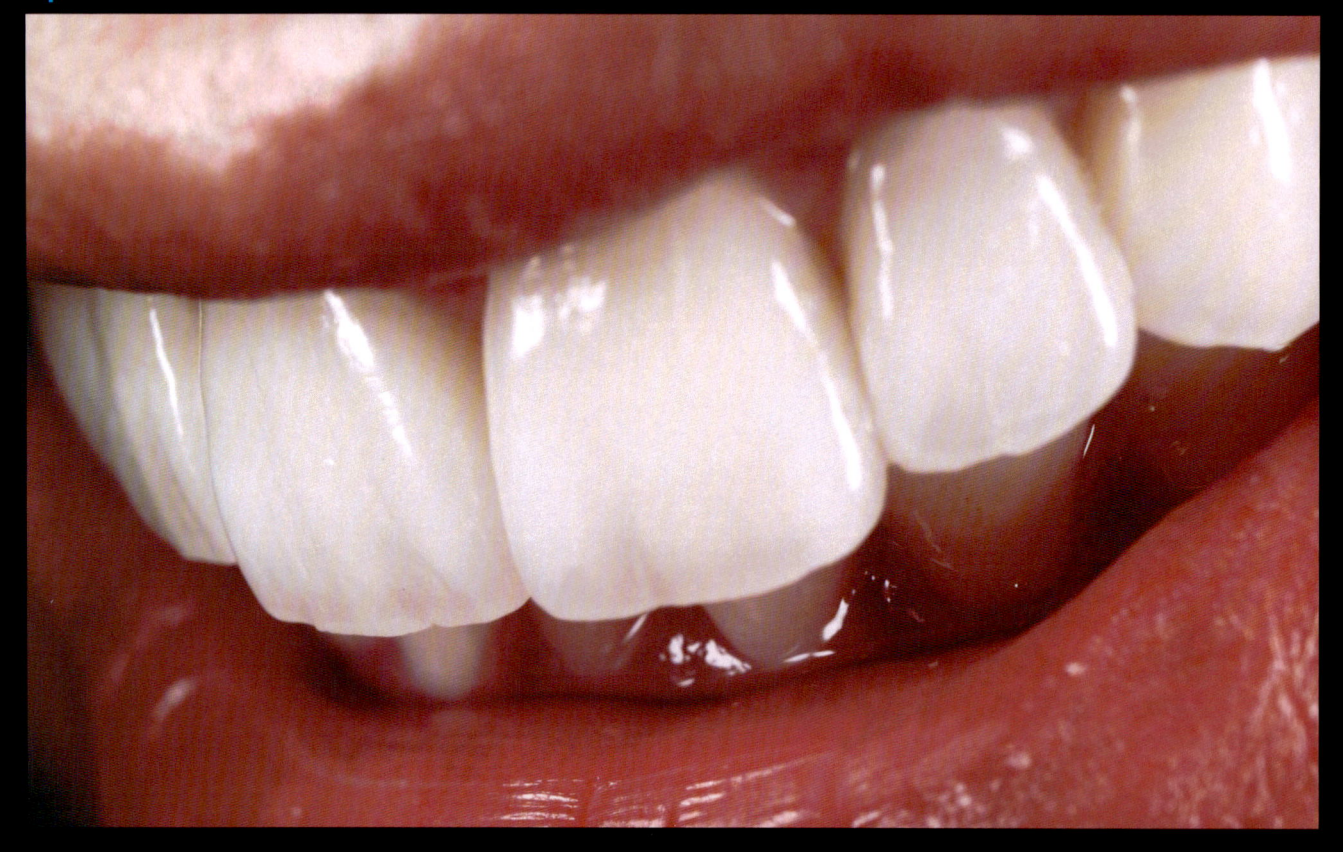

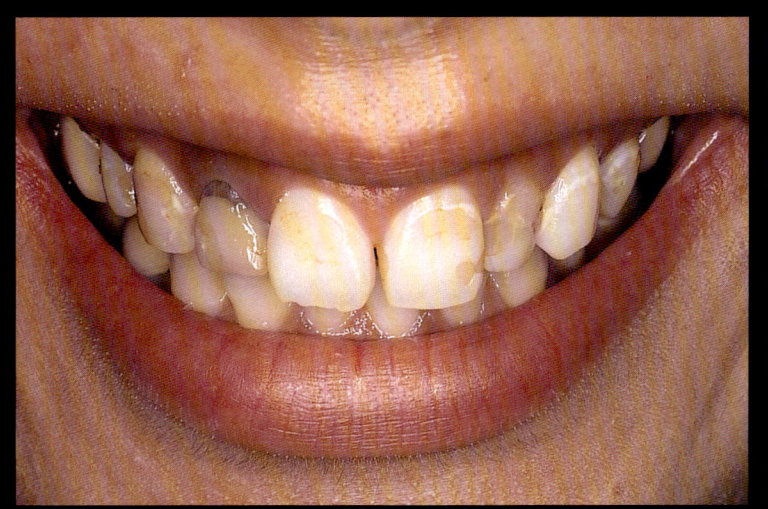

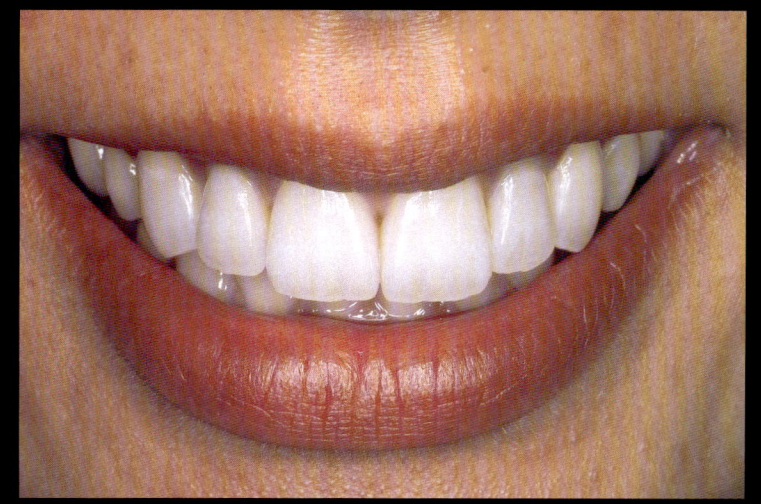

ボンデッドポーセレンレストレーション

長石系セラミック材料は力学的にも光特性からもエナメル質に非常に似ており、光透過性、蛍光性などさまざまな光の下で健全歯と全く同じ表情を見せる。エナメル質が残存している場合、長石系セラミック材料を直接歯に接着させる修復方法が現在最も理想的な修復方法といえる。

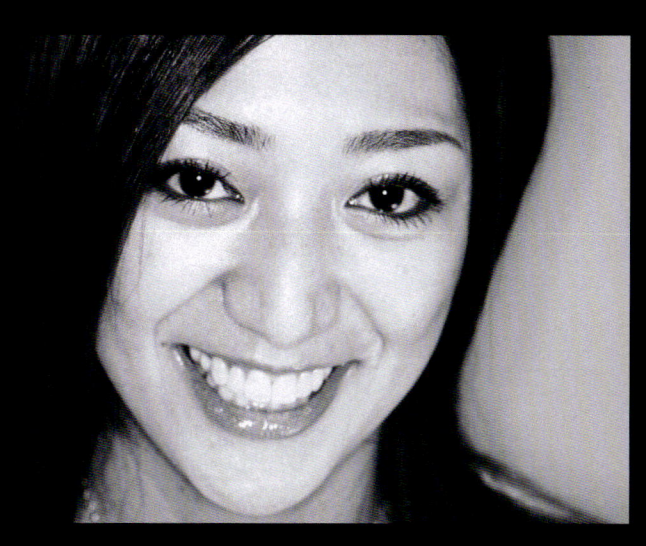

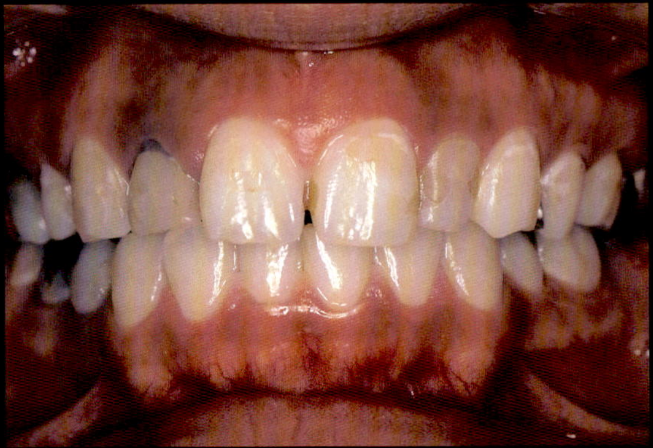
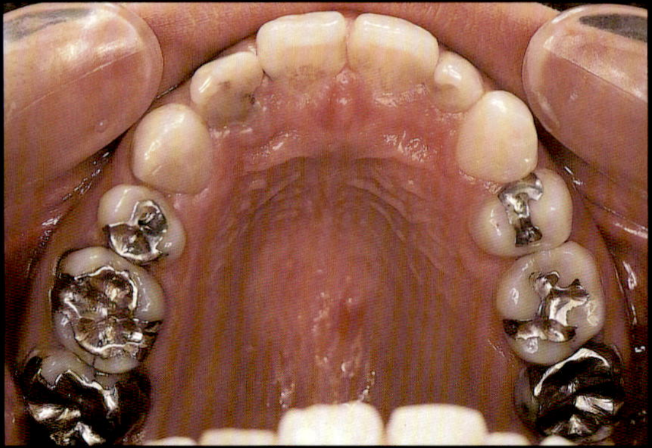
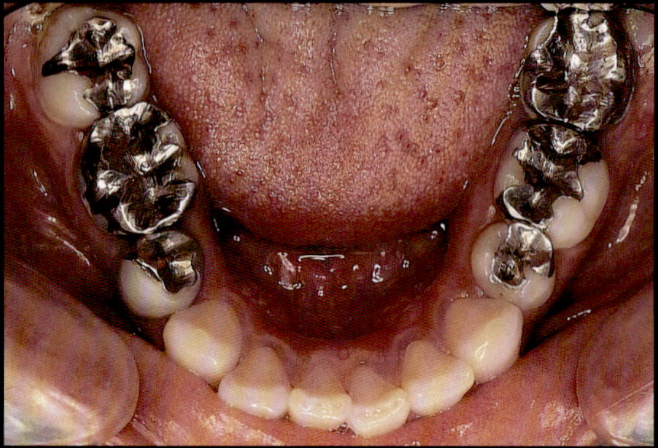
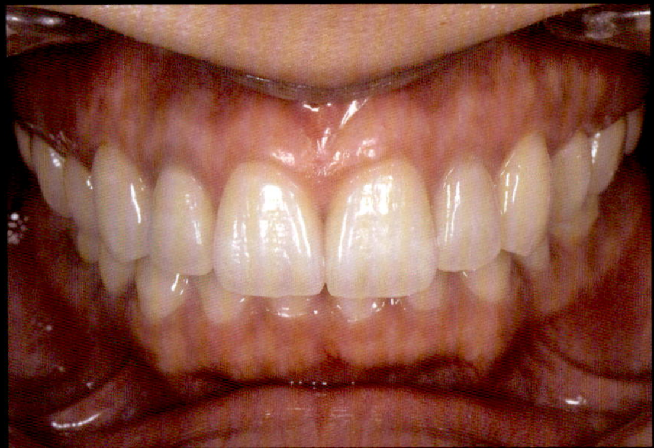
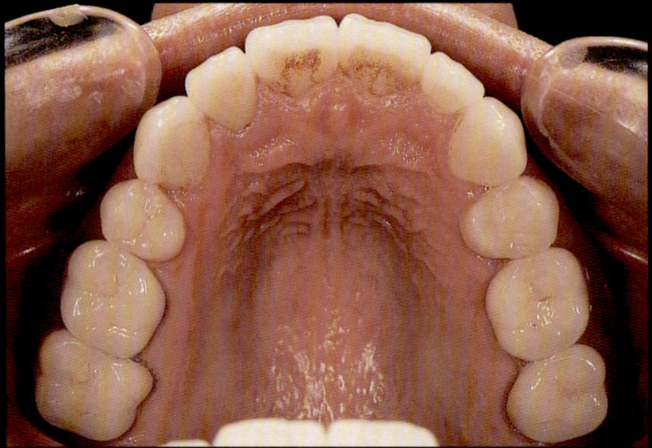
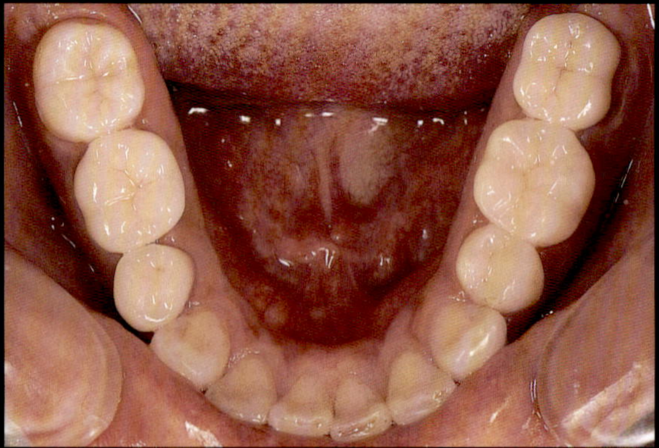

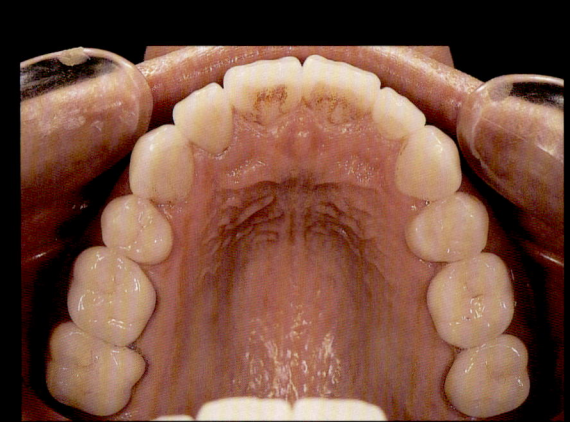

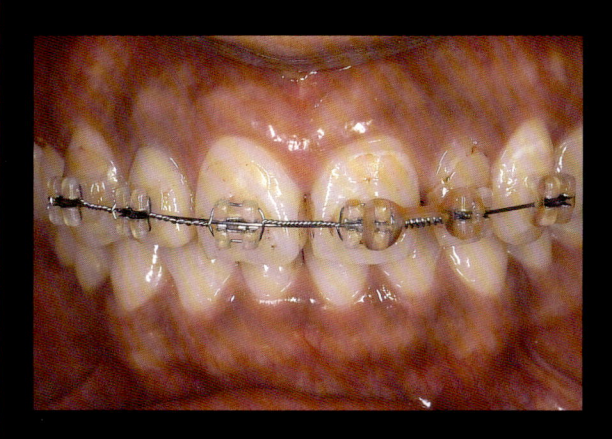

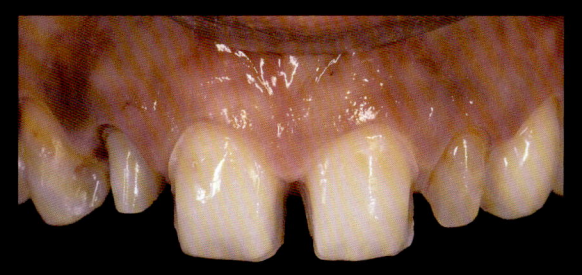

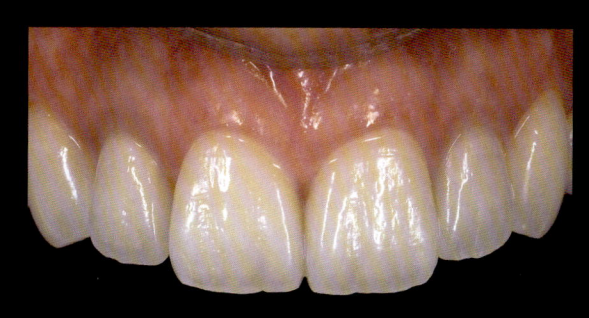

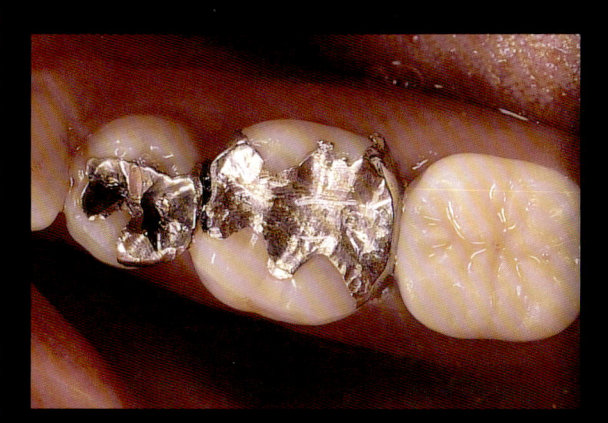

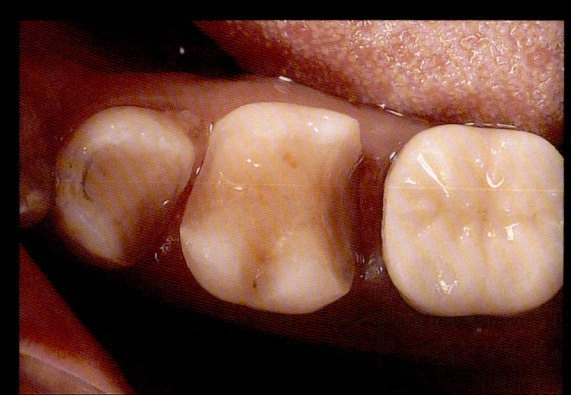

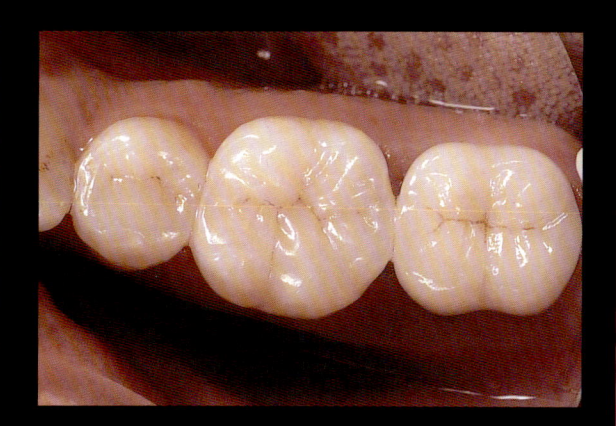

矯正治療後、歯周形成外科と軟組織のメラニン除去を行い、再修復を行った。

Periodontal Prosthesis

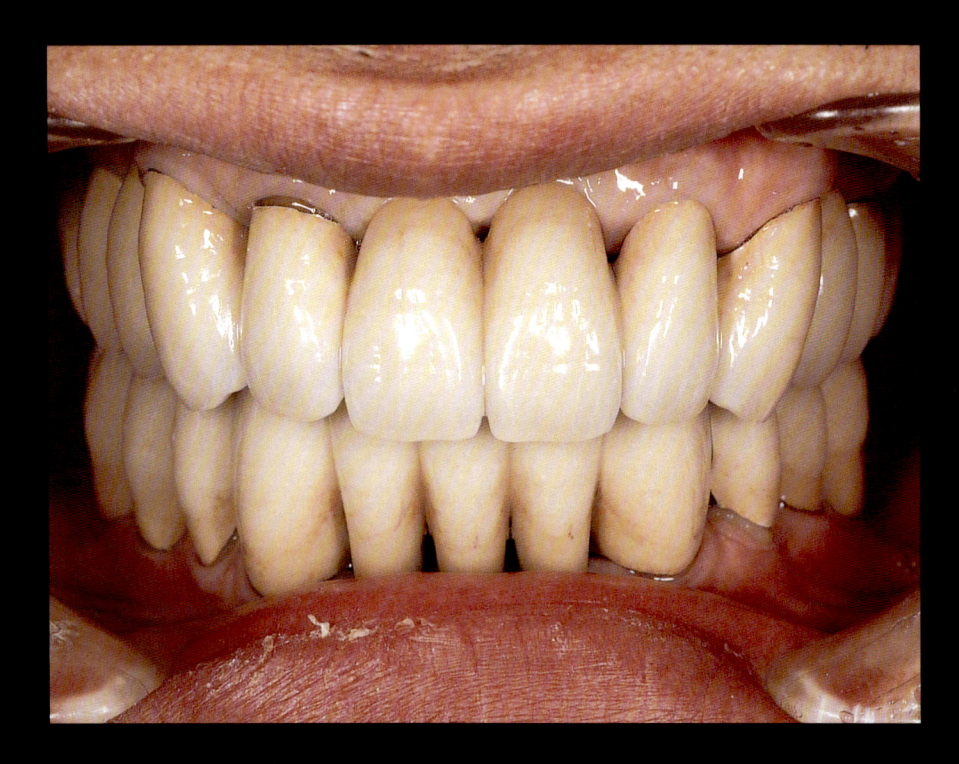

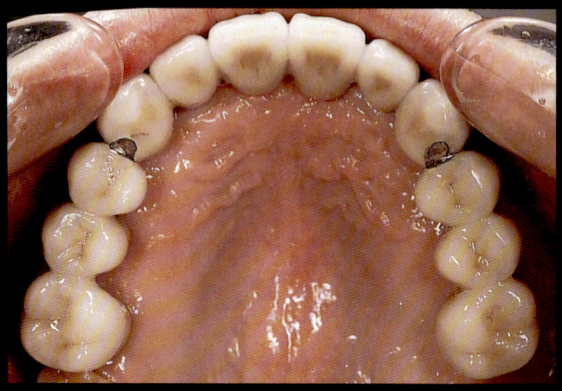

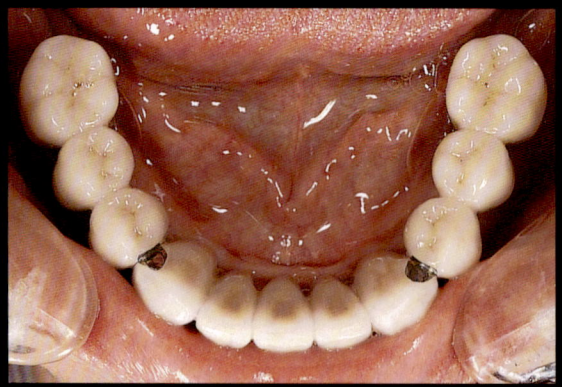

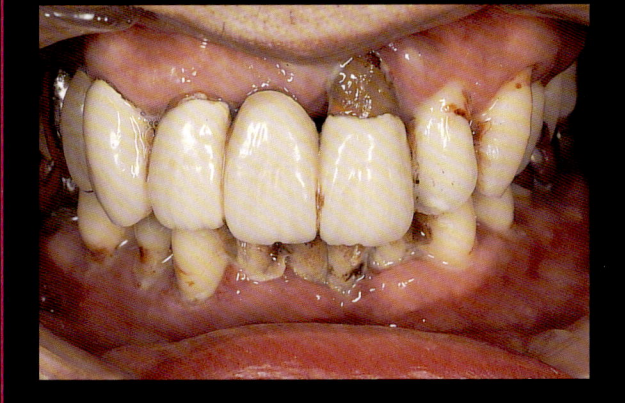

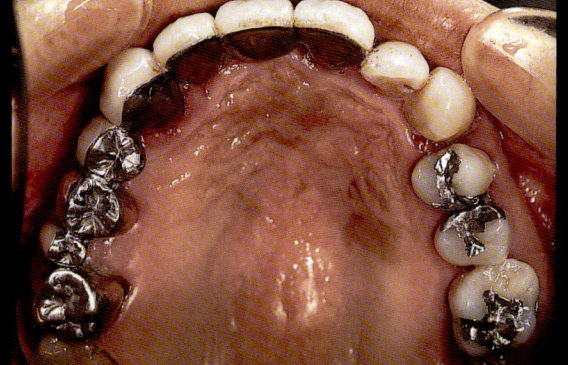

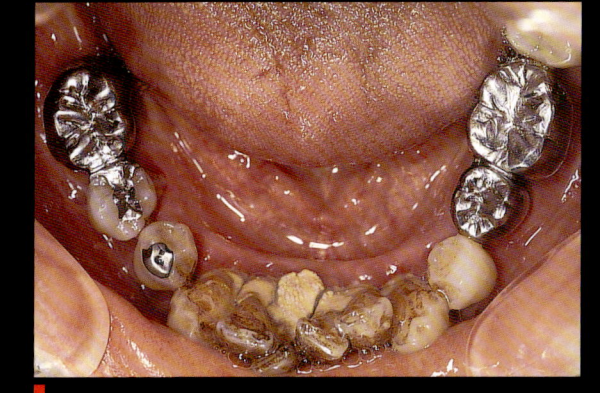

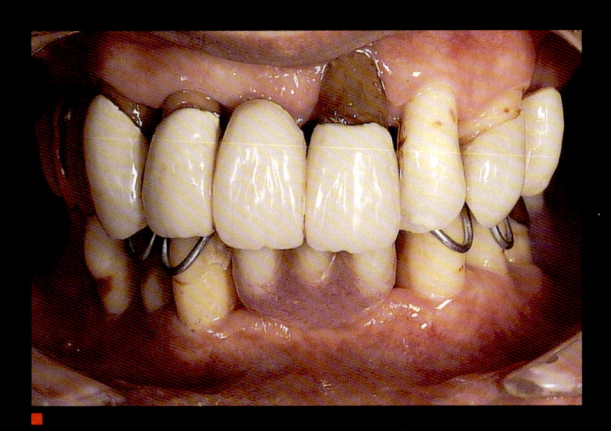

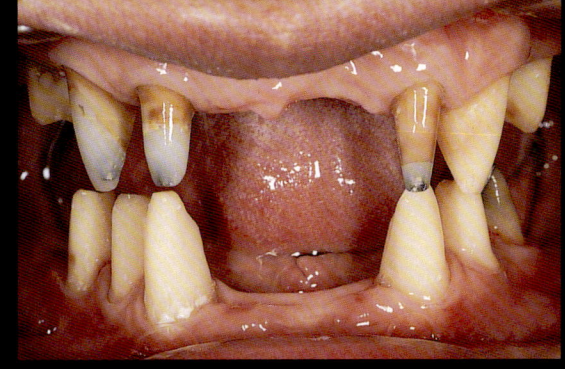

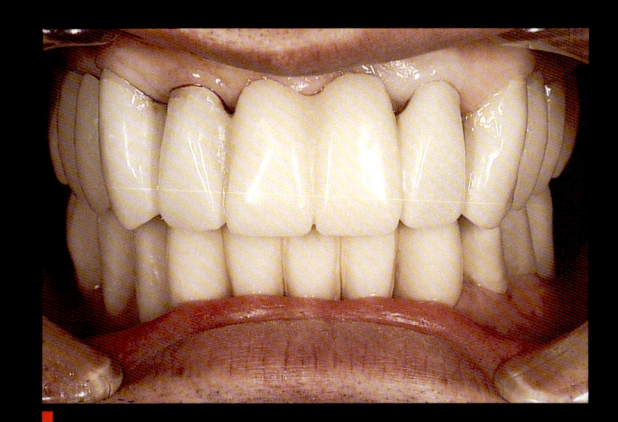

Initial treatment　　　　　　　　After surgery　　　　　　　Provisional restoration

歯周補綴
インプラント修復のさまざまな進歩により、歯周補綴の必要性が薄れてきたが、
異物であるインプラントよりも可能な限り自分の歯を存続させることを望む患者も存在する。

Case 9

2001

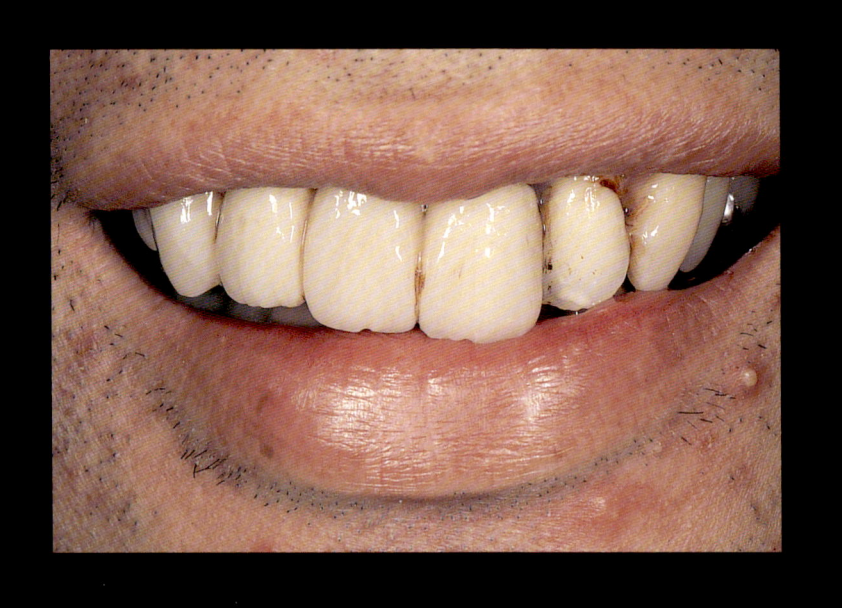

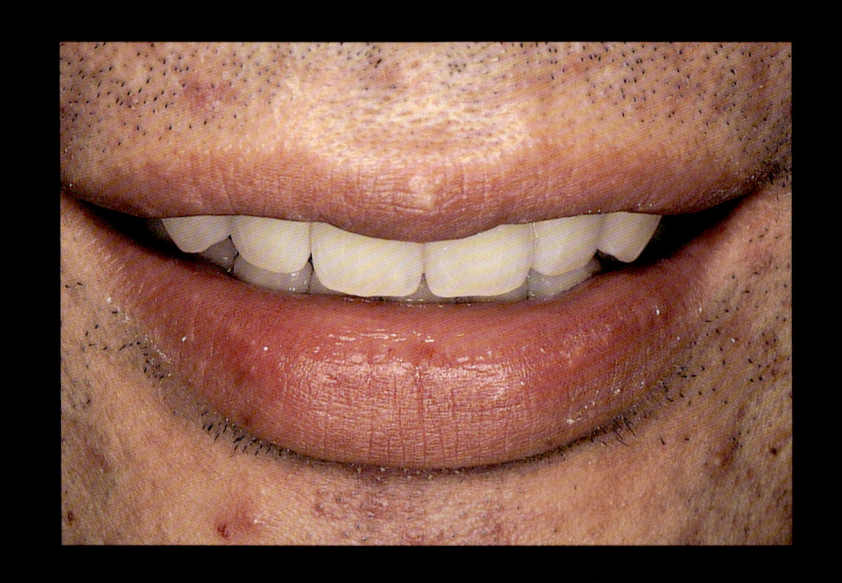

2007

2001

2007

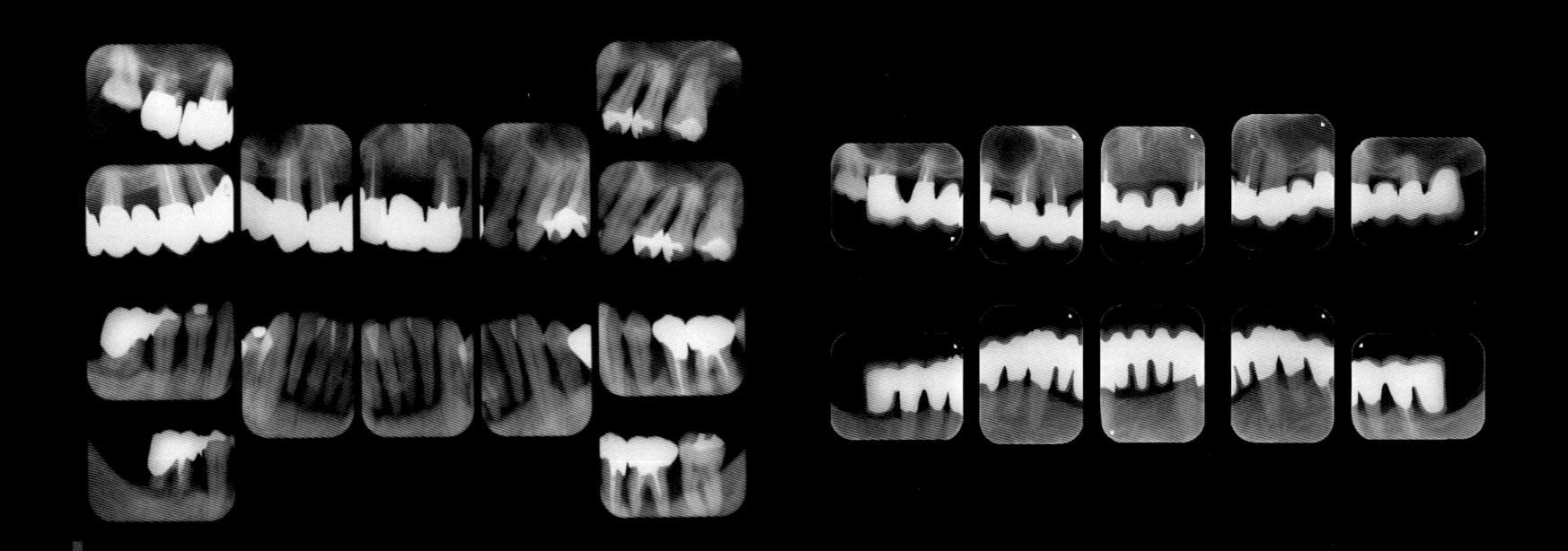

Implant

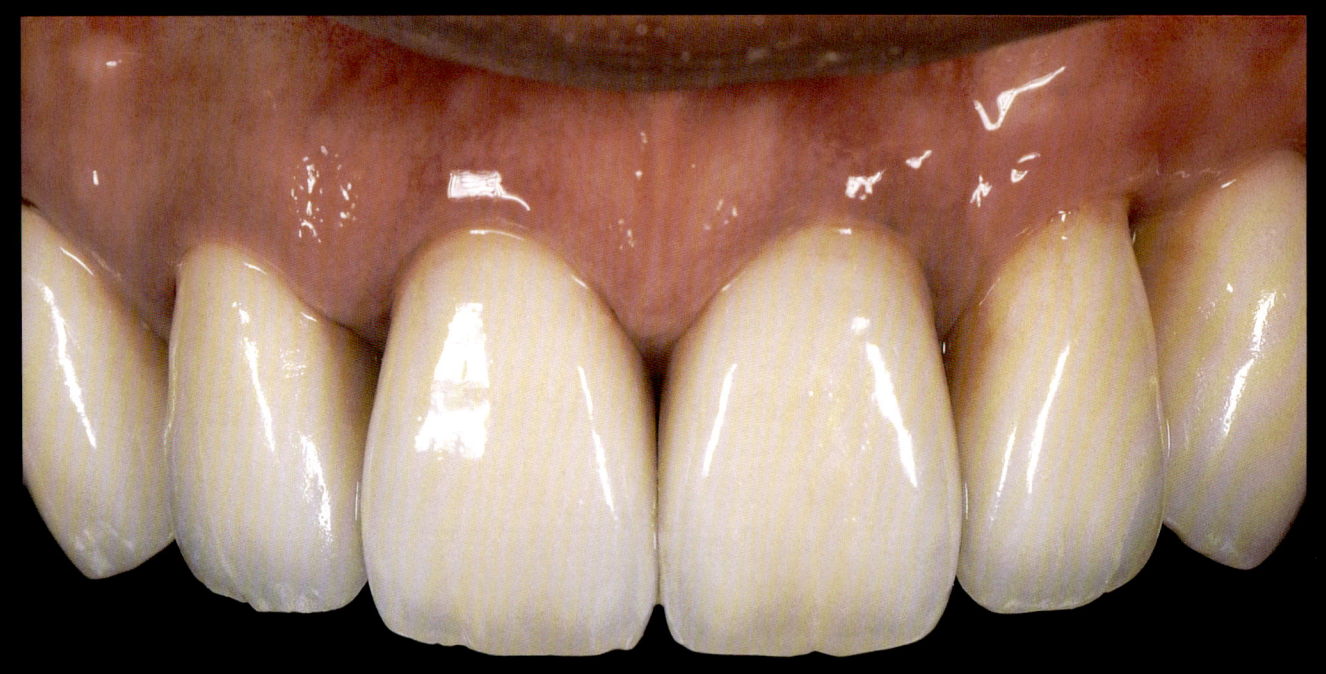

インプラント
歯周形成外科、口腔外科領域で開発された外科術式を利用することにより、
インプラント修復も天然歯における修復と同様の結果を得られるようになった。

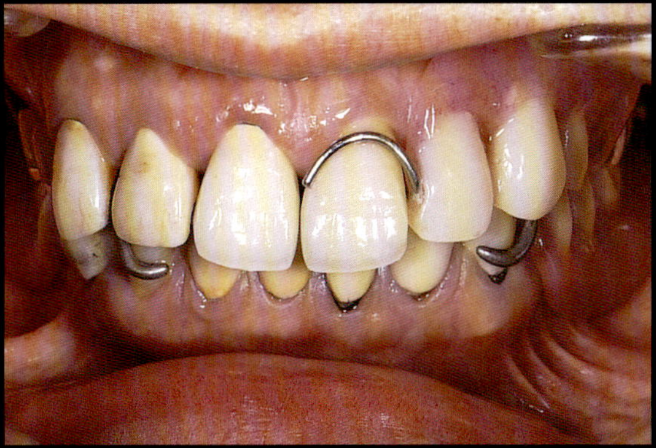
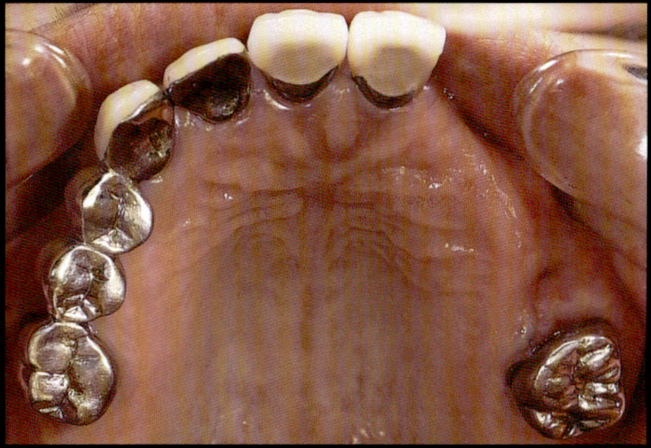
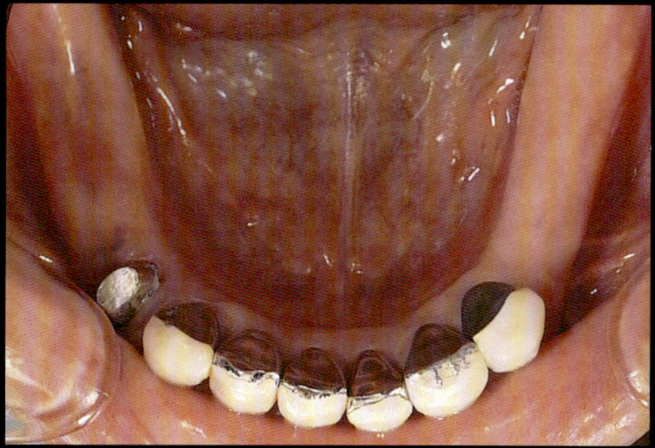
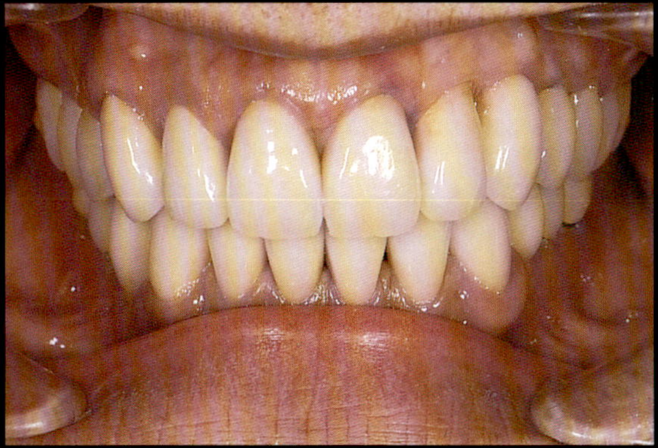
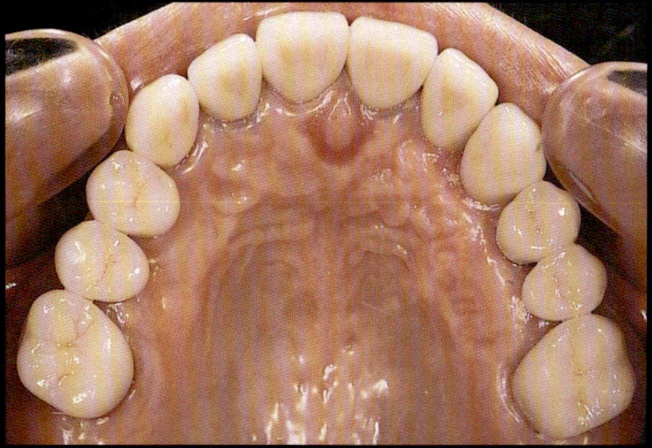
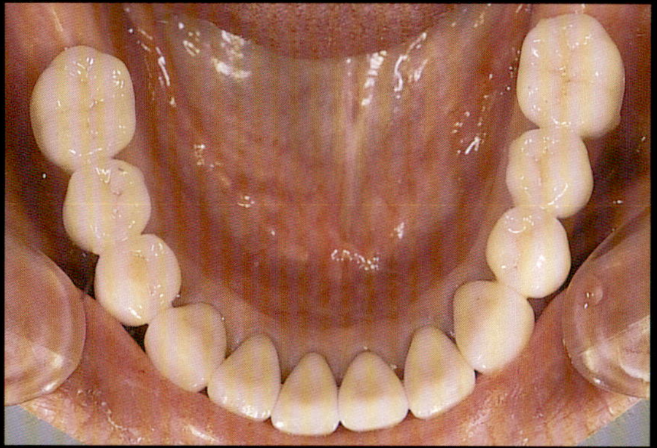

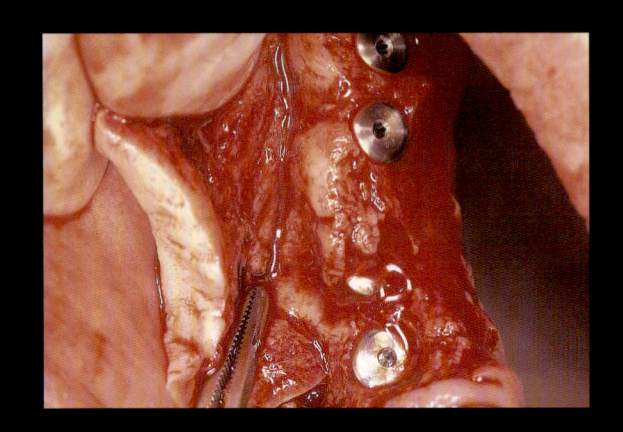

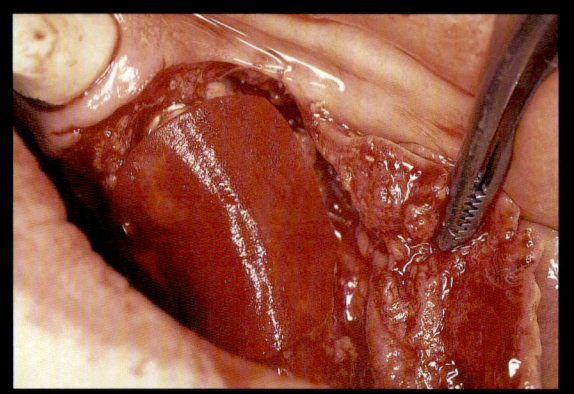

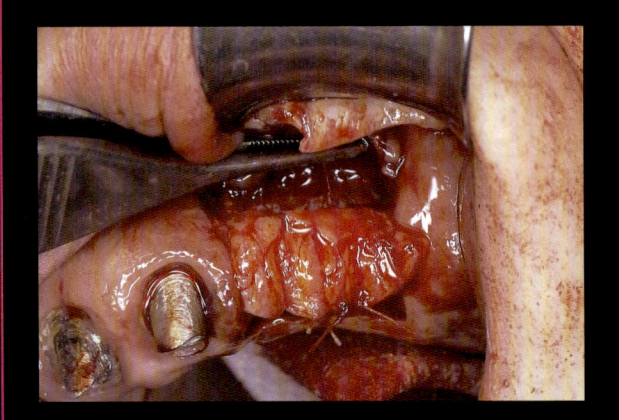

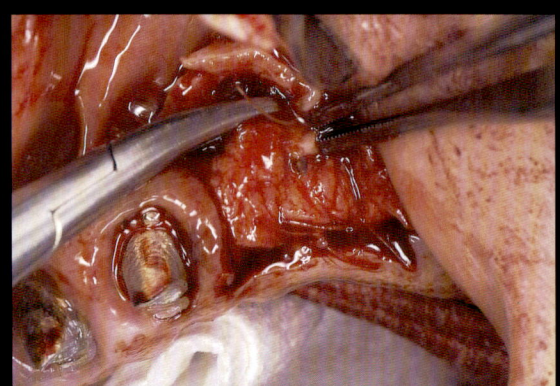

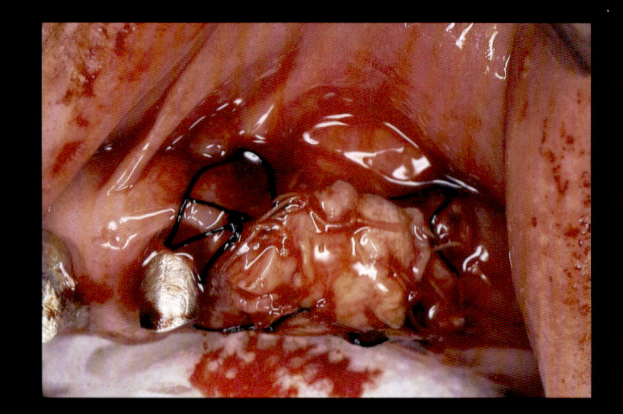

インプラントの埋入と同時に、硬組織の造成のために自家骨を用いた GBR を行う。
審美性の確保のため、結合組織を用いたインレーグラフト、角化歯肉を用いたアンレーグラフトによる軟組織の造成を行う。

2002

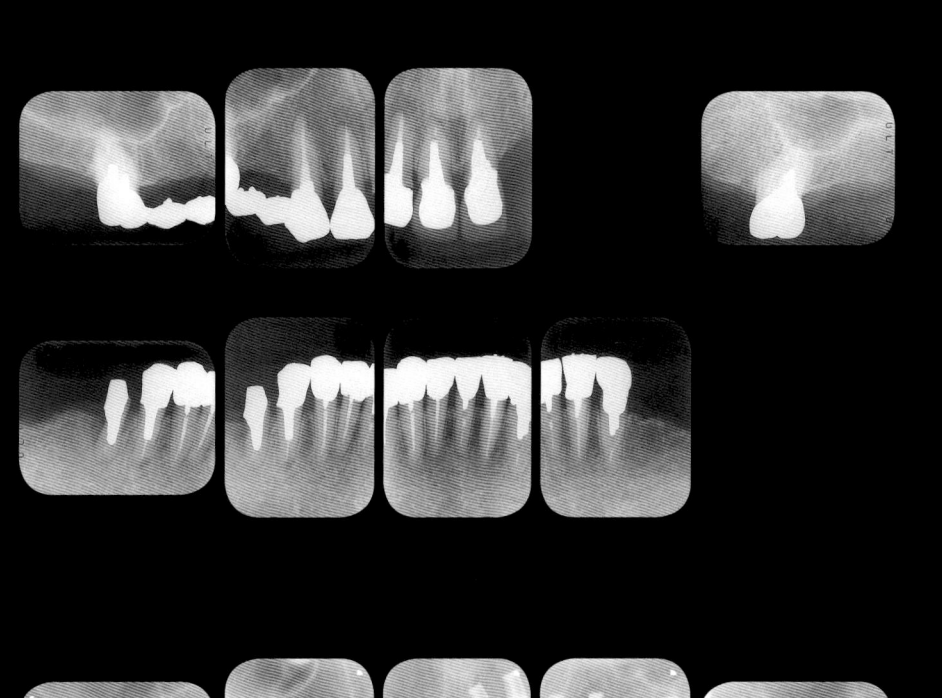

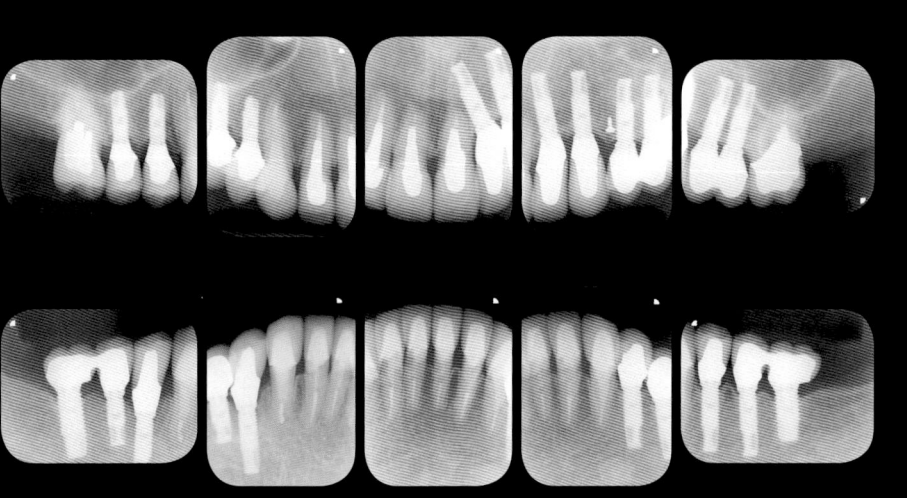

2007

撮影機材

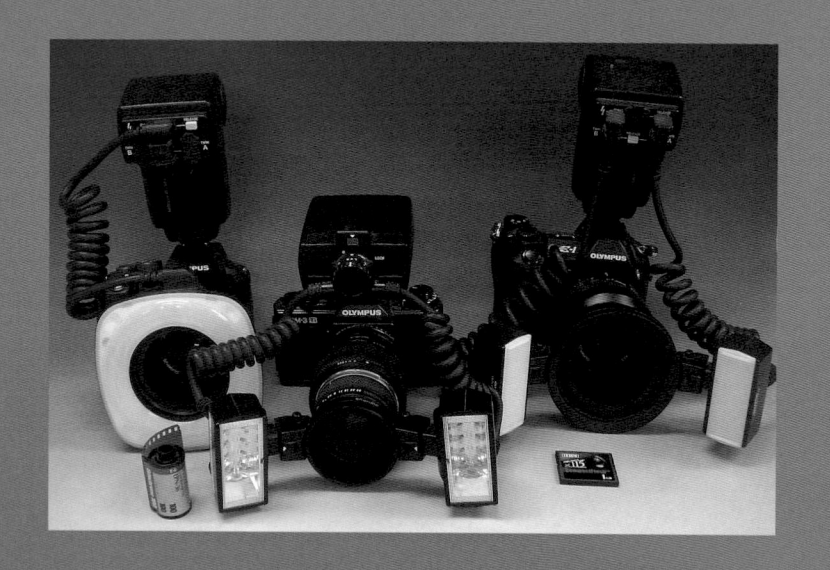

OLYMPUS E-500　　　　　　　OM-3　　　　　　　E-1
50mm F2.0 MACRO　　　80mm F4.0 MACRO　　　50mm F2.0 MACRO
　　　　　　　　フイルム：Kodak EPN 100

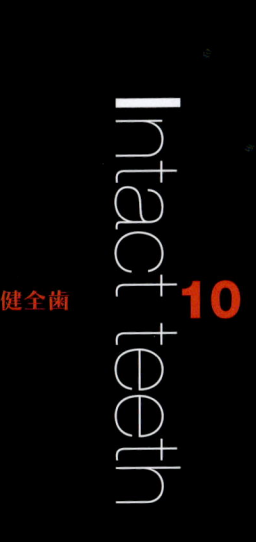

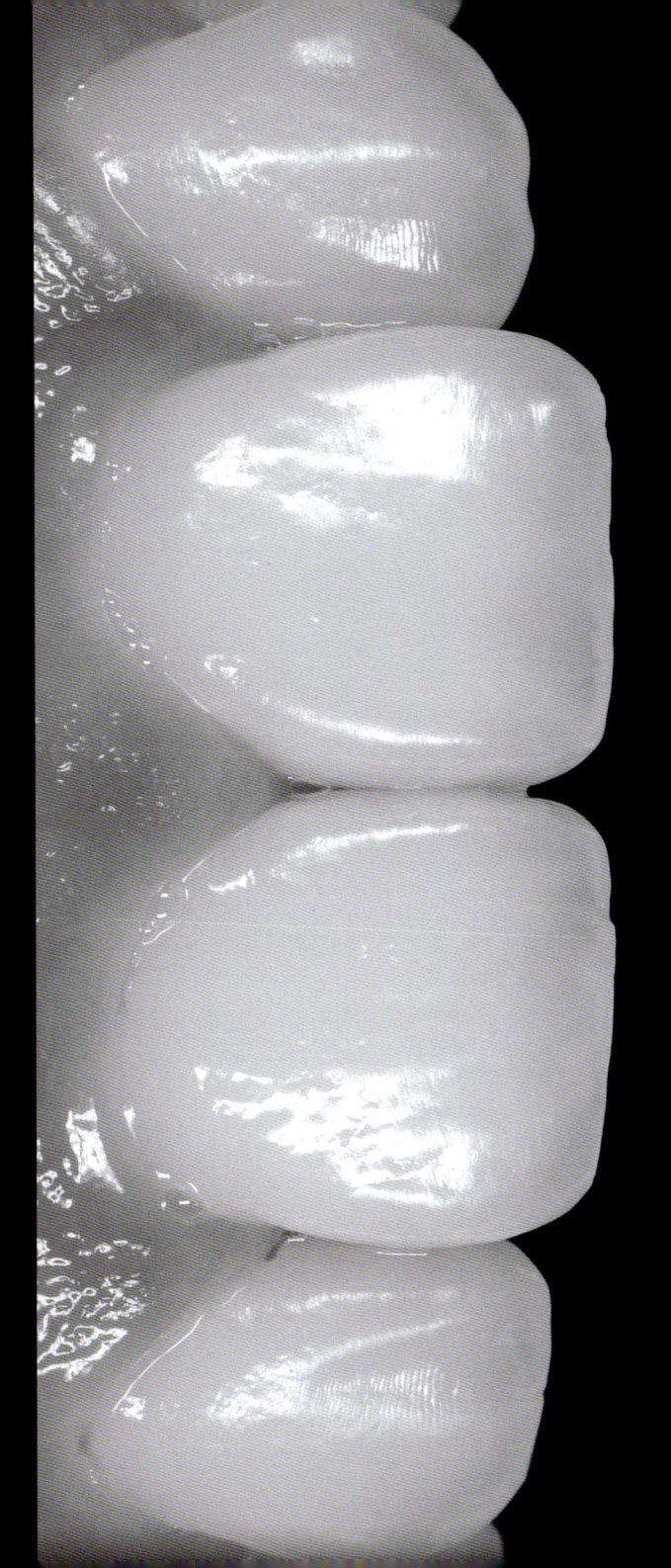

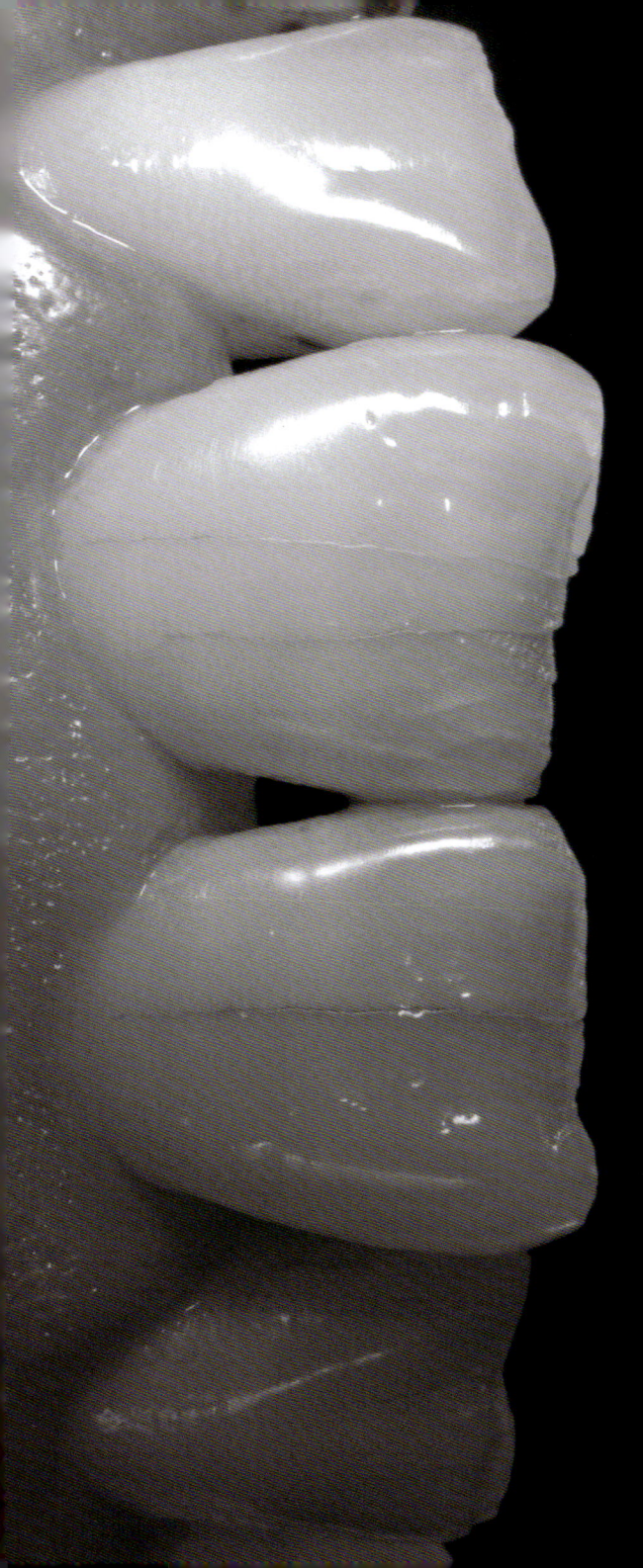

健全歯 Intact teeth **10**

健全歯は色、形態、表面性状などさまざまな表情を見せてくれる。
さまざまな健全歯こそ修復治療の目標であり、夢である。

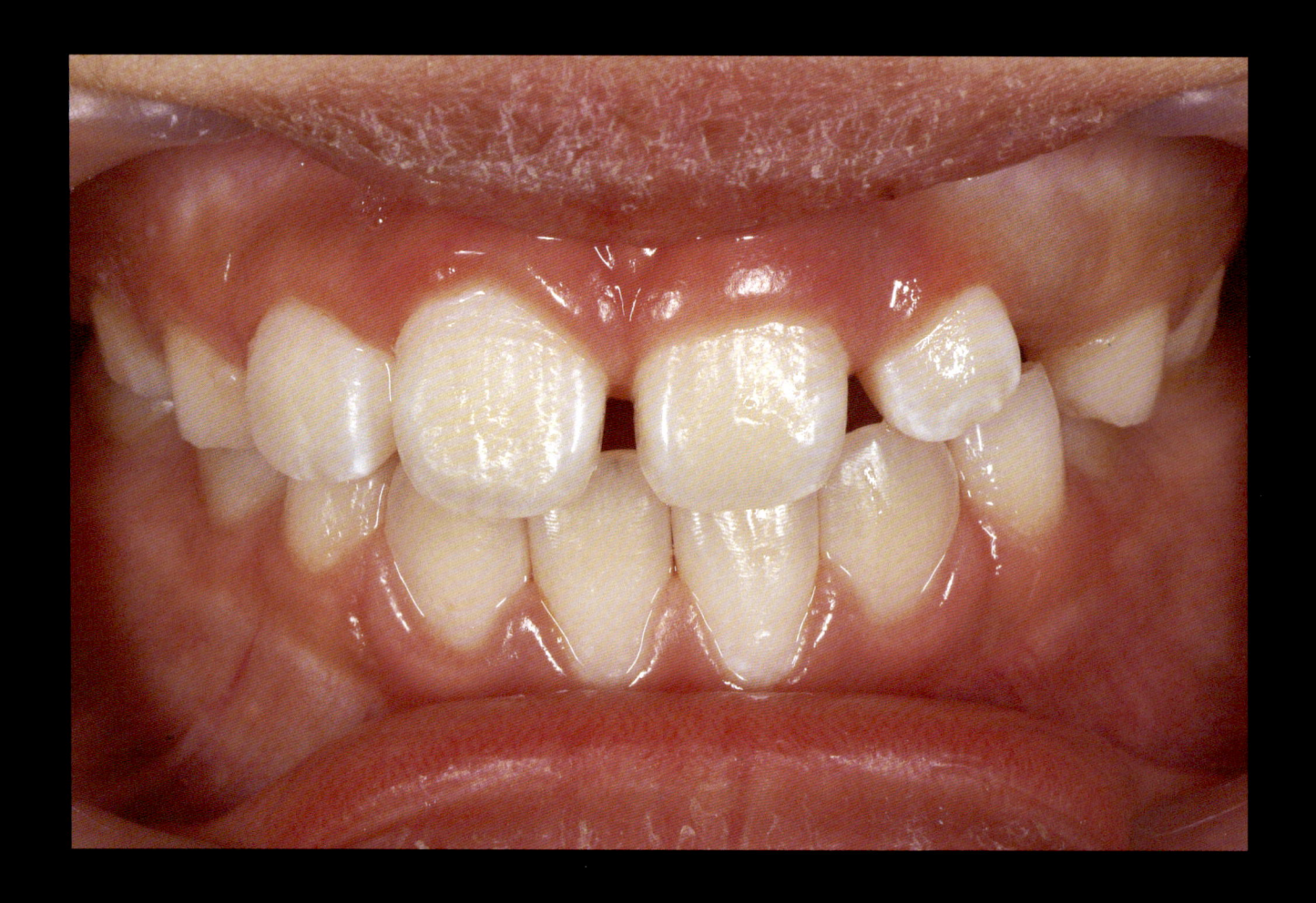

Intact teeth

10

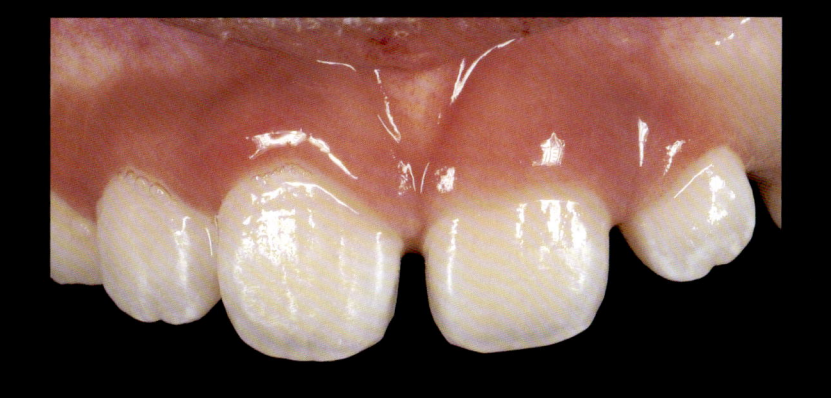

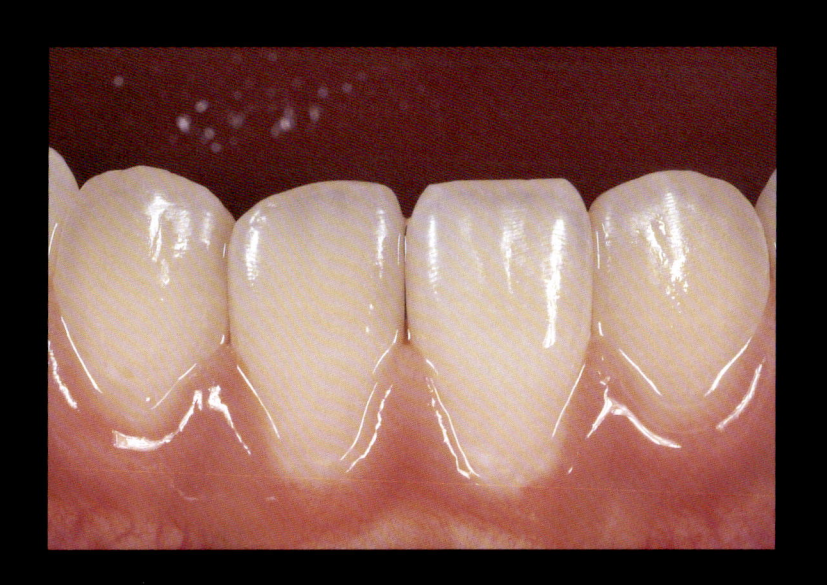

6 years old : female

104

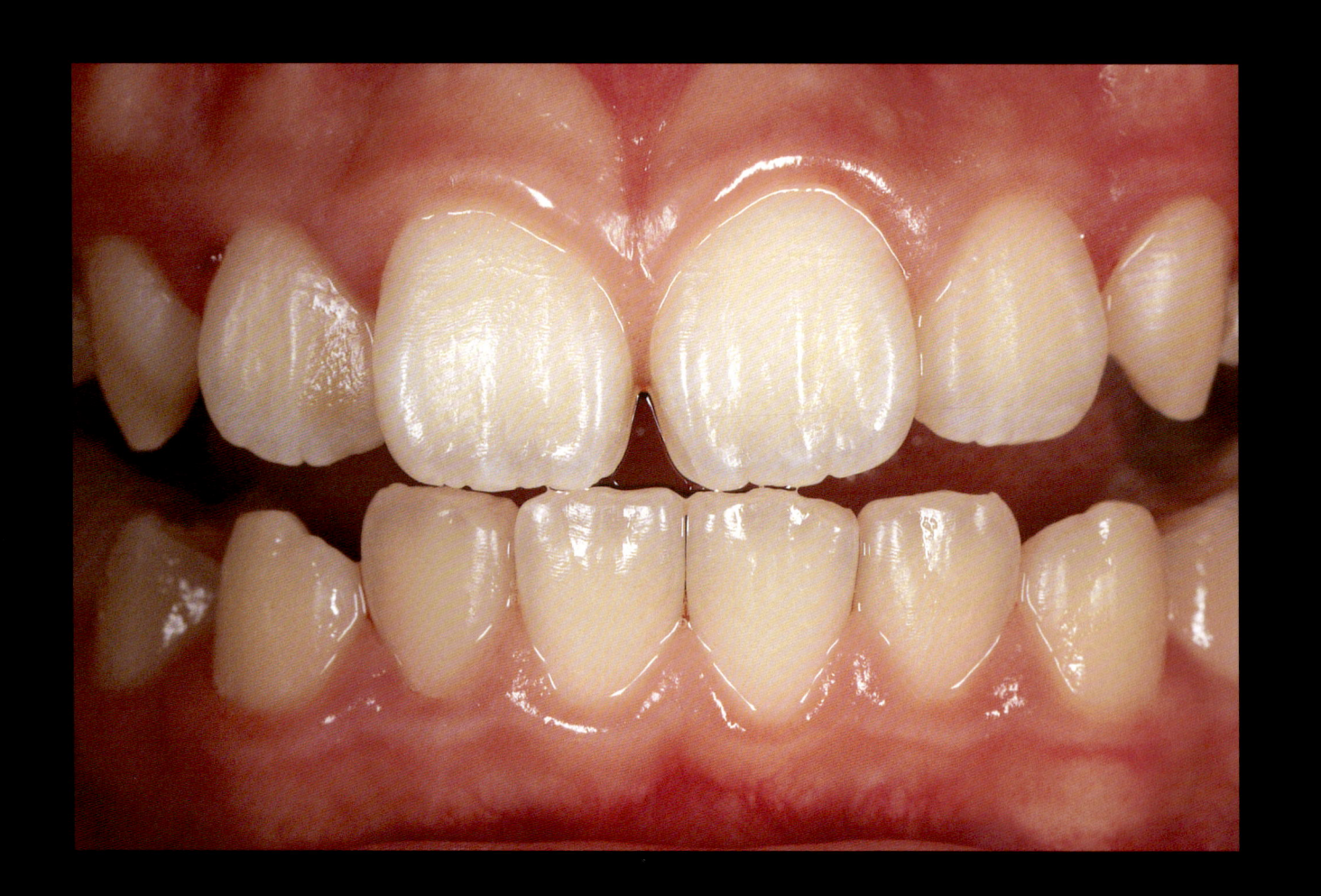

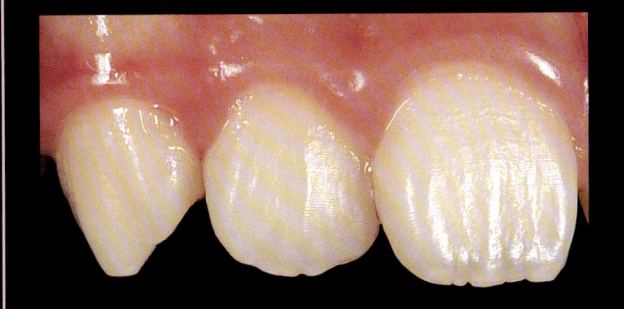

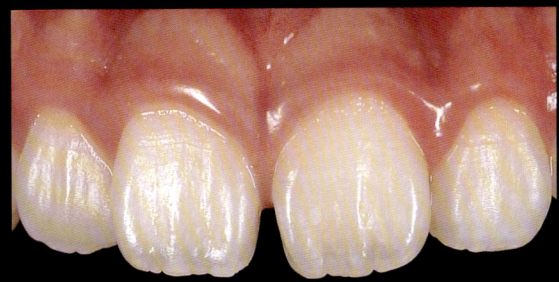

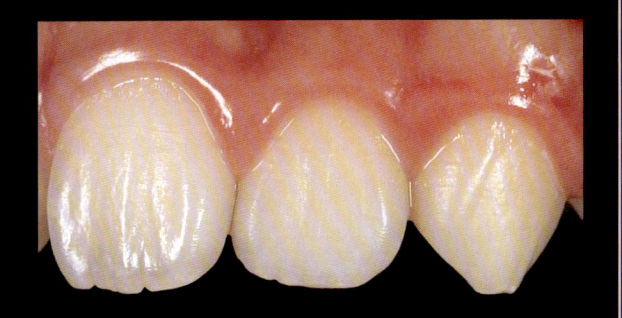

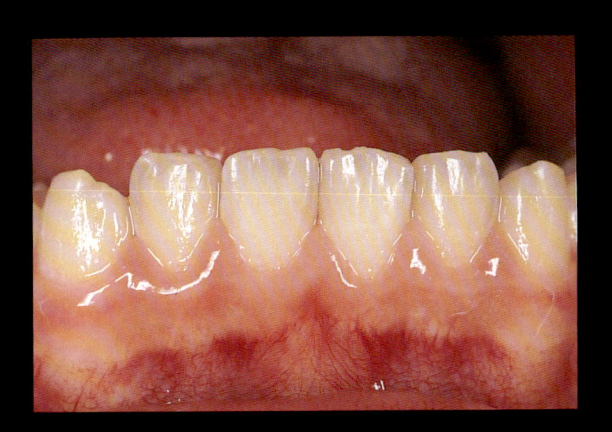

11 years old : female

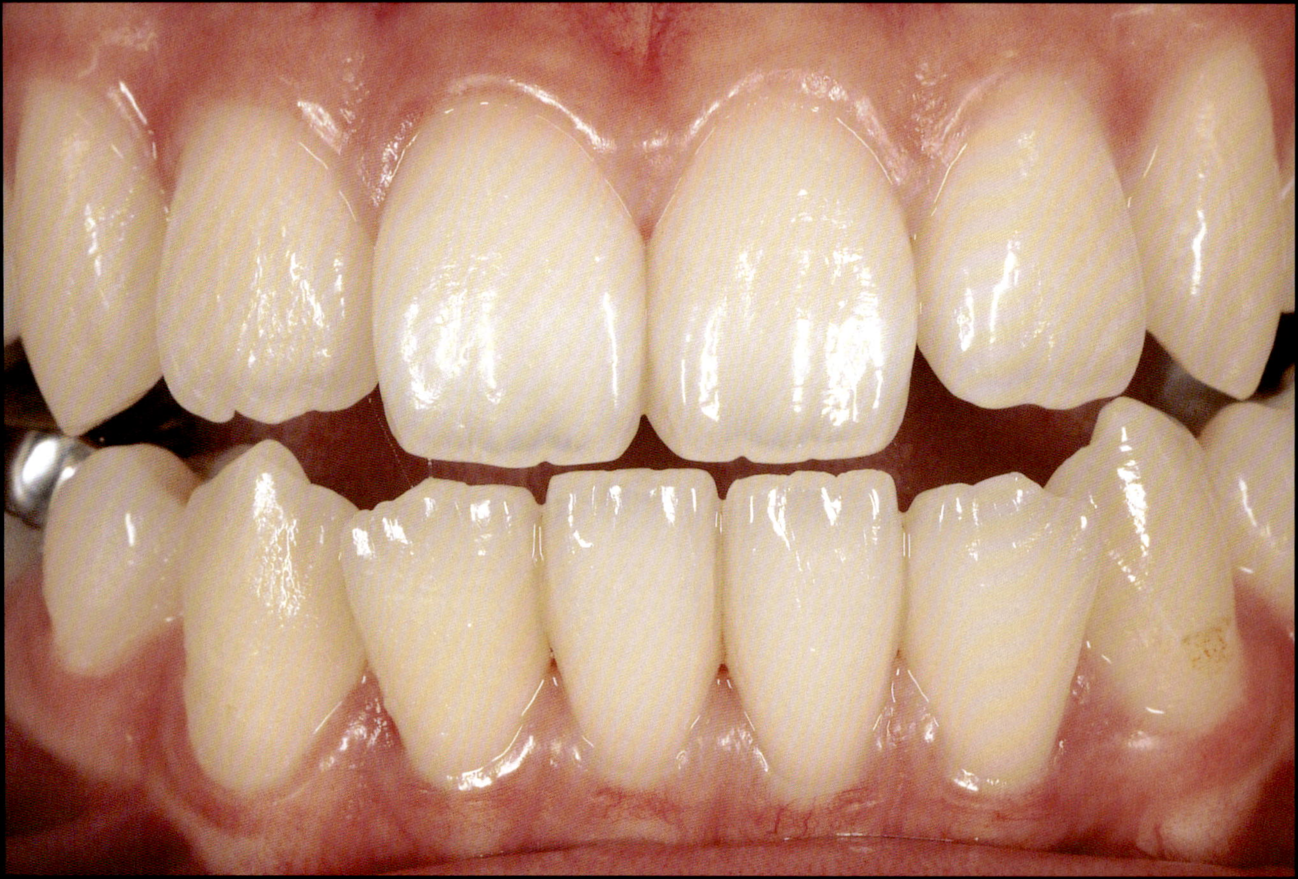

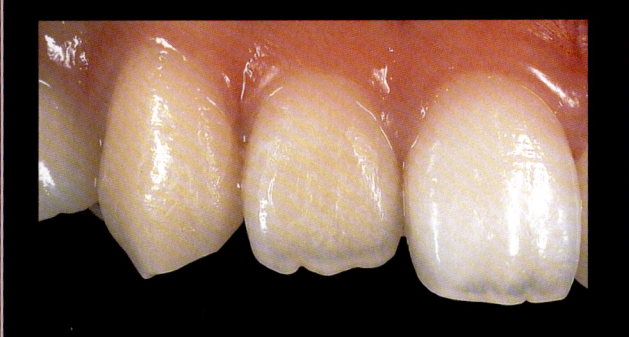

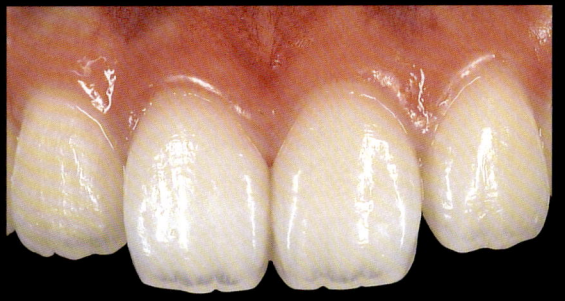

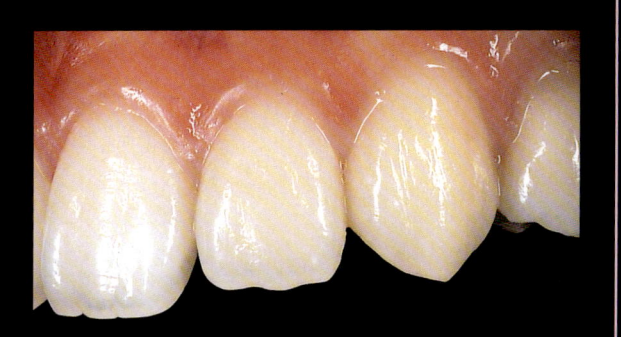

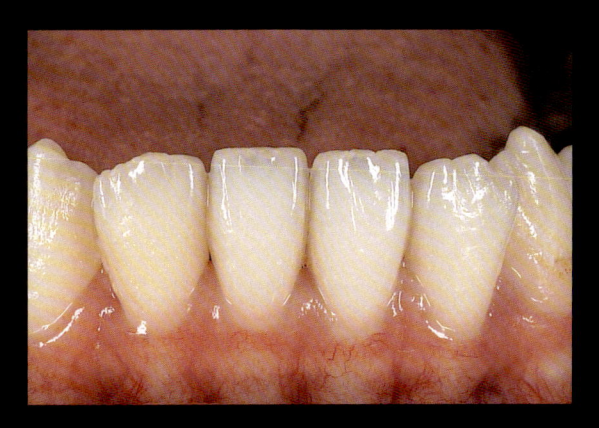

Intact teeth

10

18 years old : female

108

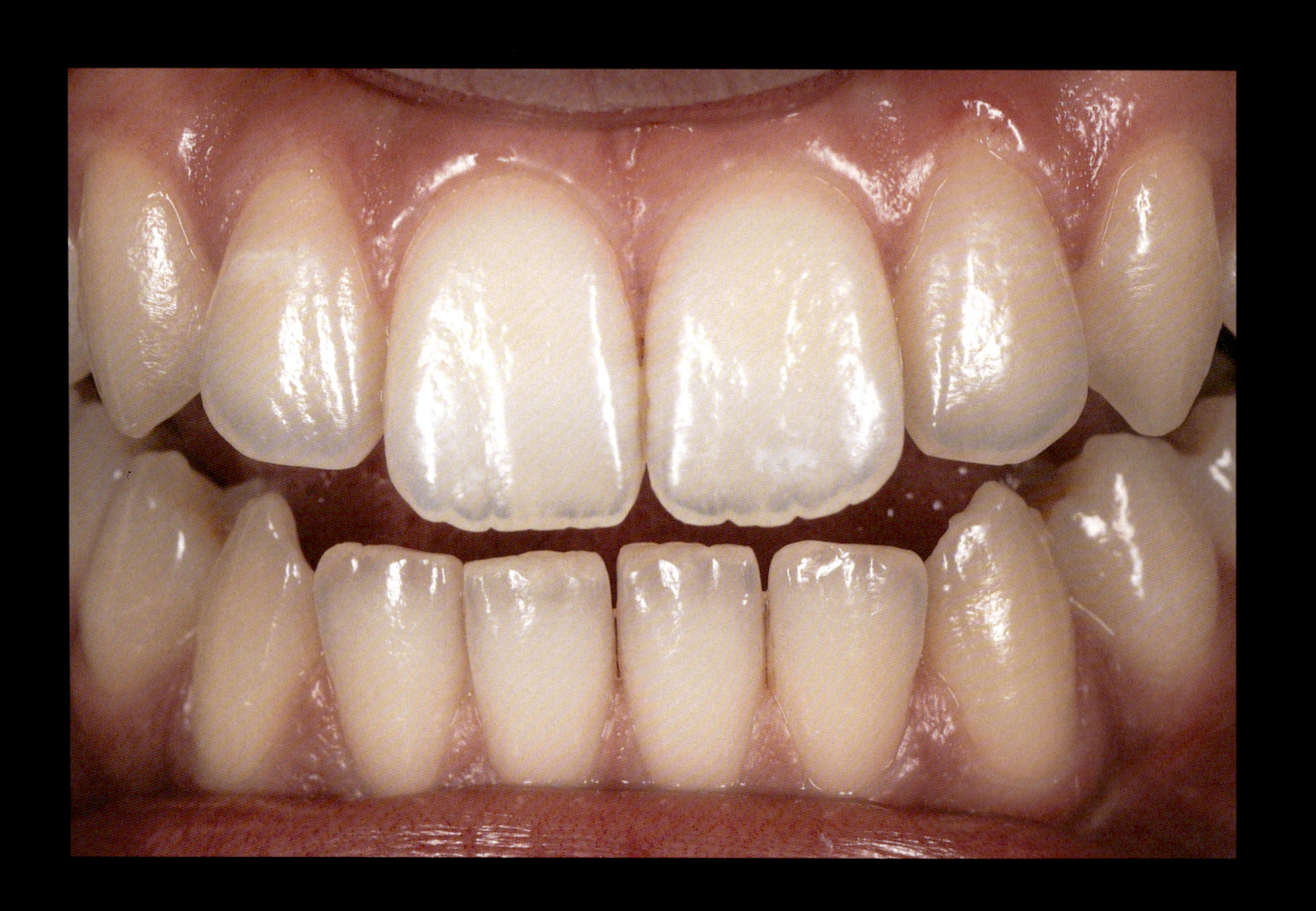

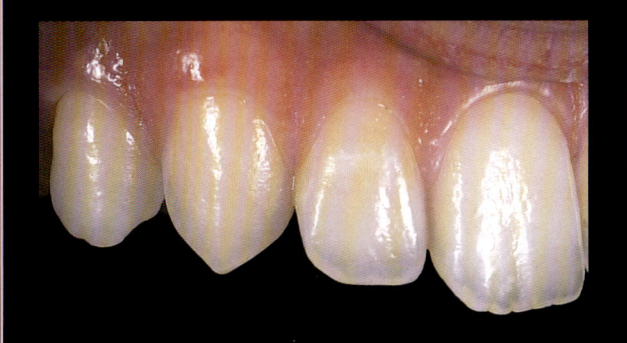

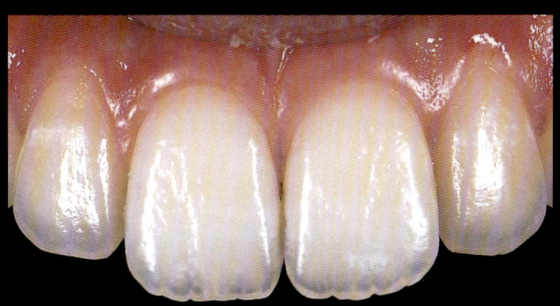

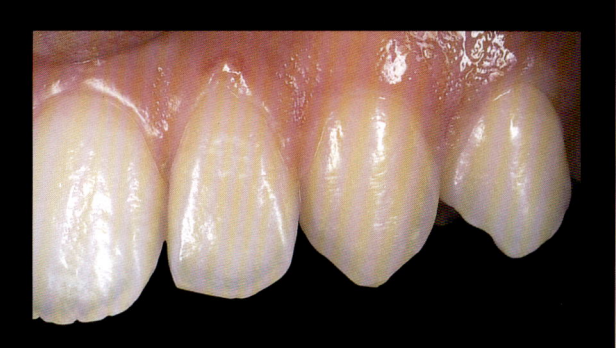

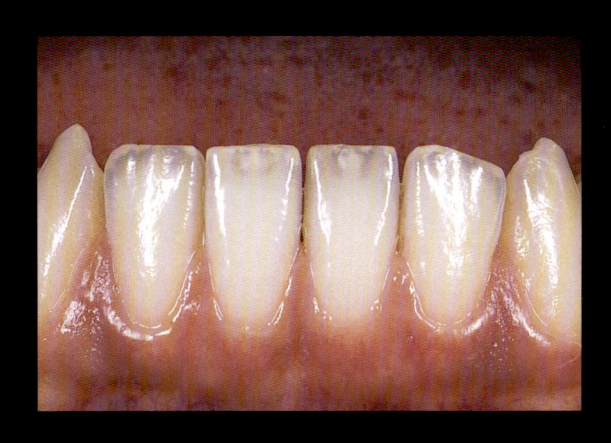

19 years old : female

110

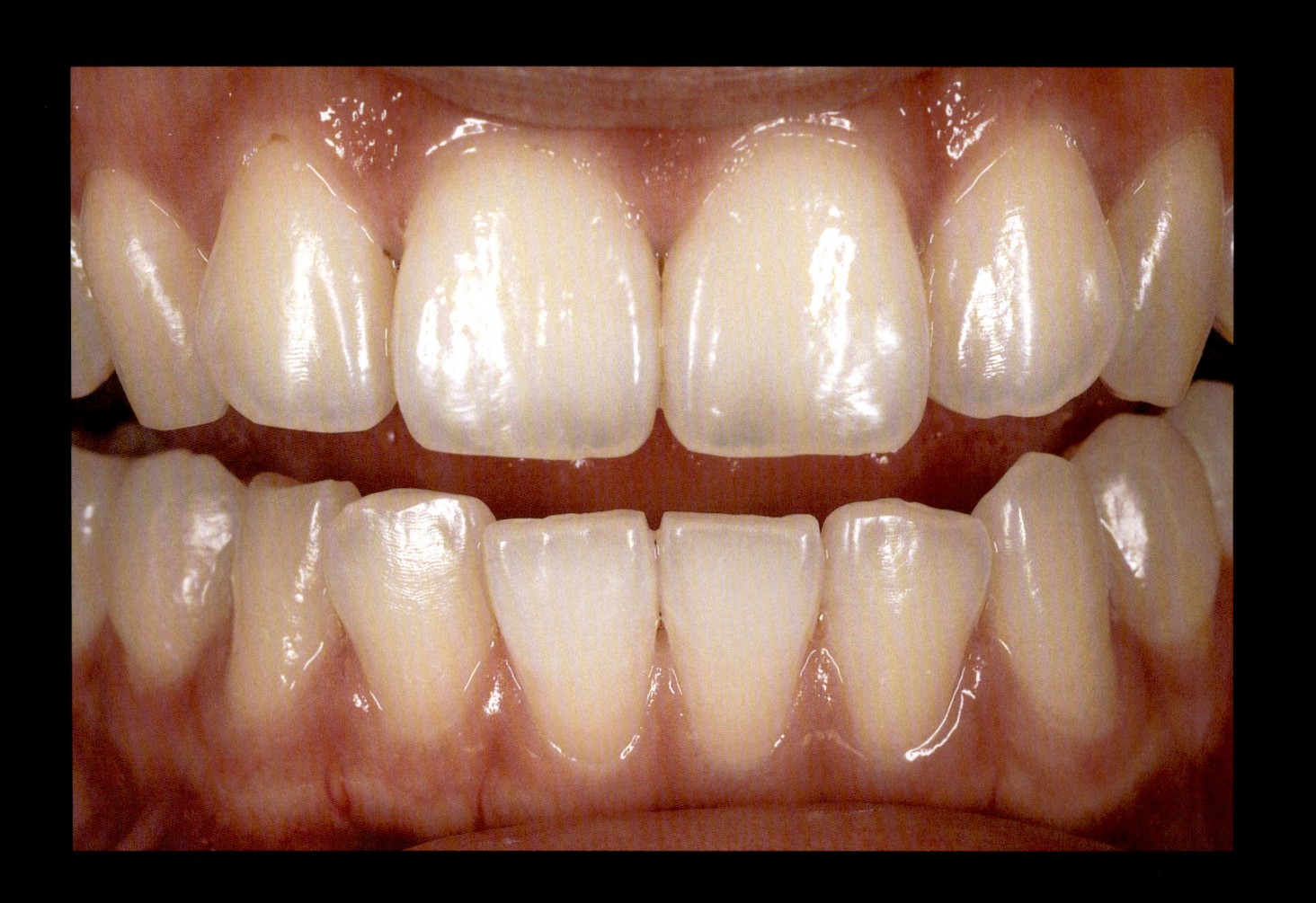

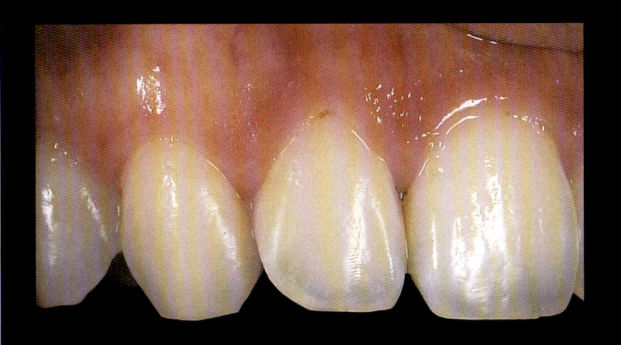

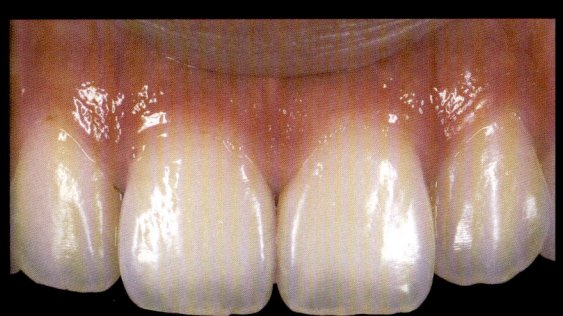

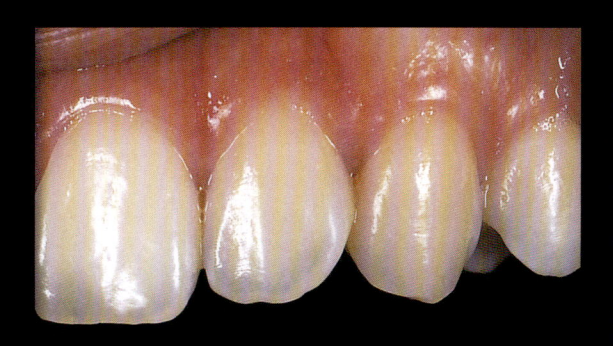

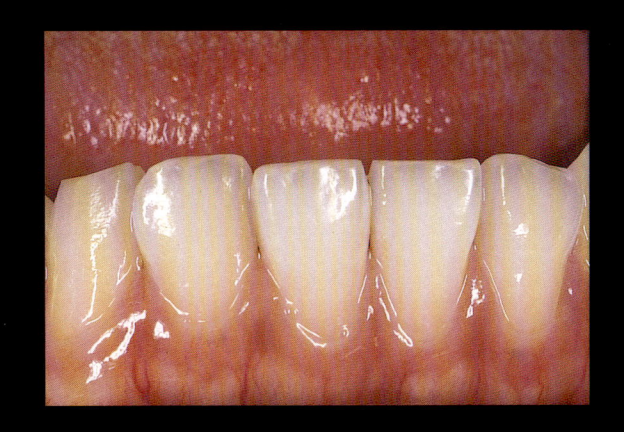

23 years old : female

112

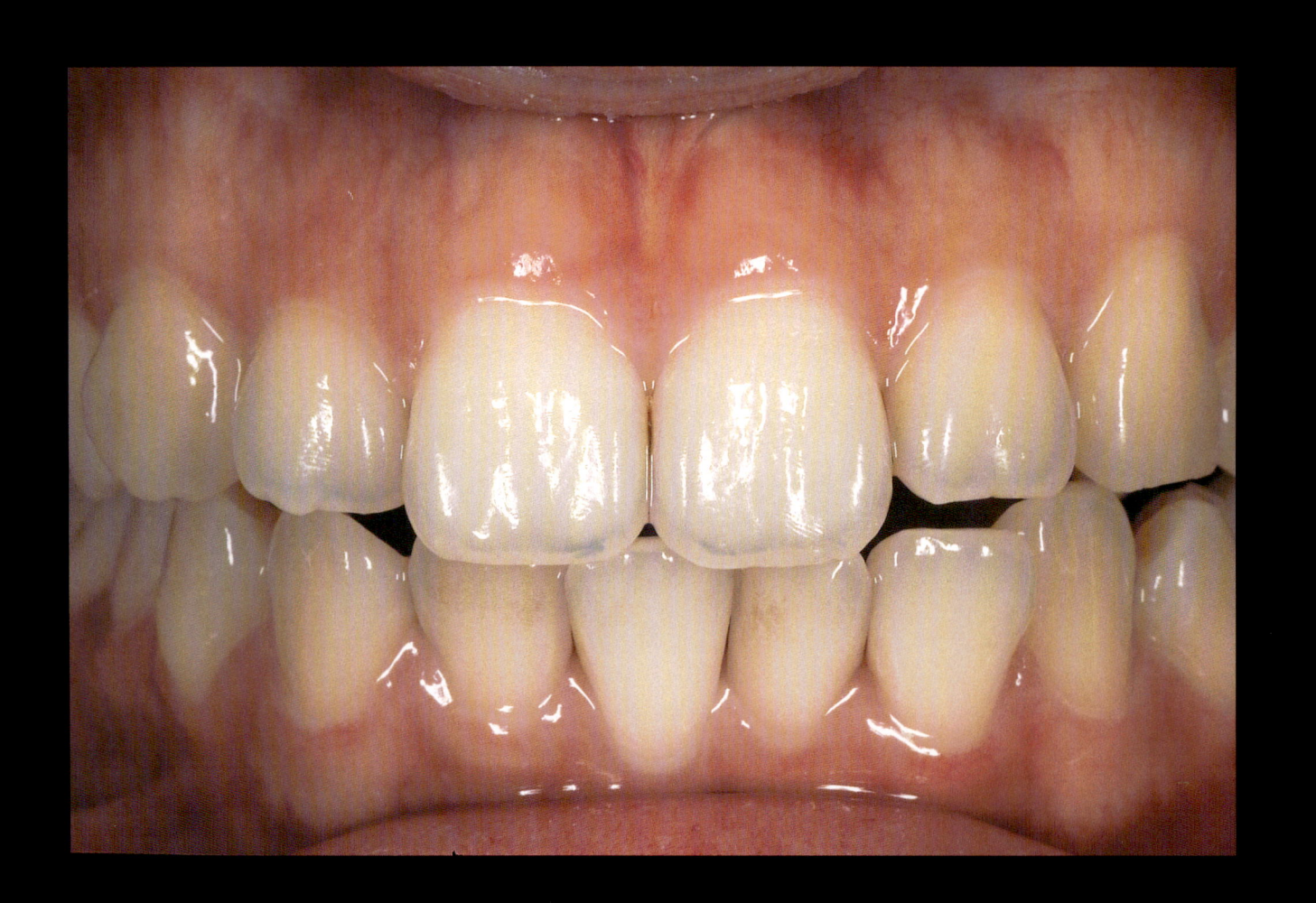

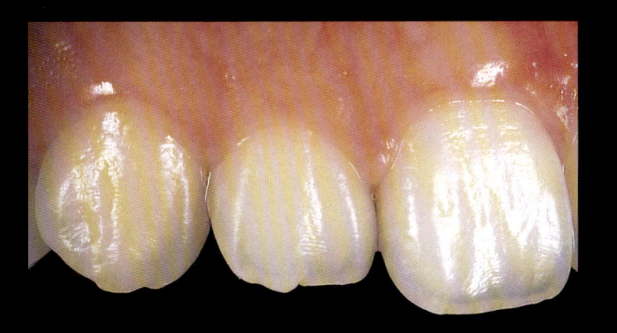

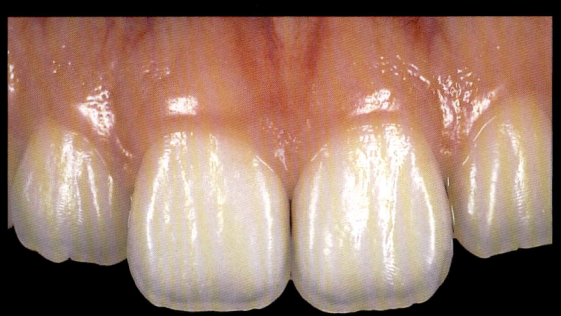

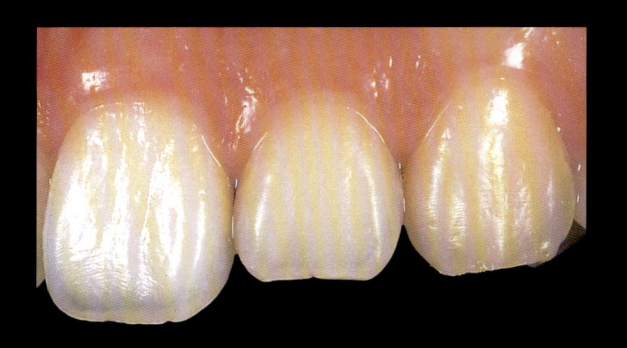

24 years old : female

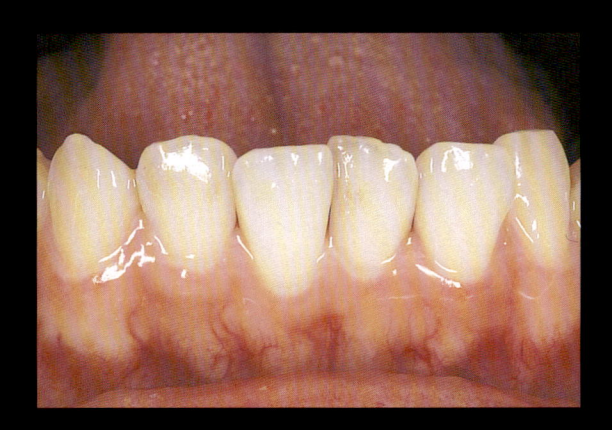

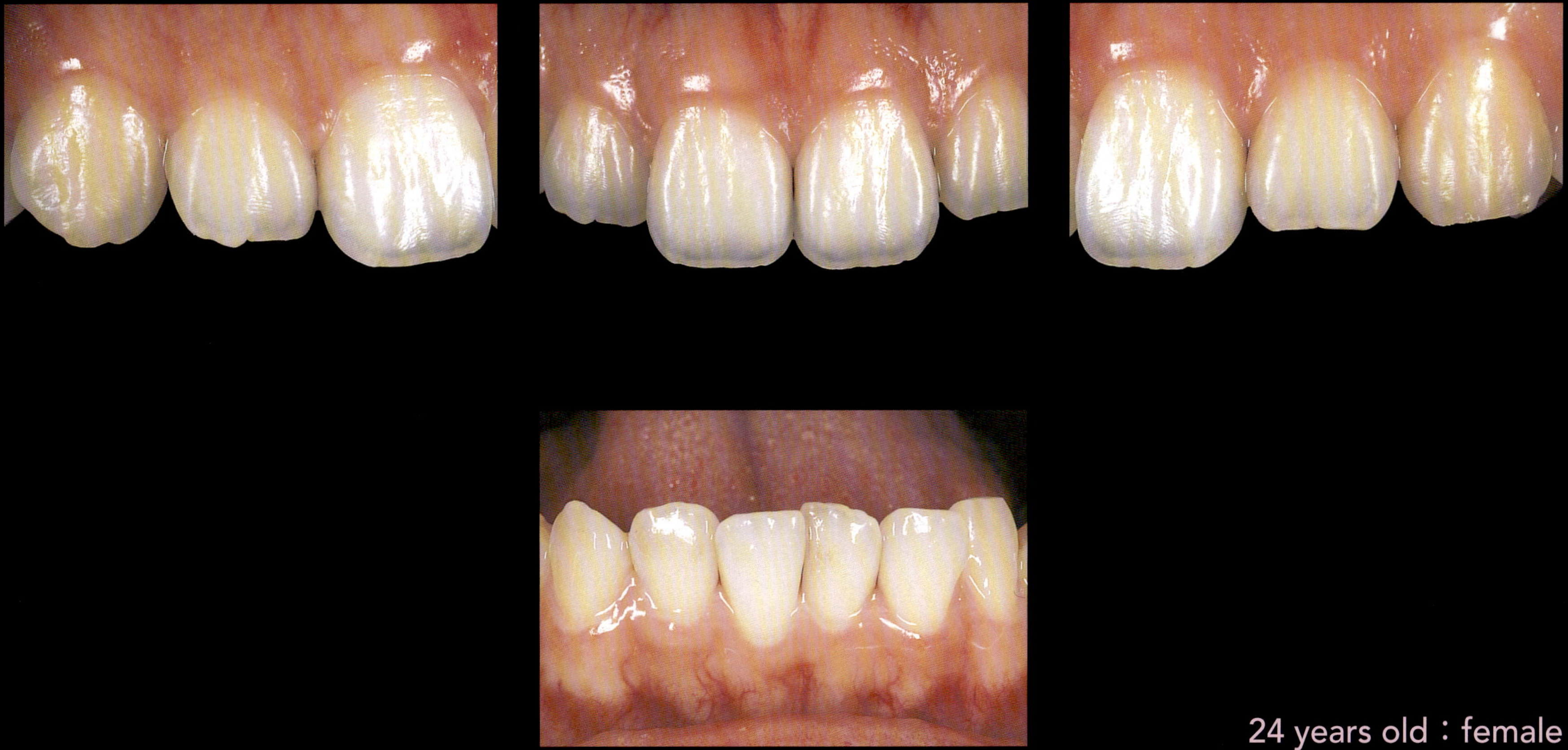

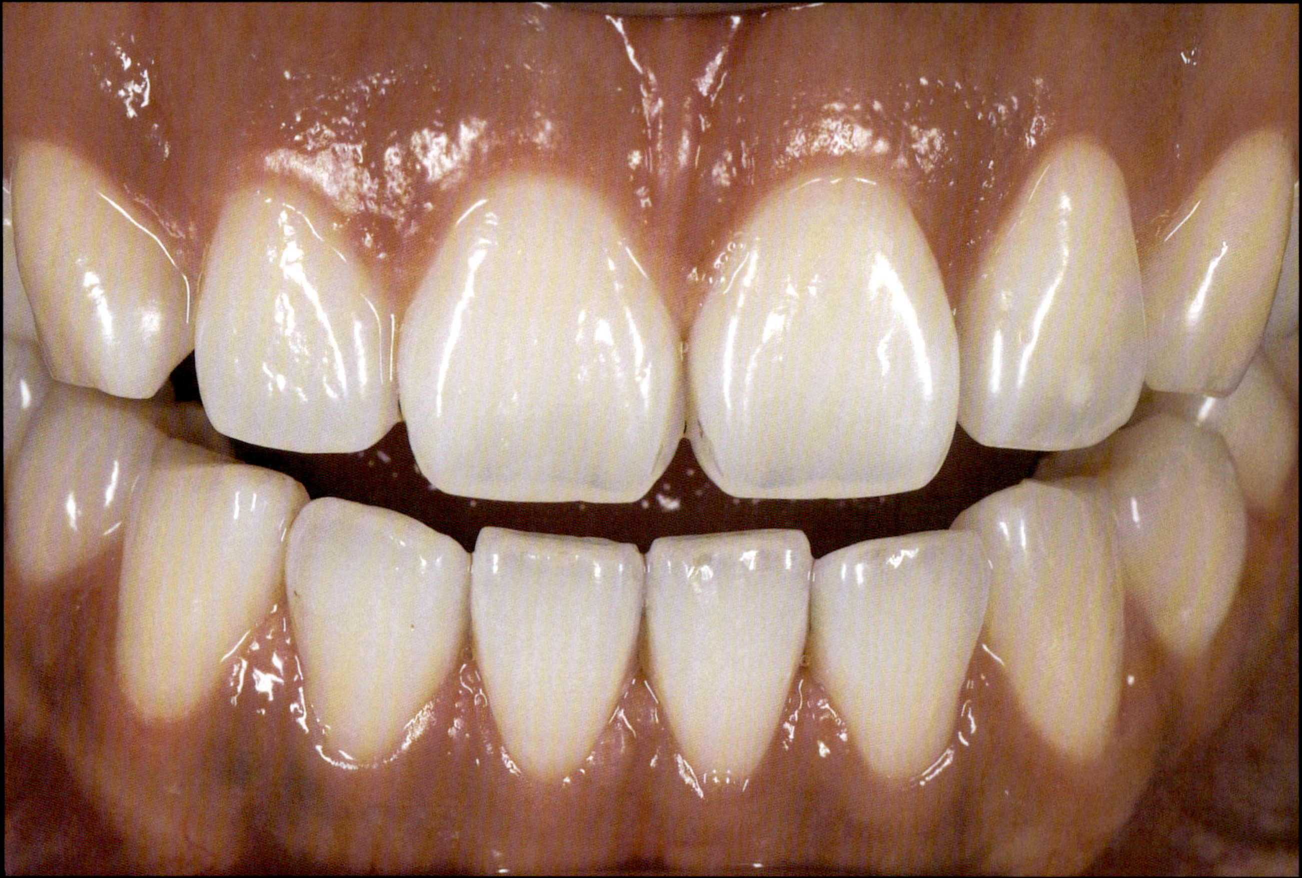

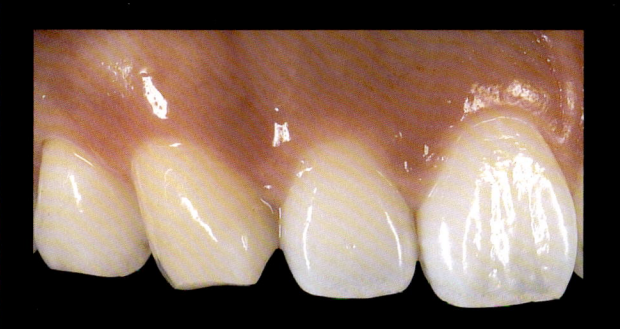

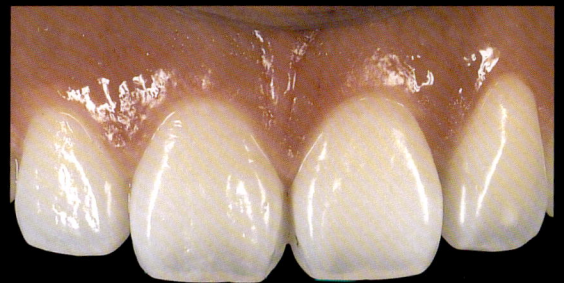

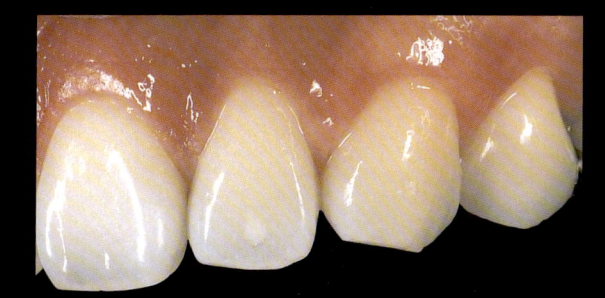

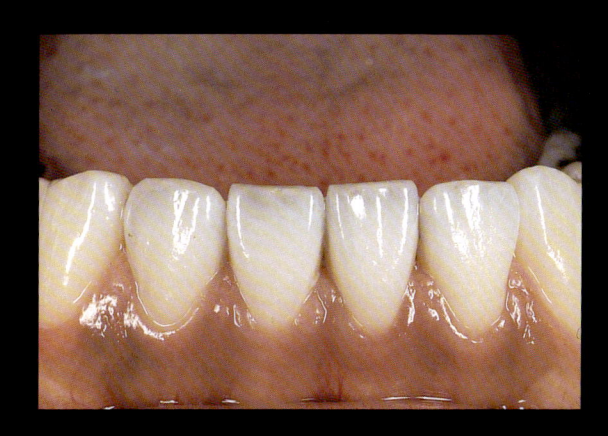

Intact teeth   10

25 years old : female

116

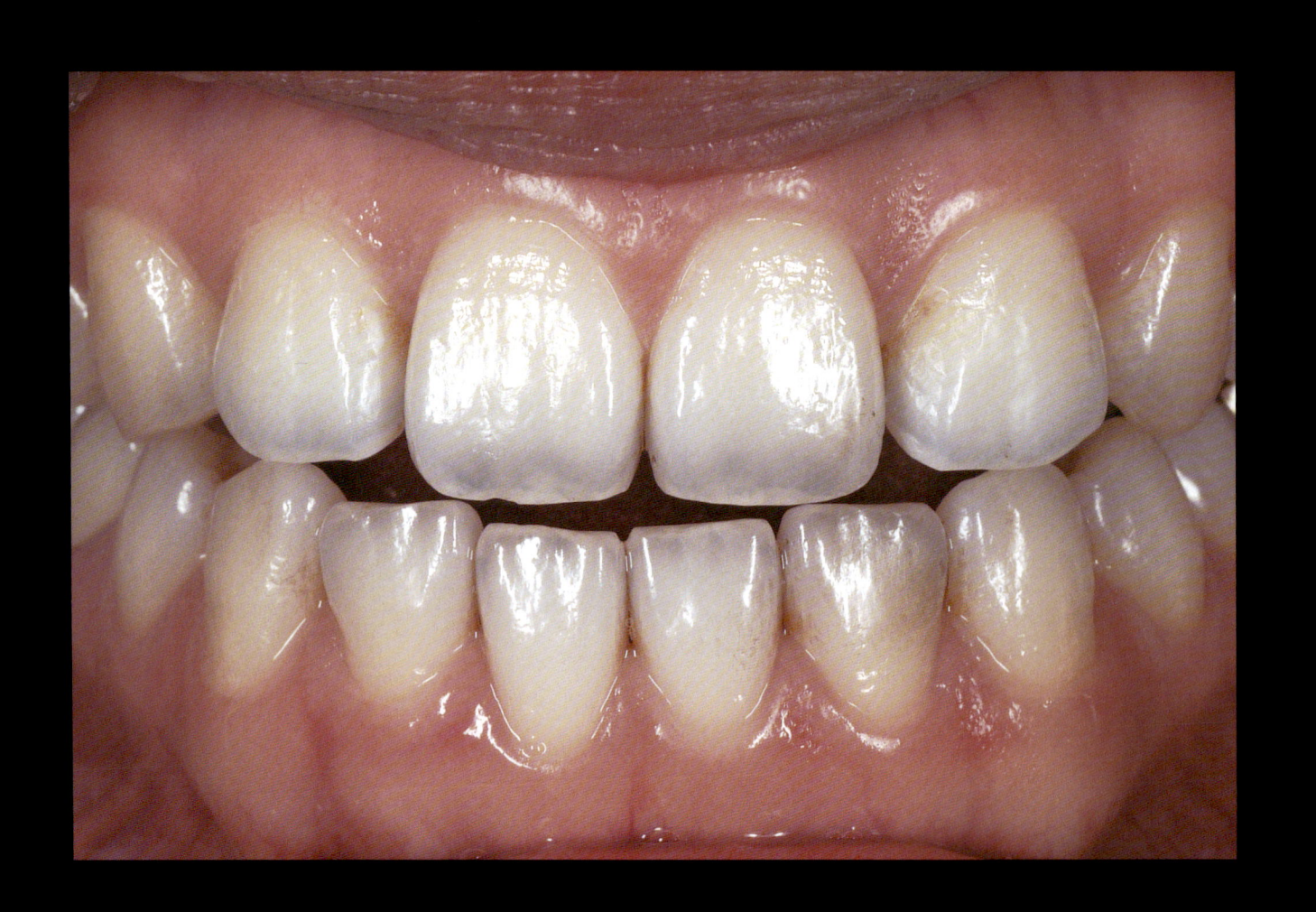

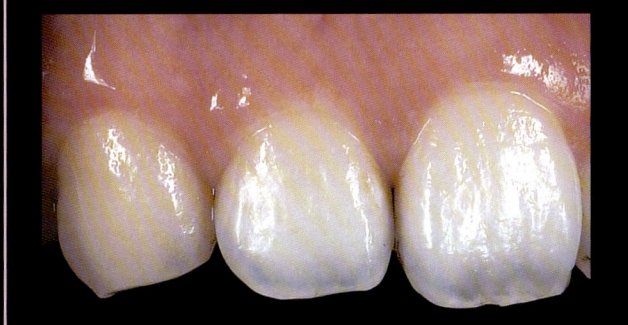

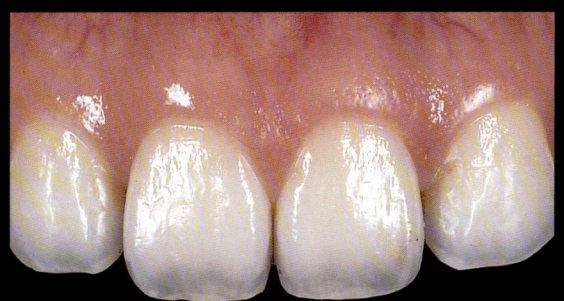

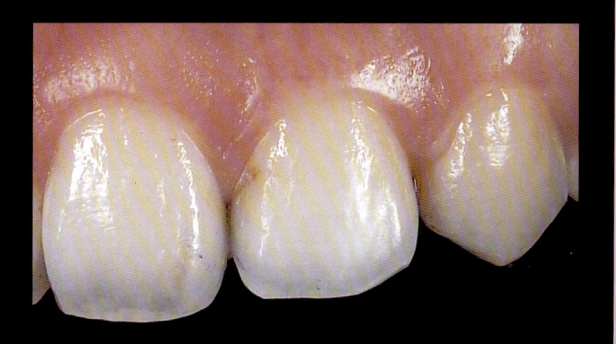

26 years old : female

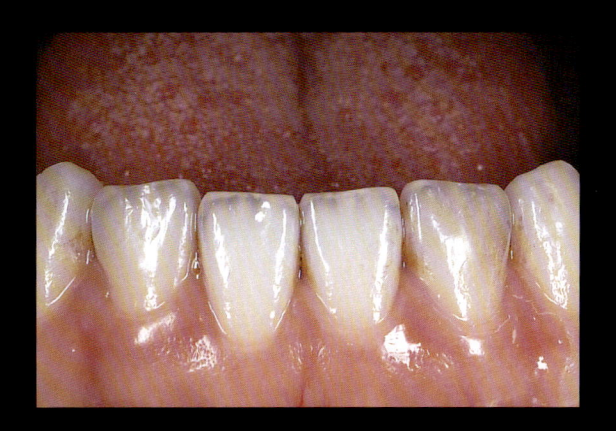

118

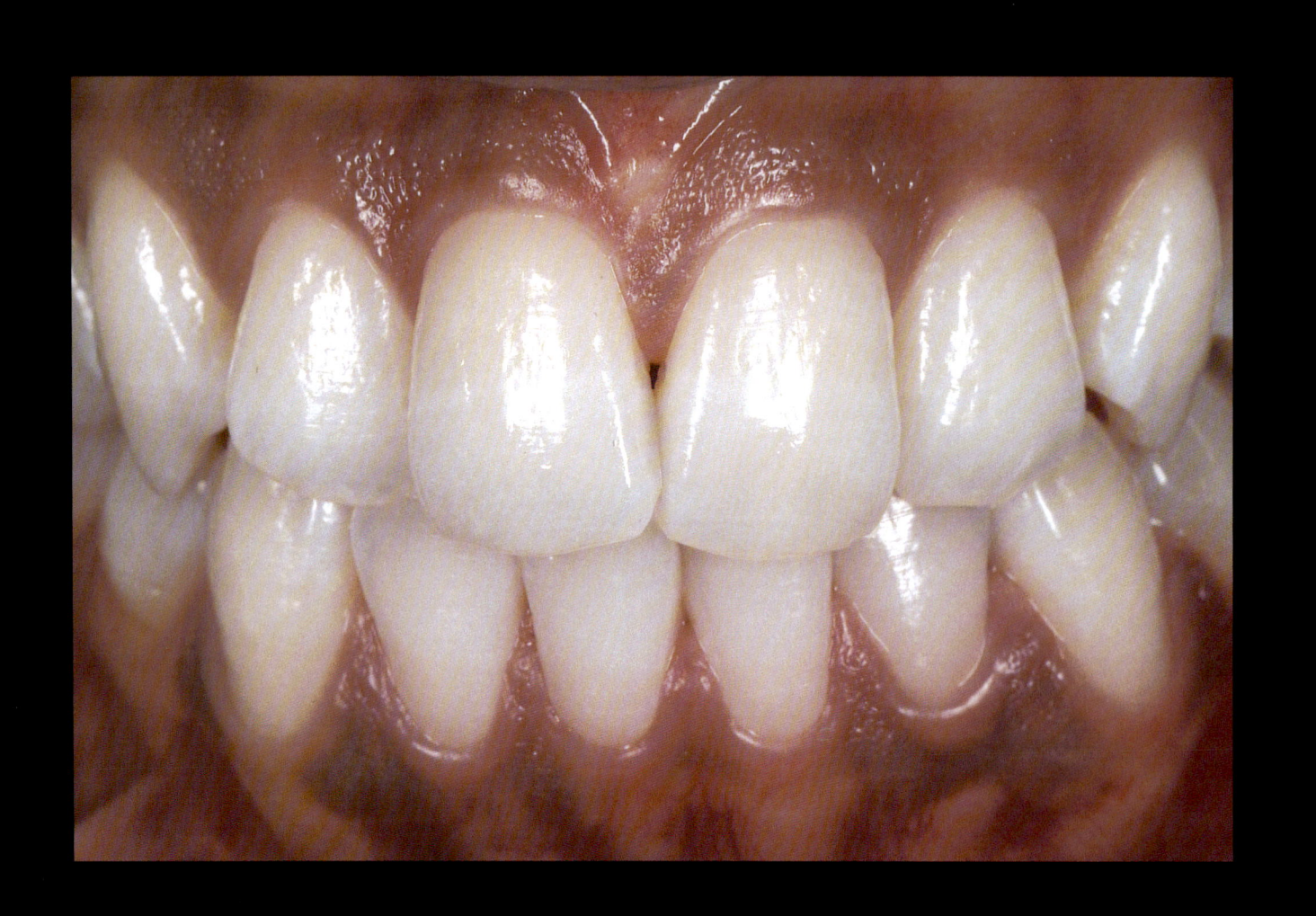

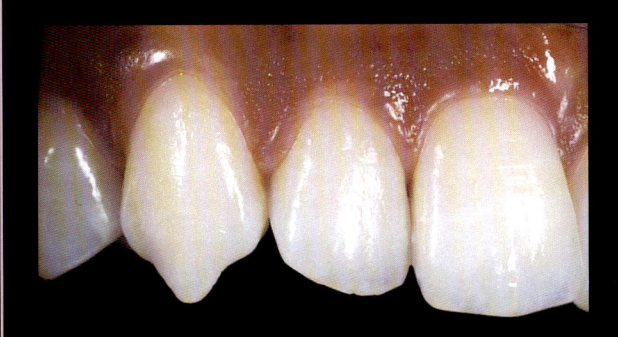

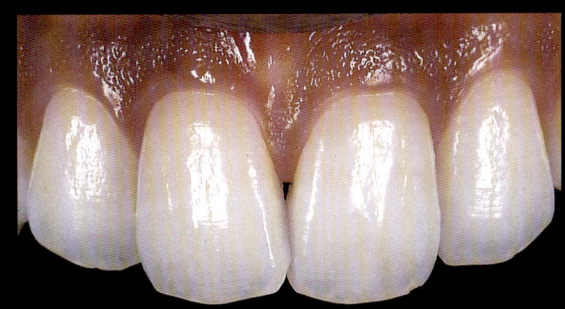

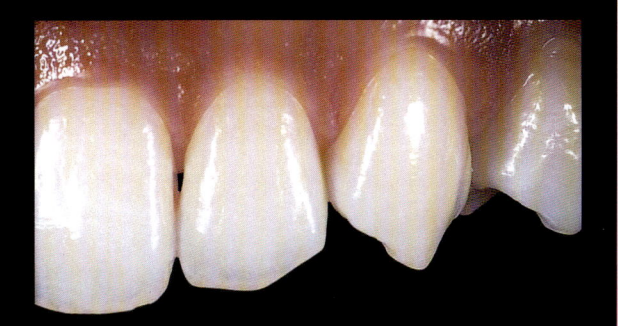

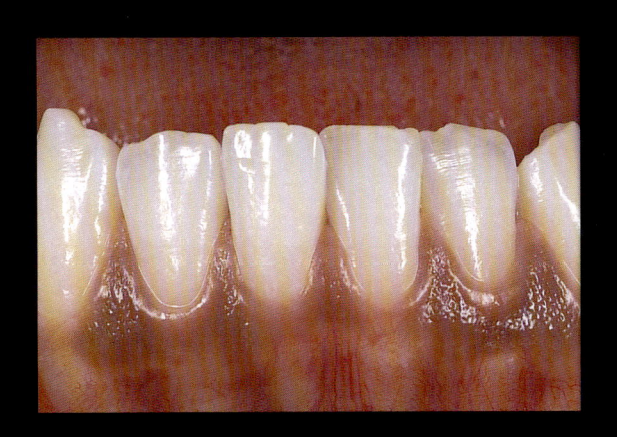

28 years old : female

120

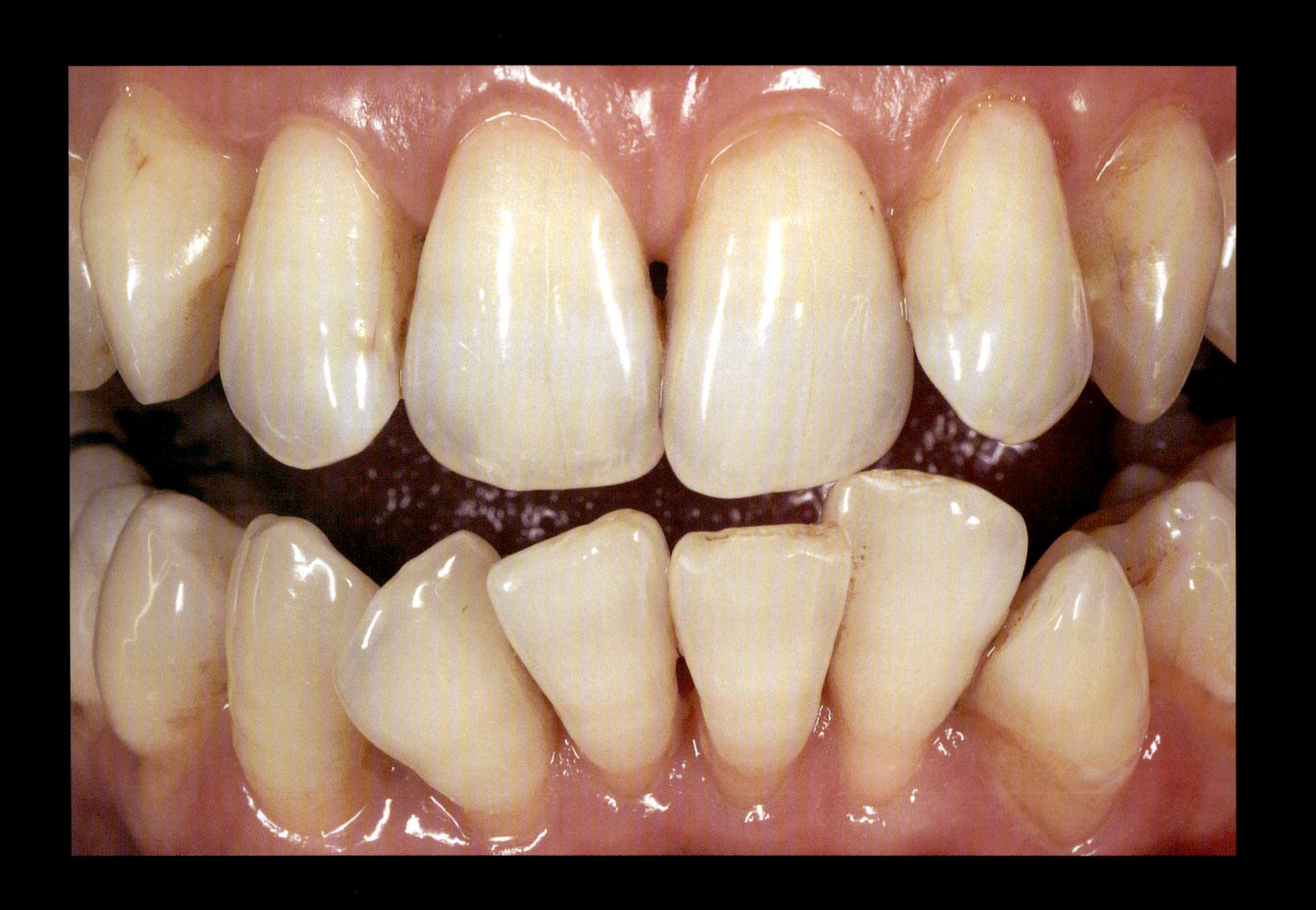

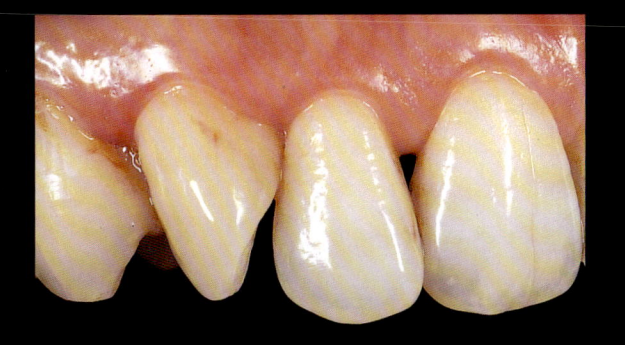

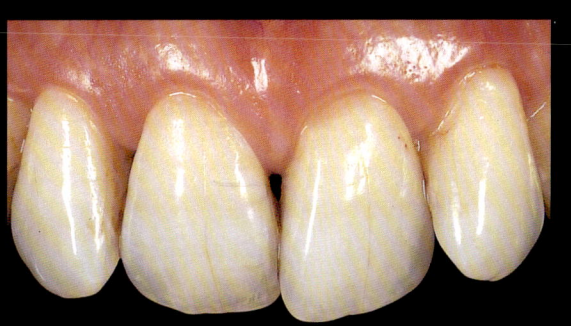

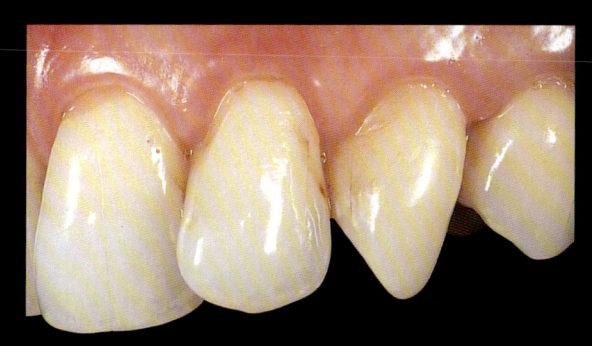

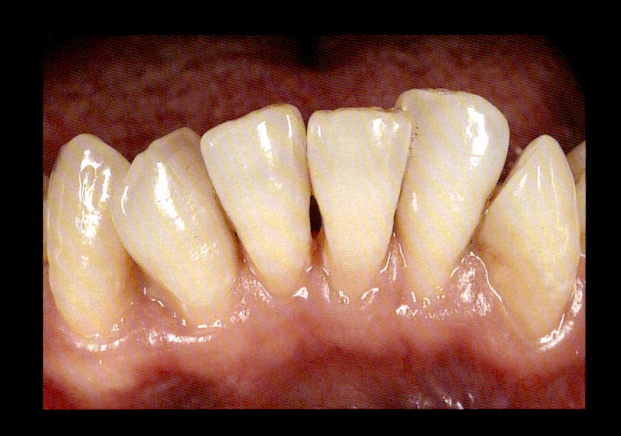

50 years old : female

122

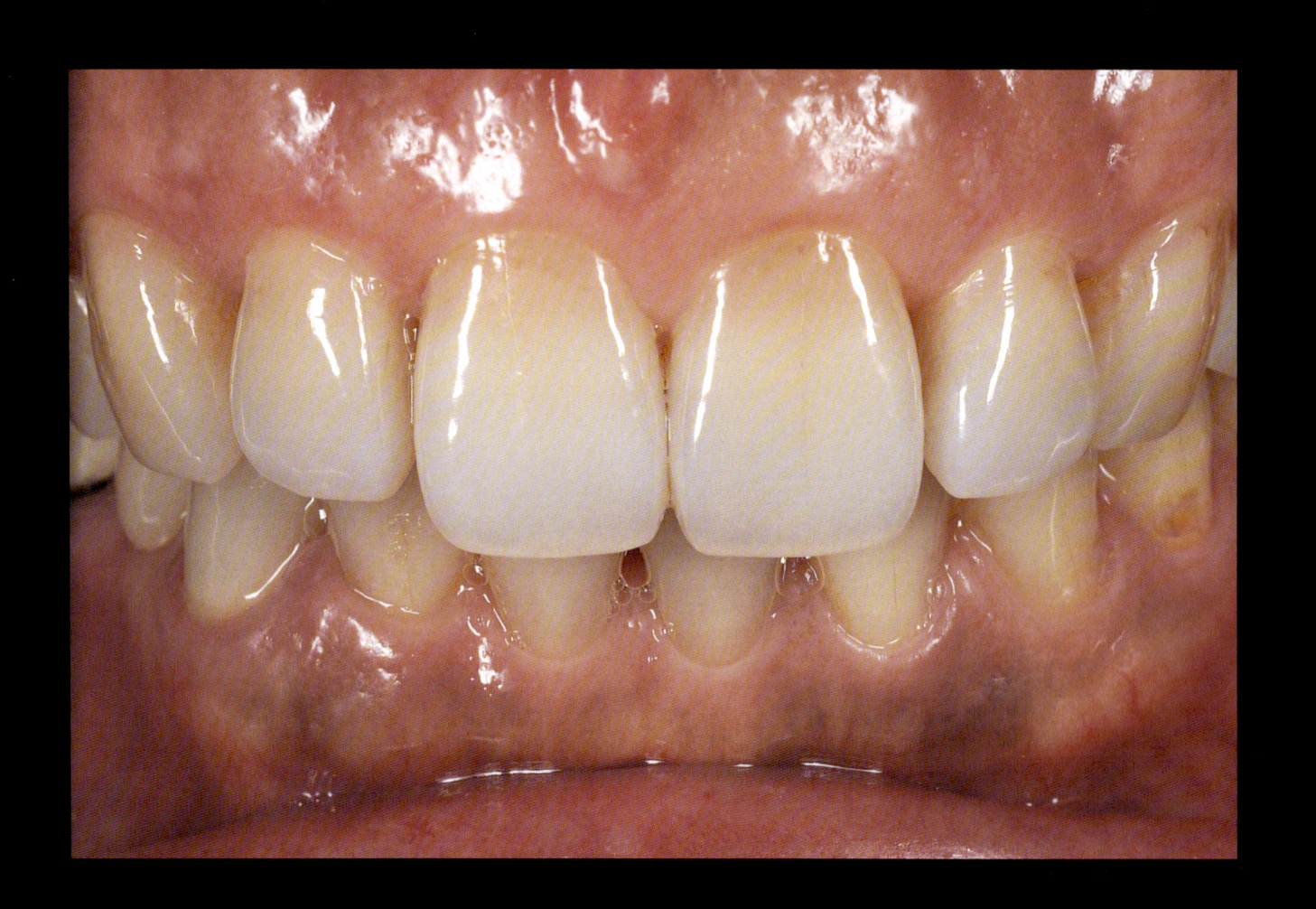

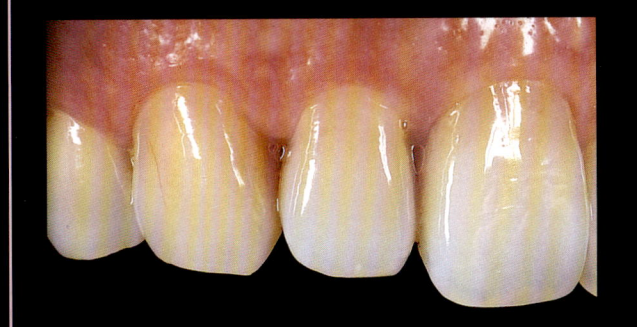

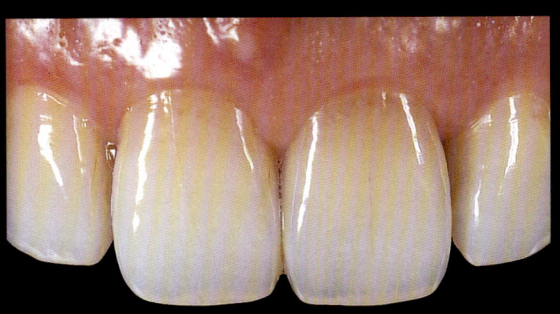

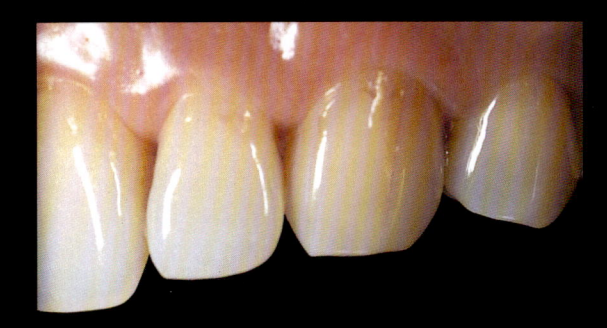

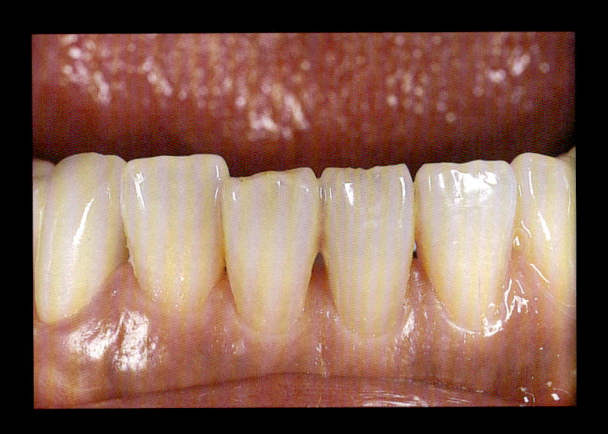

55 years old : female

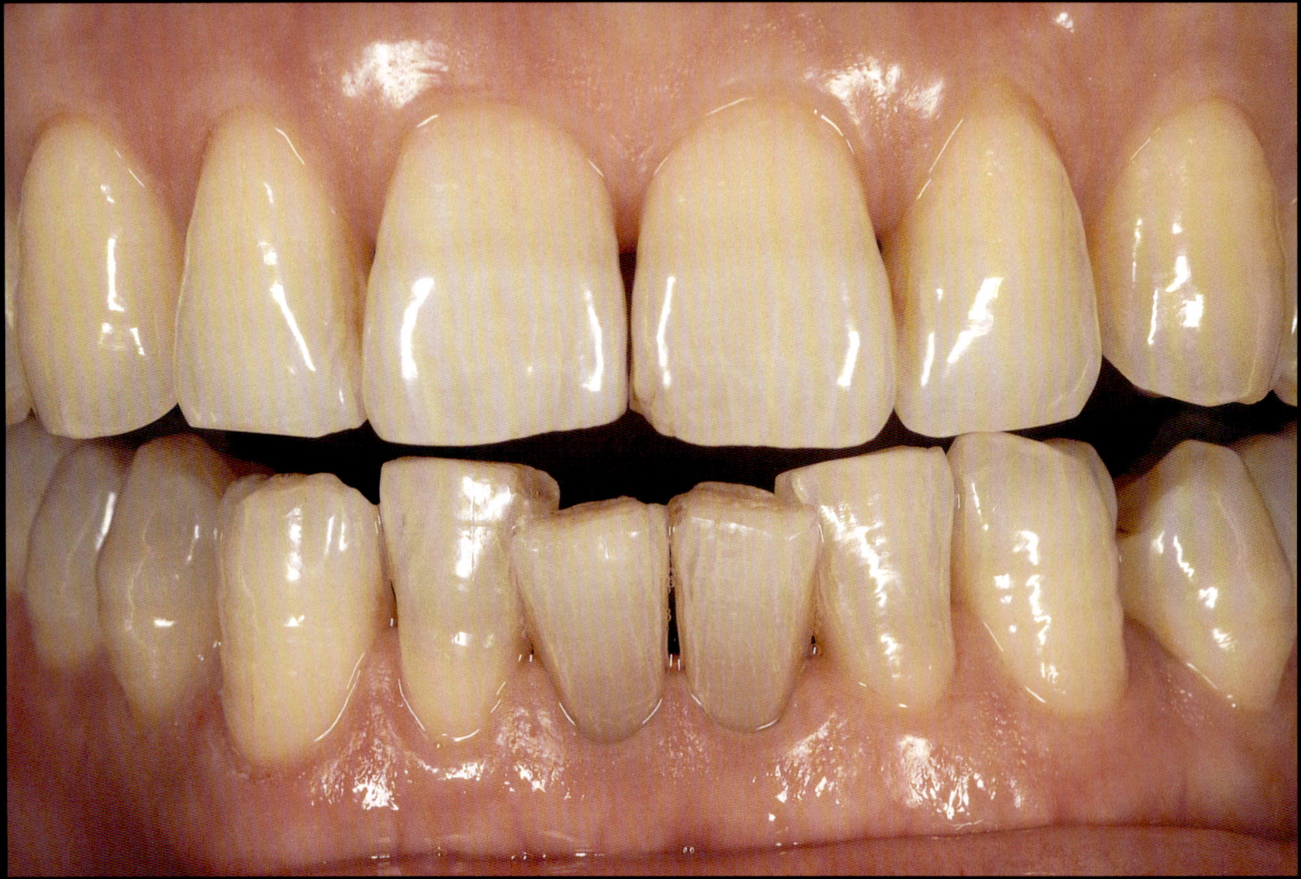

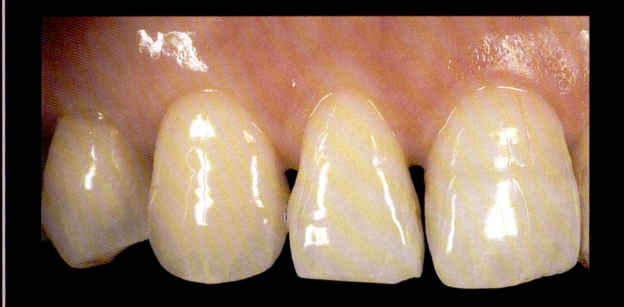

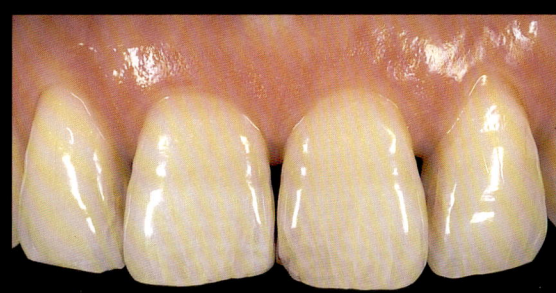

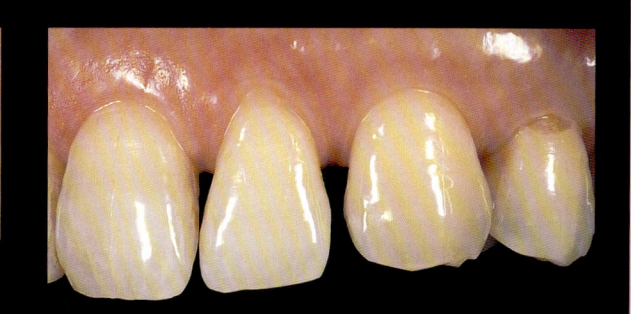

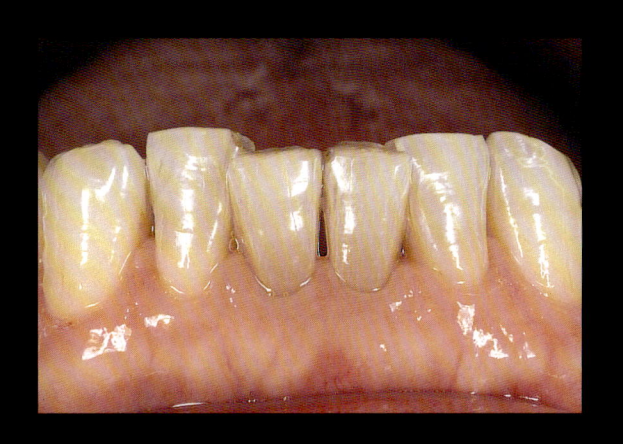

70 years old : female

126

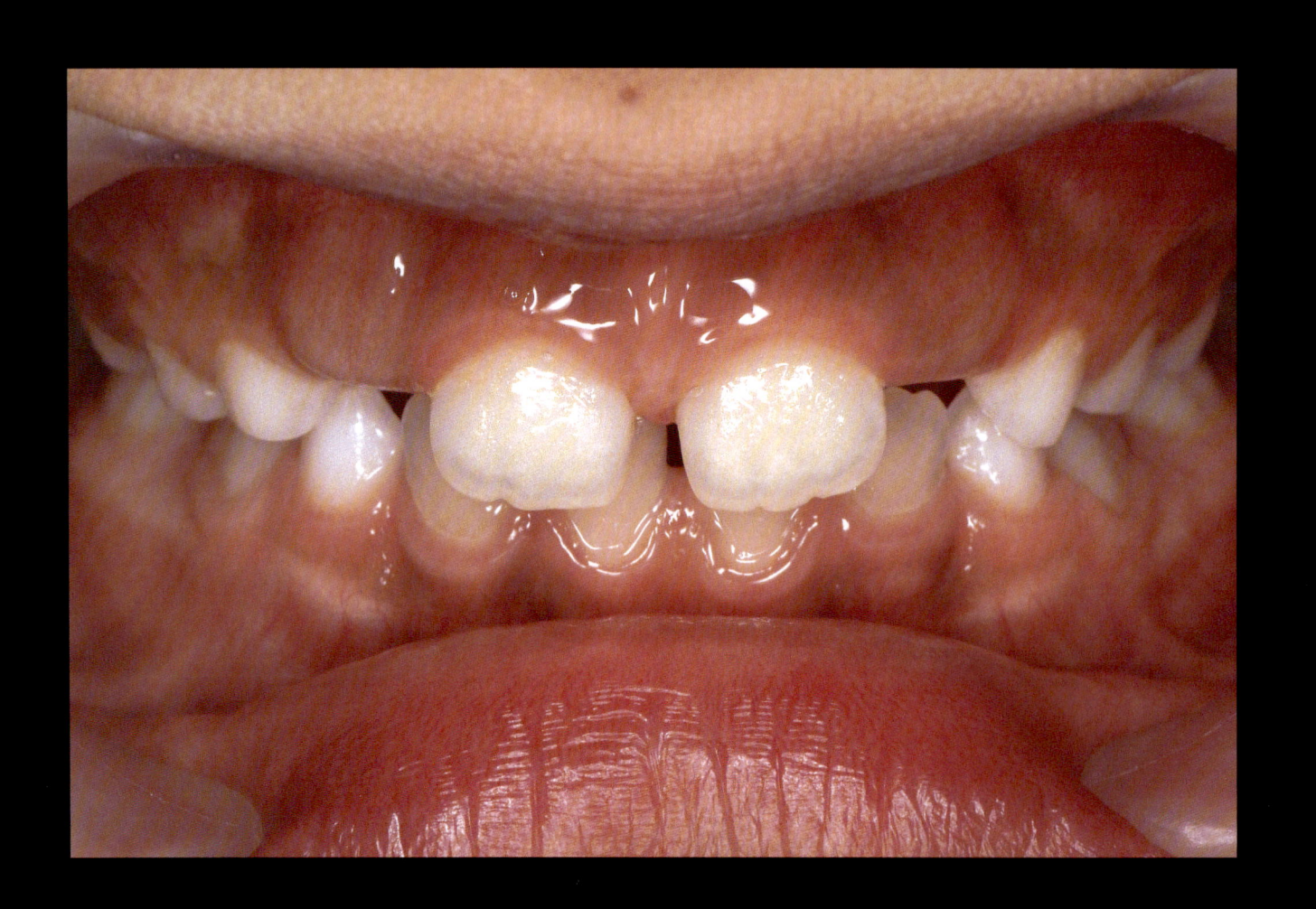

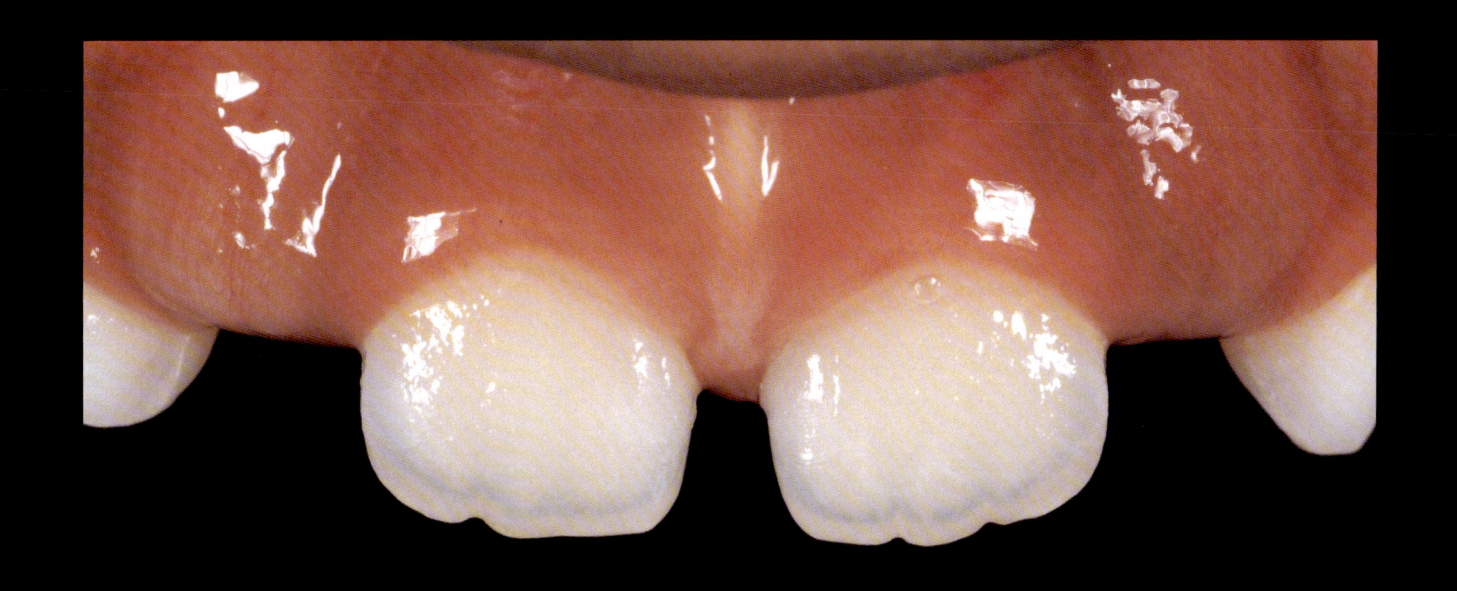

7 years old : male

128

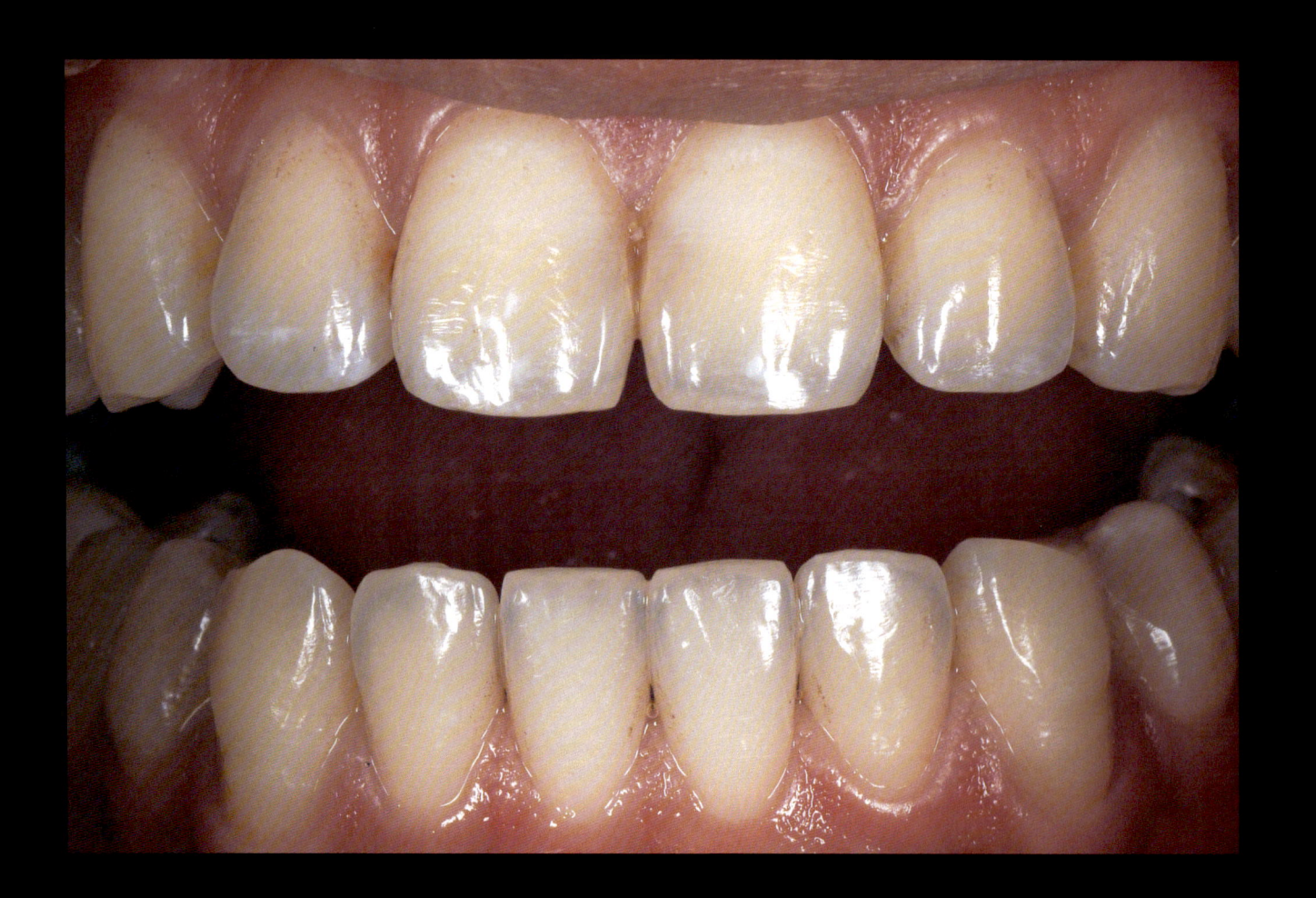

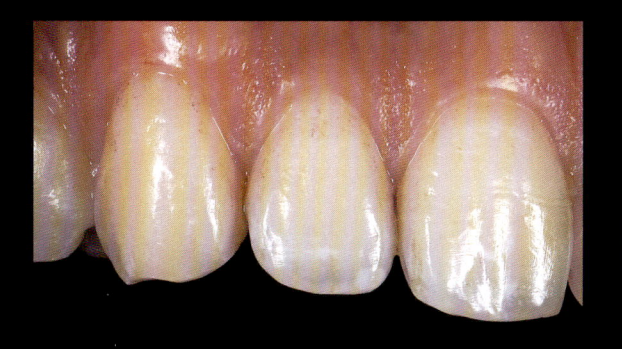

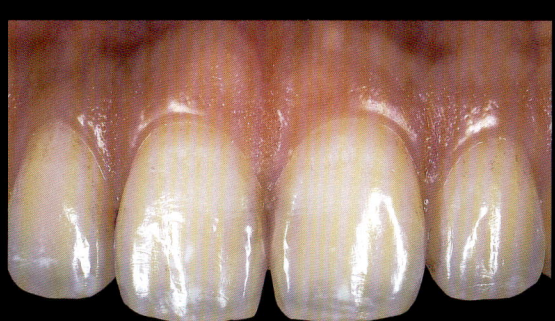

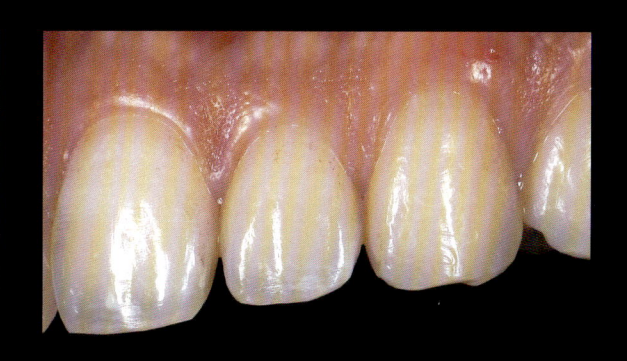

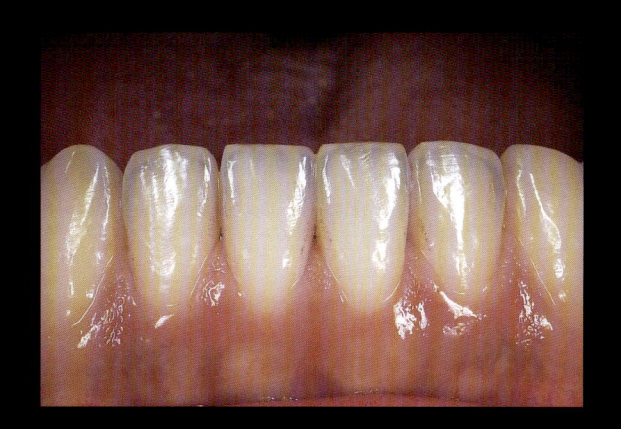

18 years old : male

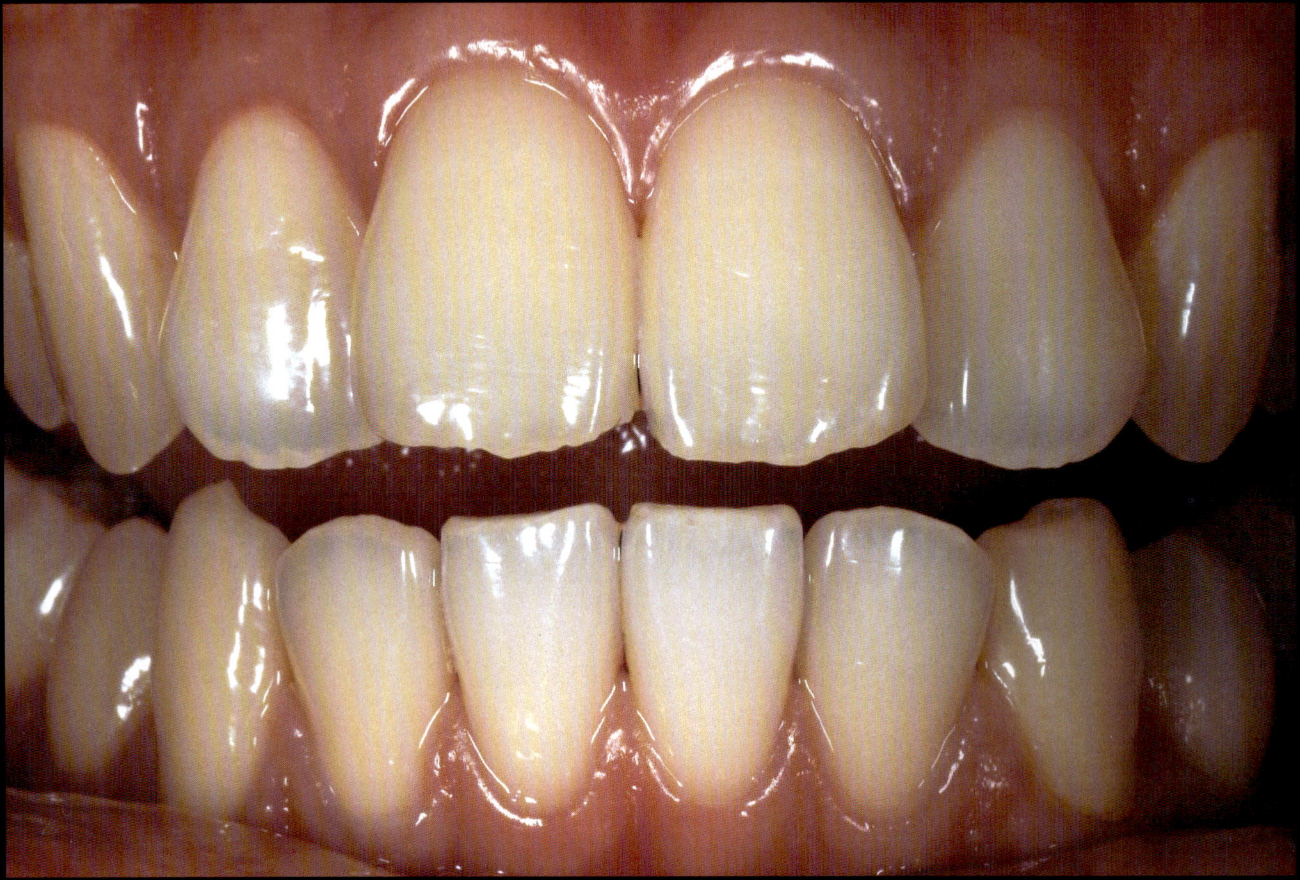

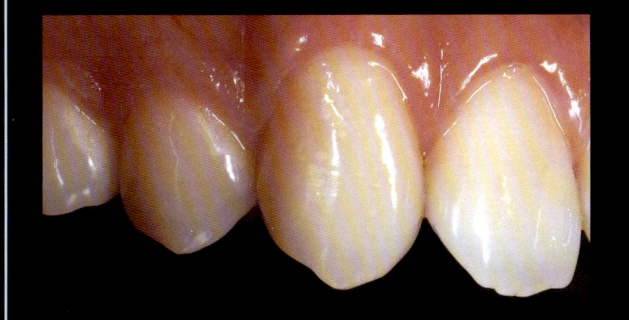

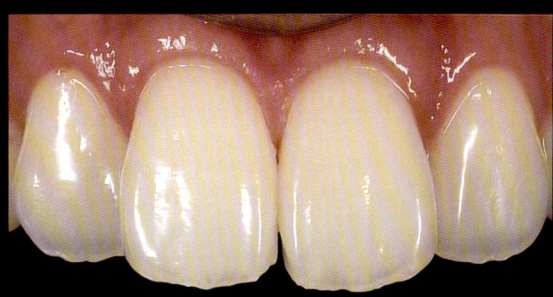

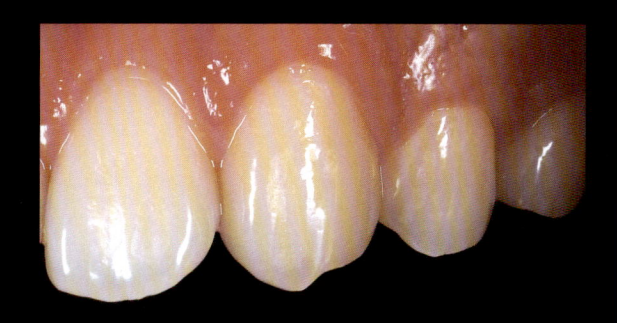

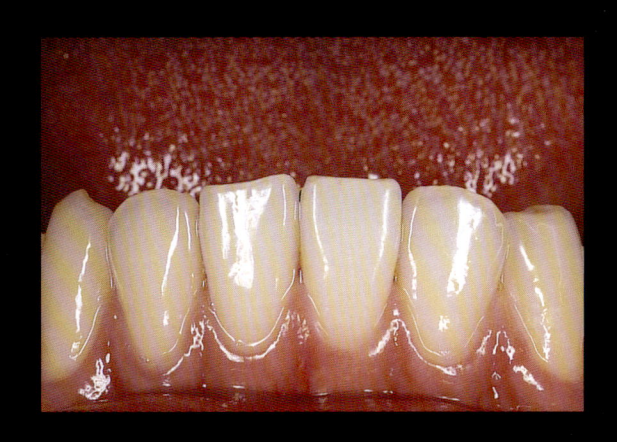

26 years old : male

132

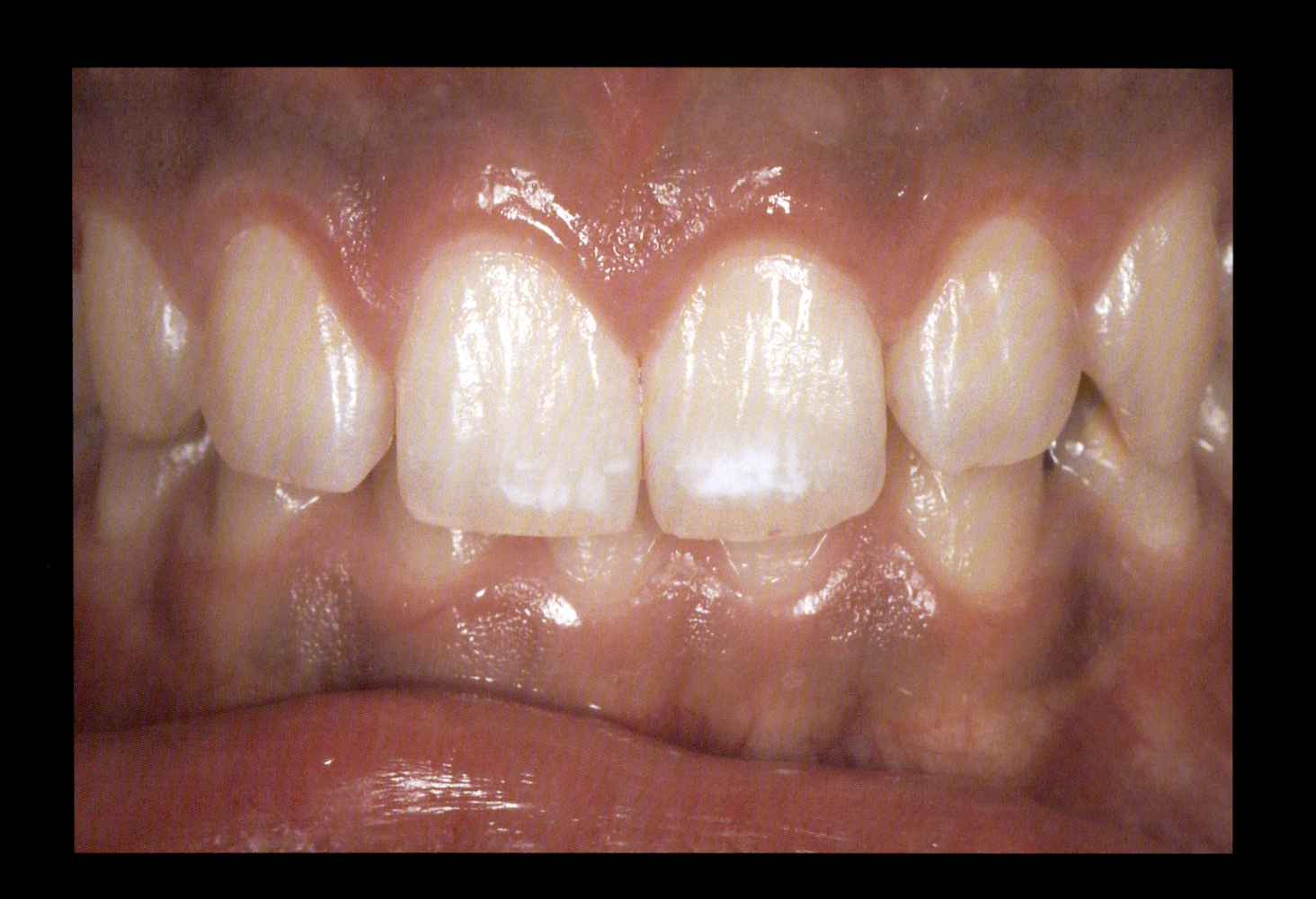

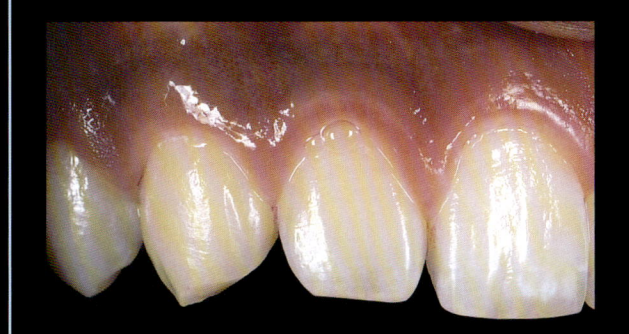

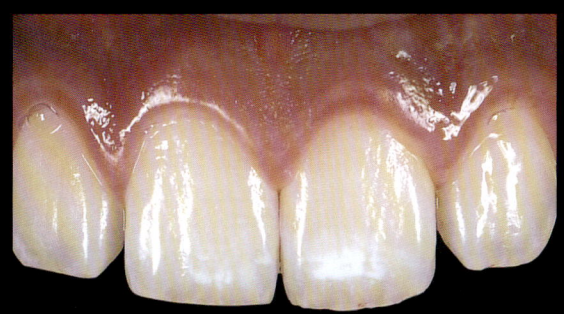

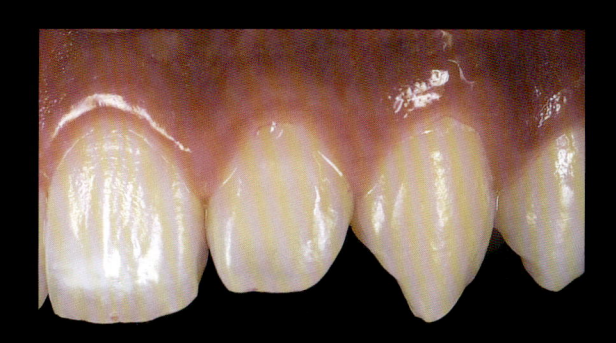

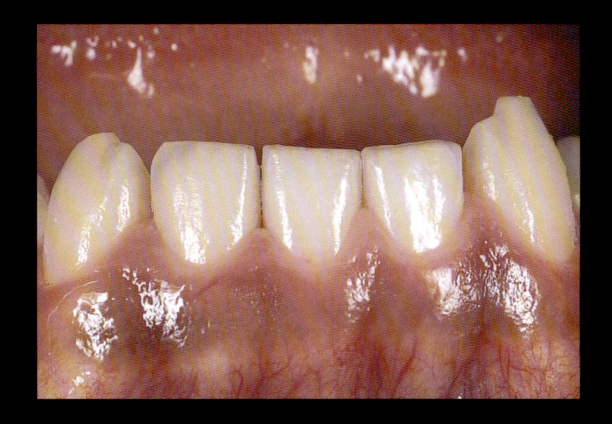

29 years old : male

134

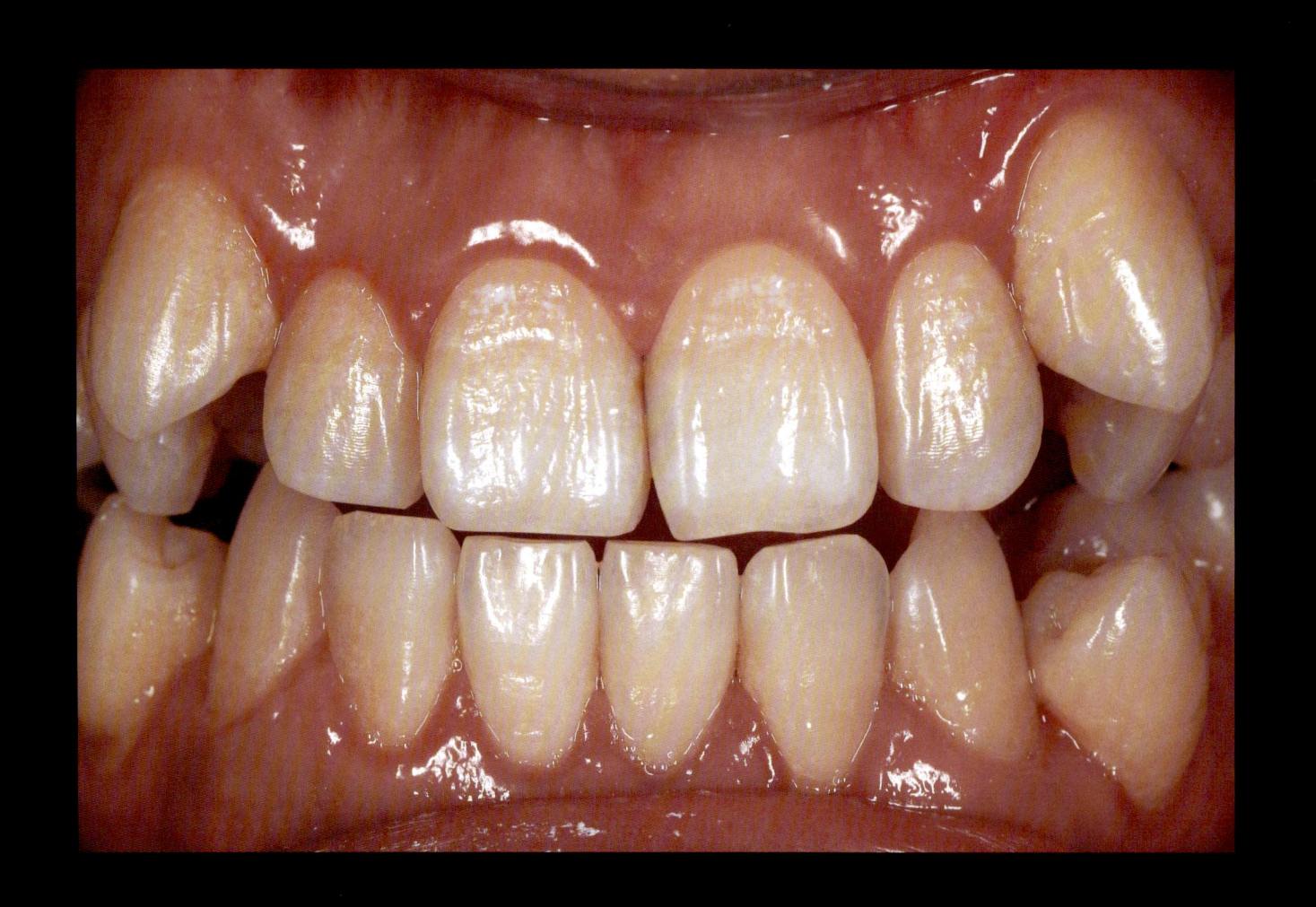

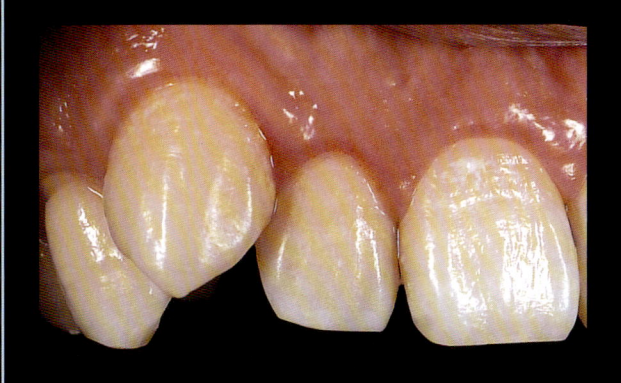

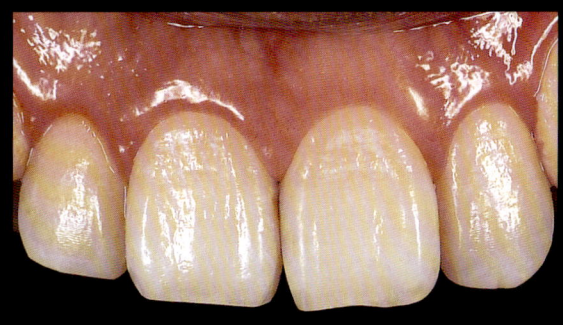

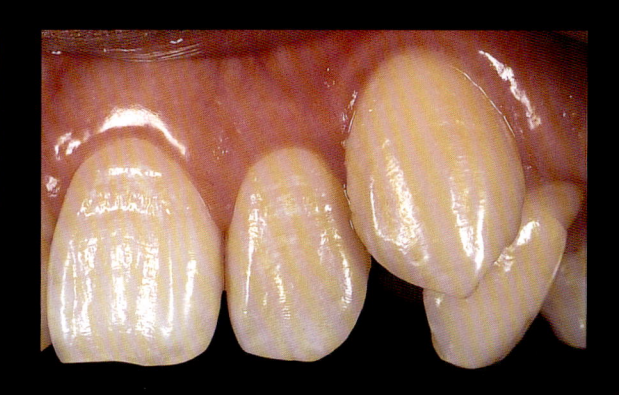

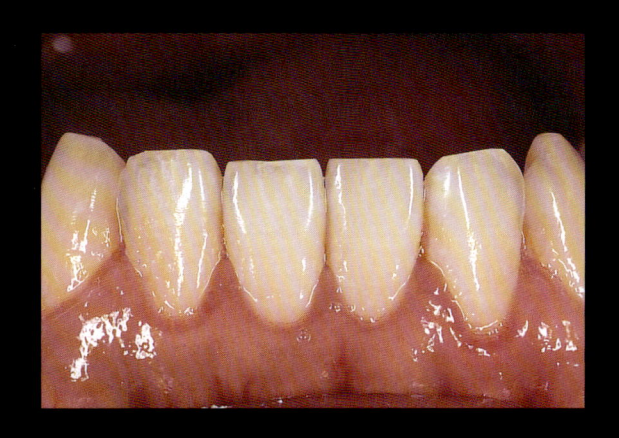

29 years old : male

136

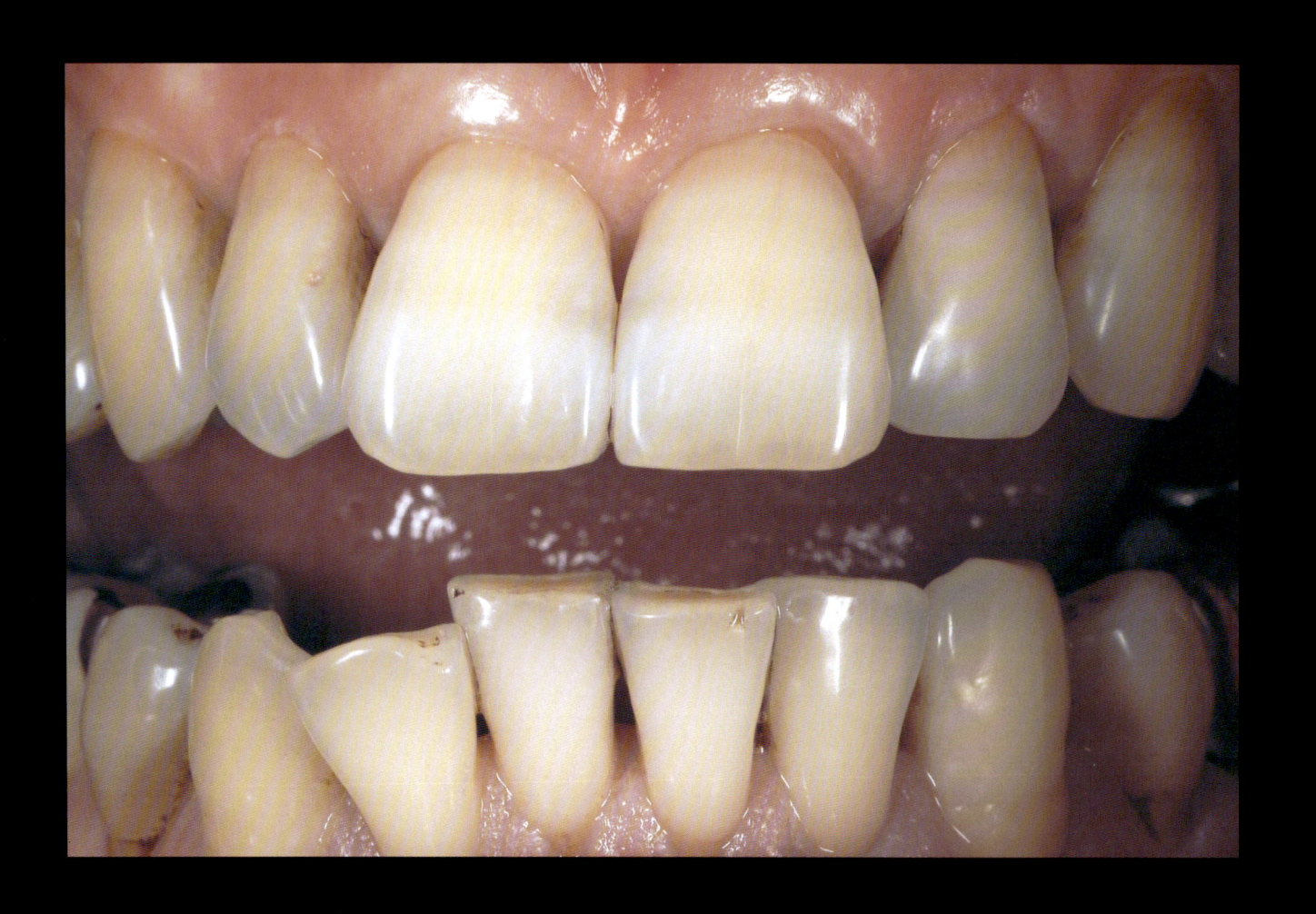

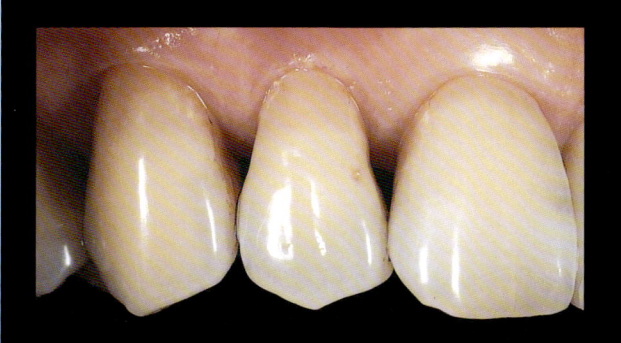

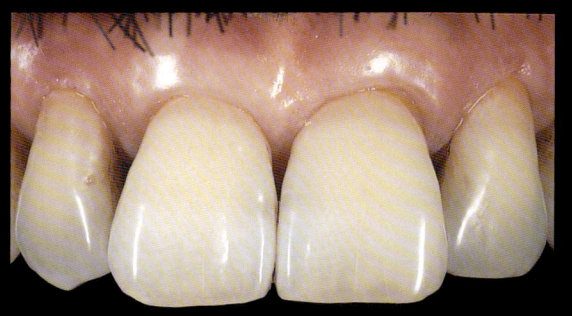

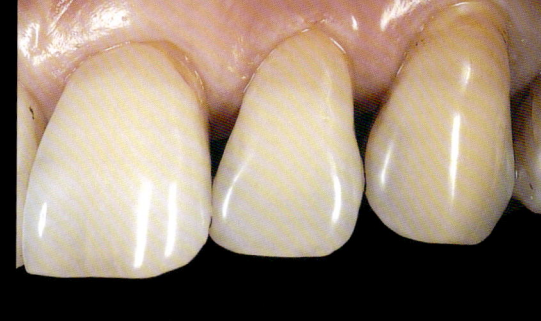

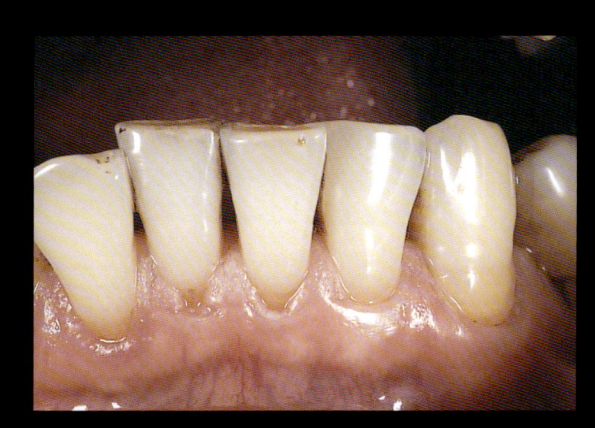

Intact teeth

10

40 years old : male

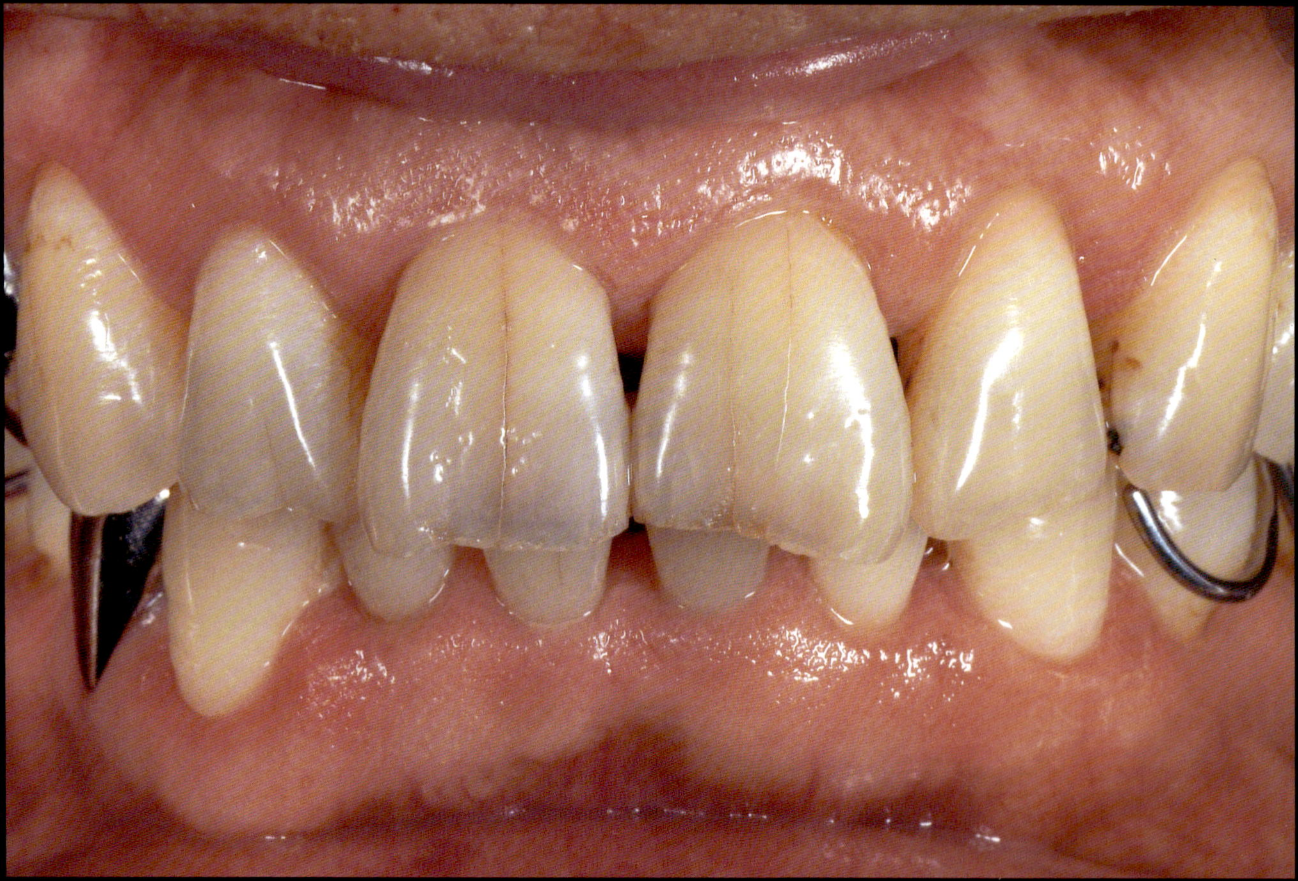

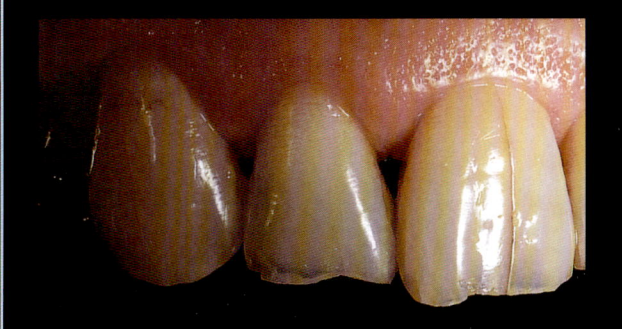

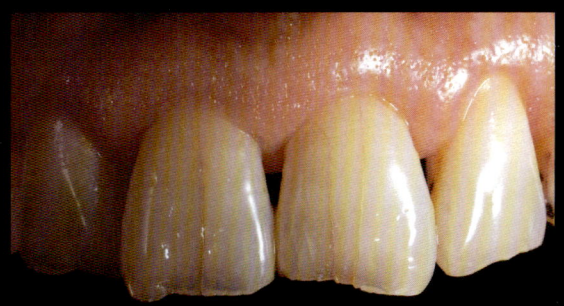

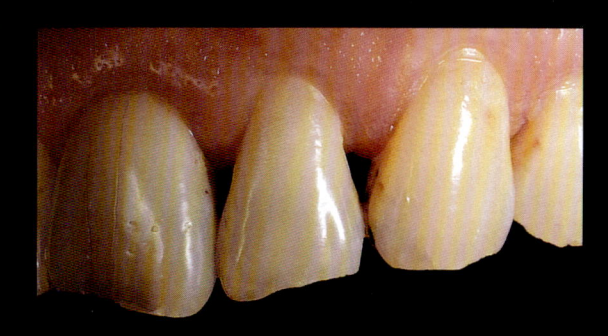

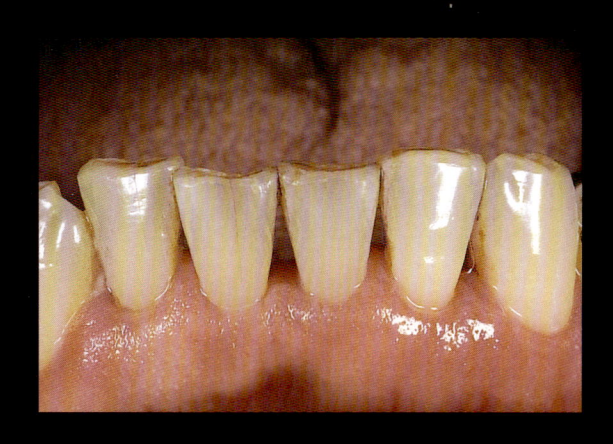

62 years old : male

140

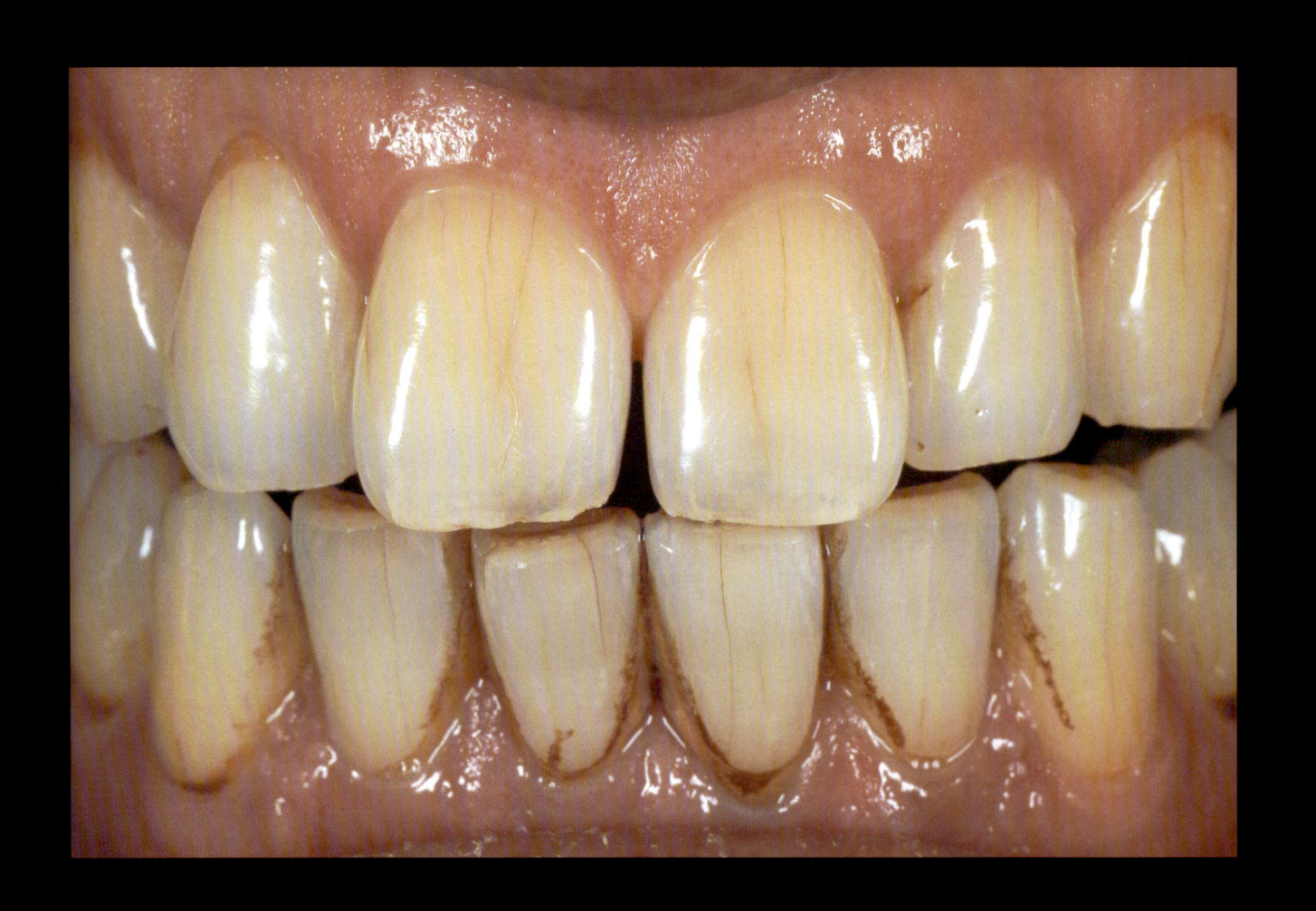

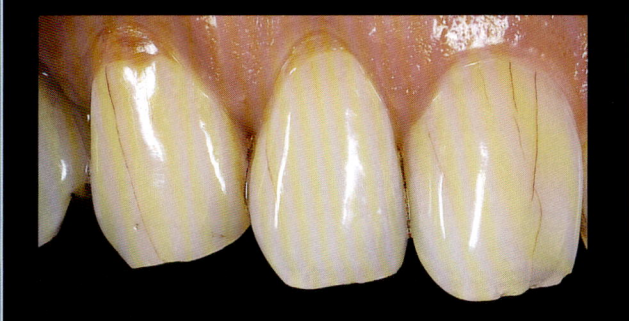

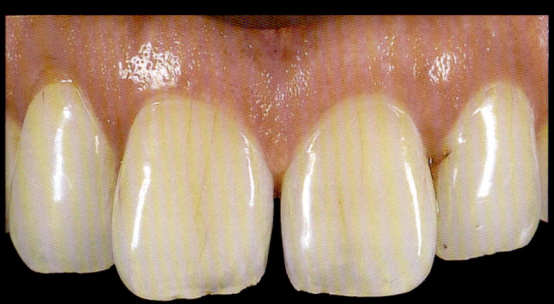

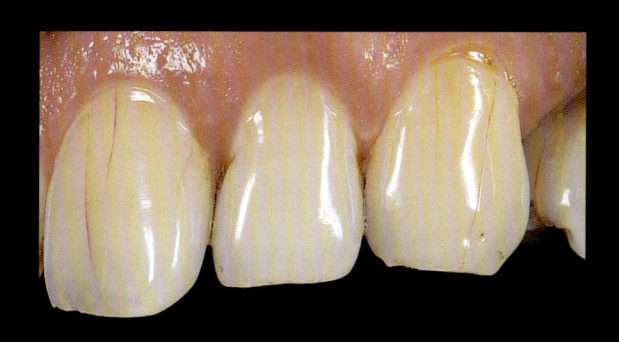

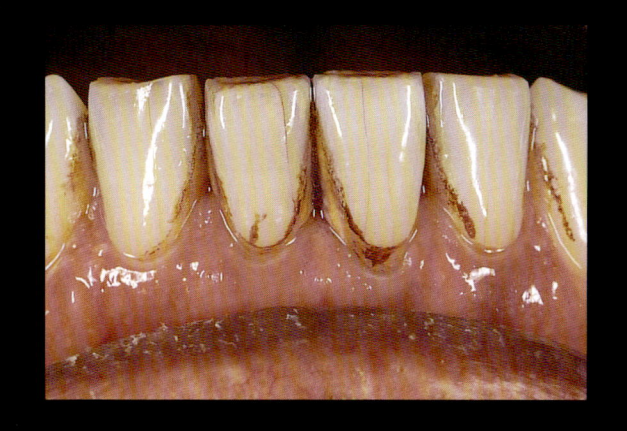

67 years old : male

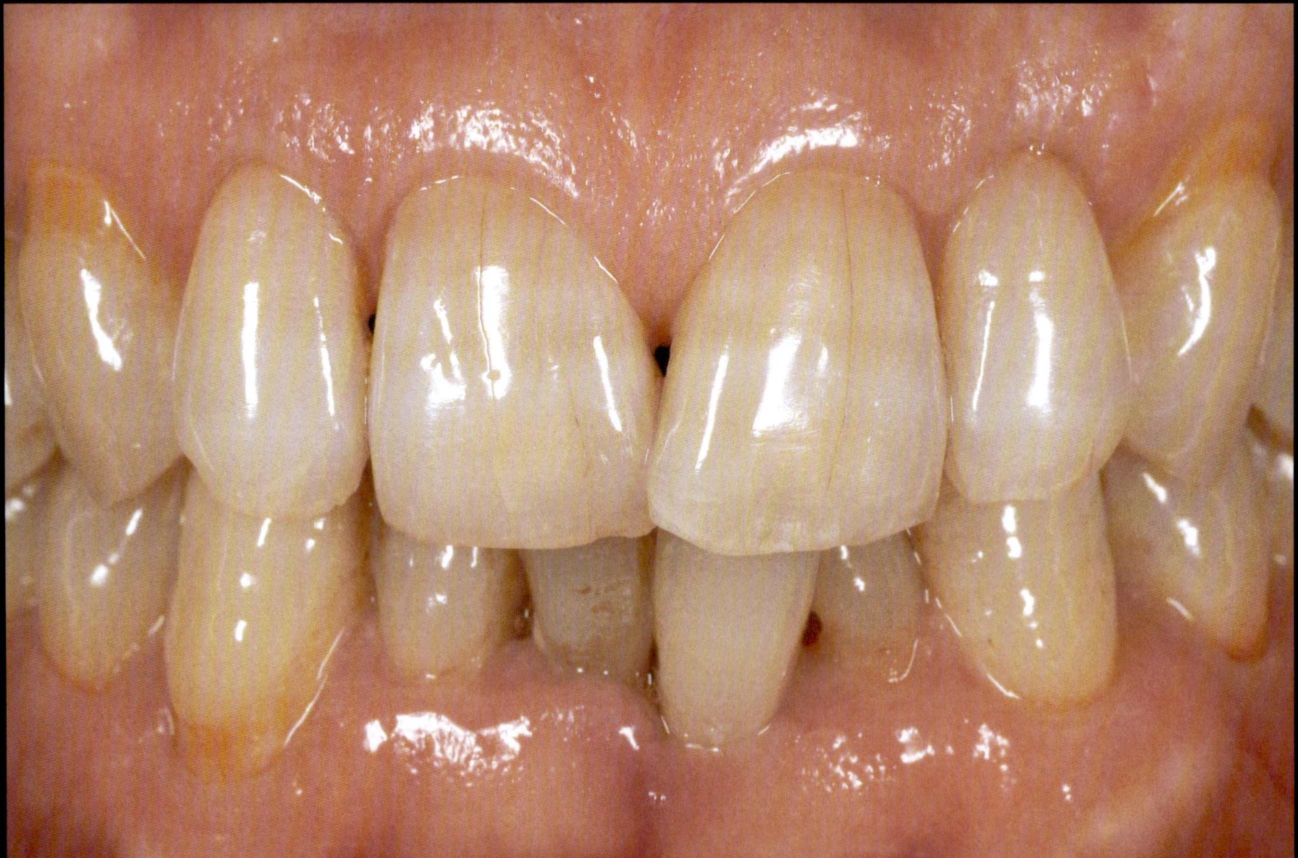

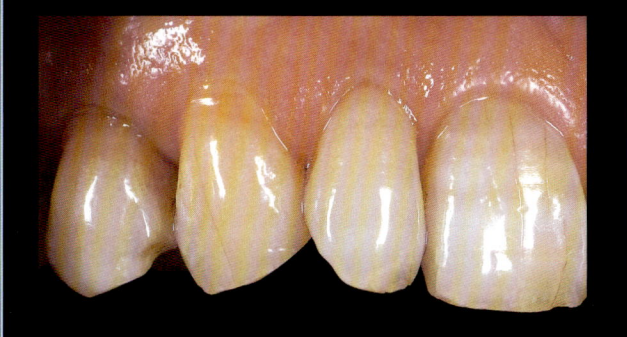

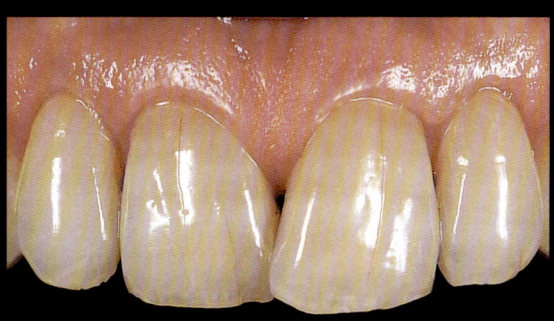

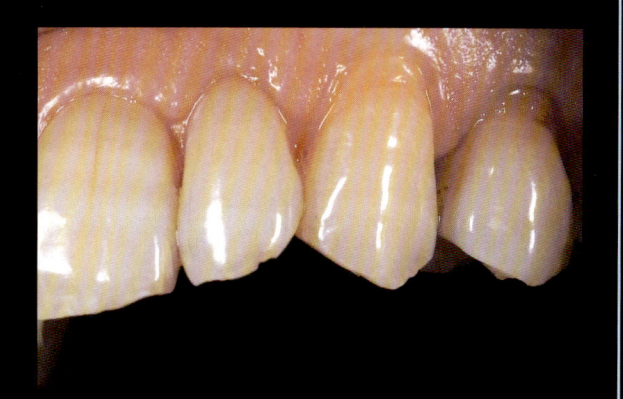

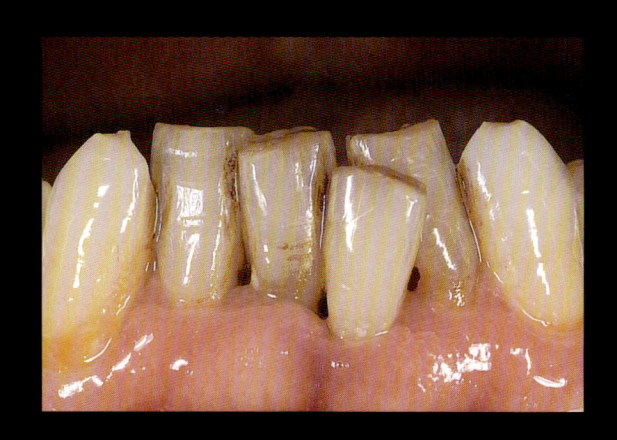

70 years old : male

参考文献

1. 日高豊彦，南昌宏．基本歯冠修復治療．医歯薬出版，2003．
2. Ricketts RM. Planning treatment on the basis of the facial pattern and an estimate of its growth.Angle Orthod 1952；27：14-37.
3. Diamond O. Facial Esthetics and Orthodontics.J Esthetic Dnet 1996；8（3）：136-143.
4. Rufenacht C. Fundamentals of Esthetics. Quintessence Publishing Co. Inc., Chicago, Illinois, 1990.
5. Fradeani M. Esthetic Rehabilitation in Fixed Prosthodontics. Quintessence Publishing Co. Inc., Chicago, Illinois, 2004.
6. 日高豊彦，脇本康夫．歯のポジション．デンタルエステティックパートⅥ，14-19，クインテッセンス出版，2002．
7. Gargiulo A, Wentz F, Orban B. Dimensions and relations of the dentogingival junction in humans. J Periodontol 1961；32：261-267.
8. Nevins M, Skurow H. The intracrevicular restorative margin, the biologic width and the maintenance of the gingival margin. J Periodontics Restorative Dent 1984；4（3）：31-49.
9. Lindhe J, Nyman S. Alteration of the position of the marginal soft tissue following periodontal surgery. J clin Periodontol 1980；7（6）：525-530.
10. Elicsson I, Lindhe J. Recession in sites with inadequate with of the keratinized gingival：An experimental study in dog. J clin Periodontol 1984；11（2）：95-103.
11. Nevins M. Attached gingival-mucogingival therapy and restorative dentistry. Int J Periodonto 1986；6（4）：9-27.
12. Maynard JG. Physiologic dimensions of periodontium Significant to the Restorative Dentist. J Periodontol 1979；50：170-174.
13. Maynard JG, Wilson RD. Diagnosis and management of mucogingival problem in children. Dent Clin North Am 1980；24：683-703.
14. Kois JC. Altering Gingival Levels：The Restorative Connection Part 1, Biologic Variables. J Esthet Dent 1994；6（1）：3-9.
15. Wennstrom JL. Mucogingival considerations in orthodontic treatment. Semin Ortho 1996；2（1）：46-54.
16. Dragoo MR, Williams GB. Periodontal tissue reactions to restorative procedures, part Ⅱ. Int J Periodontics Restorative Dent 1982；2：35-45.
17. Kois JC. Altering ginggival levels：The restorative connection. Part 1, Biologic variables. J Esthet Dent 1994；6：3-9.
18. Carlsson L, Röstlund T, Albrektsson B, Albrektsson T, Brånemark P-I. Osseointegration of Titanium implants. Acta Orthop Scand 1986；57：285-289.
19. Weber HP, Buser D, Fiorellini JP, Williams RC. Radiographic evaluation of crestal bone levels adjacent to nonsubmerged titanium implants. Clin Oral Implants Res 1992；3（4）：181-188.
20. Berglundh T, Lindhe J, Ericsson I, Marinello CP, Liljenberg B, Thomsen P. The soft tissue barrier at implants and teeth. Clin Oral Implants Res 1991；2（2）：81-90.
21. Palacci P. Amenagement des tissue periimplantaires interet de la regeneration des papilles. Realites Cliniques 1992；3：381-387.
22. Abrahamsson I, Berglundh T, Wennstrom J, Lindhe J. The peri-implant hard and sogt tissues at different implant systems. A comparative study in the dog. Clin Oral Implants Res 1996；7（3）：212-219.
23. Cochran DL, Hermann JS, Schenk RK, Higginbottom FL, Buser D. Biologic width around titanium implants. A histometric analysis of the implant-gingival junction around unloaded and loaded nonsubmerged implants in the canine mandible. J Periodontol 1997；68（2）：186-198.
24. Hermann JS, Cochran DL, Nummkikoski PV, Beser D. Crestal bone changes around titanium implants. A radiographic evaluation of enloaded nonsubmerged and submerged implants in the canine mandible. J Periodontol 1997；68(11)：1117-1130.
25. Salama H, Salama MA, Garber D, Adar P. The interproximal height of bone：a guidepost to predictable aesthetic strategies and soft tissue contours in anterior tooth replacement. Pract Periodontics Aesthet Dent 1998；10（9）：1131-1141.
26. Phillips K, Kois JC. Aesthetic peri-implant site development：The restorative connection. Dent Clin North Am 1998；42（1）：57-70.
27. Saadoum AP, Legall M, Touai B. Selection and ideal tridimensional implant position for soft tissue aesthetics. Perio Aesthet Dent 1999；11（9）：1063-72.
28. Tarnow DP, Cho SC, Wallace SS. The effect of inter-implant distance on the height of inter-implant bone crest. J Periodontol 2000；71（4）：546-9.
29. Small PN, Tarnow D. Gingival Recession Around Implant：A1-Year Longitudinal Prospective Study. Int Oral Maxillo Fac Imp 2000；15：527-532.
30. Grunder U. Stability of the mucosal topography around single-tooth implants and adjacent teeth：1-year results：Int J Periodonttics Retrative Dent 2000；20（1）：11-17.
31. Garber DA, Salama MA, Salama H. Immediate Total Tooth Replacement. Compendium 2001；22（3）：210-217.
32. Palacci P. Esthetic Implant Dentistry？Soft and Hard Tissue Management. Quintessence Publishing Co, Inc, Illinoi, 2001.
33. Giannopoulou C, Bernard JP, Buser D, Carrel A, Belser UC. Effect of intracrevicular restoration margins on periimplant health：clinical. Biochemical, and microbiologic findings around esthetic implants up to 9 years. Int J oral Maxillofac Implants 2003；18（2）：173-181.
34. Priest G. Predictability of soft tissue from around single-tooth implant restorations. Into J Periodontics Restorative Dent 2003；23：19-27.

35. Kan JYK, Rungcharassaeng K, Lozada J. Immediate Placement and Provisionalization of Maxillary Anterior Single Implants : 1-Year Prospective Study. Int J Oral Maxillofac Implants 2003；18：31-39.

36. Kan JYK, Rungcharassaeng K. Interimplant Papilla preservation in the Esthetic Zone : A Report of Six Consecutive Cases. Int J Oral Maxillofac Implants 2003；11：4, 46-55.

37. Kan JYK, Rungcharassaeng K, Umezu K, Kois JC. Dimension of Peri-Implant Mucosa : an Evaluation of Maxillary Anterior Single Implants in Humans. J Periodontol 2003；74(4)：557-562.

38. Tarnow T, Elian N, Flecher P, Froum S, Magner A, Cho S-C, Salama M, Salama H, Garber D.Vertical Distance from the Crest of Bone to the Height of the Interproximal Papilla Between Adjacent Implants. J Periodontol 2003；74(12)：1785-1788.

39. Covani U, Barone A, Cornelini R, Crespi R. Soft tissue healing around implants placed immediately after tooth extraction : a clinical report. Int J Oral Maxillofac Implants 2004；19(4)：549-553.

40. Bianchi AE, Sanfilippo F. Single-tooth replacement by immideate and connective tissue graft : a 1-9year clinical evaluation. Clin Oral Implants Res 2004；15(3)：269-277.

41. Pilkington EL. Esthetics and optical illusions in dentistry. J Am Dent Assoc 1936；23：641-651.

42. Albers HF. Tooth-Colored Restoratives, Principles and Techniques 9th edition. B.C. Decker Inc., Hamilton, Ontario, Canada, 2002.

43. Magne P, Belser Urs. Bonded Porcelain Restorations. Quintessence Publishing Co. Inc., Chicago, Illinois, 2002.

44. 石原正隆．支台築造された失活歯の残存歯質が破折強度および破折様相に与える影響，鶴見歯学 1998；24（1）：157-170.

45. Mannocci F, Ferrari M, Watson TF. Intermittent loading of teeth restored using quartz fiber, carbon-quartz fiber and zirconium dioxide ceramic root canal posts. J Adhesive Dent 1999；2：153-158.

46. Schwickerath H. Vollkeramik-Werkstoffkunde・Zahntechnik・Erfahrung-. Quint Dent Tech 1997；122（7）：992-1005.

47. Wagner WC, Chu TM. Biaxial flexural strength and indentation fracture toughness of three dental core ceramics. J Prosth Dent 1996；76：140-144.

48. Fischer, Marx, Aachen. Lava Crowns and Bridges. Technique guide：6, 3M ESPE, 2004.

引用文献

p6　日髙豊彦．審美修復を考える－審美の診断基準と修復材料の選択，デンタルダイヤモンド2003；28, No. 393：27.

p28　日髙豊彦．Aesthetic Dentistry, 補綴臨床2002；35(6)：585.

p41　日髙豊彦．補臨別冊・基本歯冠修復治療．東京：医歯薬出版，2003：109.

p42　日髙豊彦．補臨別冊・基本歯冠修復治療．東京：医歯薬出版，2003：110-111.

p43　日髙豊彦．補臨別冊・基本歯冠修復治療．東京：医歯薬出版，2003：109.

p67　日髙豊彦．審美修復を考える－審美の診断基準と修復材料の選択，デンタルダイヤモンド2003；28, No. 393：34.

p69　日髙豊彦．審美修復を考える－審美の診断基準と修復材料の選択，デンタルダイヤモンド2003；28, No. 393：35.
　　　日髙豊彦．補臨別冊・基本歯冠修復治療．東京：医歯薬出版，2003：52.

p75　日髙豊彦．補臨別冊・基本歯冠修復治療．東京：医歯薬出版，2003：53.

p81　日髙豊彦．インプラント修復を審美的に成功させるための原則，デンタルダイヤモンド2006；31, No. 436：46.

p93　日髙豊彦．プリベンティブペリオドントロジー．東京：医歯薬出版，2007：292.

p95　日髙豊彦．プリベンティブペリオドントロジー．東京：医歯薬出版，2007：292.

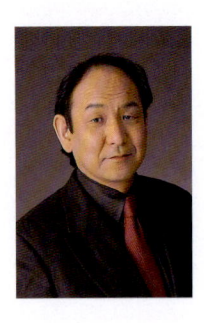

日髙豊彦

1982年鶴見大学歯学部卒業後、鶴見大学歯学部
第一口腔外科教室(主任教授：瀬戸暁一)にて歯学博士取得。
鶴見大学歯学部第2総合診療科診療教授、
日髙歯科クリニック院長。

歯科技工

土屋覚
高橋健
平尾公一
下郡俊映
涌井崇周
蛭崎寿之
相田浩司

協力

橋坂紀夫：a/h Studio
鶴見大学歯学部歯科補綴学第二講座
(主任教授：福島俊士)

Solutions for Dental Esthetic　　Look the Nature
_____

2007年11月10日　第1版第1刷発行

著　　者　　日髙　豊彦
　　　　　　（ひだか）（とよひこ）

発 行 人　　佐々木　一高

発 行 所　　クインテッセンス出版株式会社
　　　　　　東京都文京区本郷3丁目2番6号　〒113-0033
　　　　　　クイントハウスビル　電話 (03)5842-2270(代表)
　　　　　　　　　　　　　　　　　 (03)5842-2272(営業部)
　　　　　　　　　　　　　　　　　 (03)5842-2279(書籍編集部)
　　　　　　web page address　http://www.quint-j.co.jp/

印刷・製本　　サン美術印刷株式会社

©2007　クインテッセンス出版株式会社　　　　　禁無断転載・複写
Printed in Japan　　　　　　　　　　　　　落丁本・乱丁本はお取り替えします
　　　　　　　　　　　　　　　　　　　　　ISBN978-4-87417-987-1　C3047

定価はカバーに表示してあります